"十二五"职业教育国家规划教材
经全国职业教育教材审定委员会审定
全国食品药品职业教育教学指导委员会推荐教材
全国医药高等职业教育药学类规划教材

人体解剖与生理

第二版

主编 唐晓伟 唐省三

中国医药科技出版社

内 容 提 要

本书是全国医药高等职业教育药学类规划教材之一,是依照教育部教育发展规划纲要等相关文件要求,根据《人体解剖与生理》教学大纲编写而成。共分为 14 章。内容包括绪论、细胞的结构与功能、人体基本组织、血液、运动系统、神经系统、循环系统、呼吸系统、消化系统、泌尿系统、生殖系统、能量代谢和体温、感觉器官、内分泌系统等内容。

本书供药学及其相关专业高职层次教学使用,也可作为医药行业培训和自学用书。

图书在版编目(CIP)数据

人体解剖与生理/唐晓伟,唐省三主编. —2 版. —北京:中国医药科技出版社,2013.1

全国医药高等职业教育药学类规划教材

ISBN 978 – 7 – 5067 – 5781 – 2

Ⅰ.①人… Ⅱ.①唐… ②唐… Ⅲ.①人体解剖学 – 高等职业教育 – 教学参考资料②人体生理学 – 高等职业教育 – 教学参考资料 Ⅳ.①R322②R33

中国版本图书馆 CIP 数据核字(2012)第 302988 号

美术编辑	陈君杞
版式设计	郭小平

出版	中国医药科技出版社
地址	北京市海淀区文慧园北路甲 22 号
邮编	100082
电话	发行:010 – 62227427　邮购:010 – 62236938
网址	www.cmstp.com
规格	787×1092mm $\frac{1}{16}$
印张	22 $\frac{1}{2}$
字数	473 千字
初版	2008 年 6 月第 1 版
版次	2013 年 2 月第 2 版
印次	2015 年 8 月第 2 版第 4 次印刷
印刷	三河市百盛印装有限公司
经销	全国各地新华书店
书号	ISBN 978 – 7 – 5067 – 5781 – 2
定价	**45.00 元**

本社图书如存在印装质量问题请与本社联系调换

全国医药高等职业教育药学类规划教材建设委员会

主 任 委 员 张耀华（国家食品药品监督管理局）
副主任委员 （按姓氏笔画排序）
马爱霞（中国药科大学）
王　鹏（黑龙江生物科技职业学院）
王吉东（江苏省徐州医药高等职业学校）
王晓明（楚雄医药高等专科学校）
王润霞（安徽医学高等专科学校）
王潮临（广西卫生职业技术学院）
艾继周（重庆医药高等专科学校）
吕俊峰（苏州卫生职业技术学院）
刘　斌（天津医学高等专科学校）
严　振（广东食品药品职业学院）
李玉华（盐城卫生职业技术学院）
李华荣（山西药科职业学院）
李爱玲（山东药品食品职业学院）
李榆梅（天津生物工程职业技术学院）
佘建华（安徽中医药高等专科学校）
沈其君（浙江医药高等专科学校）
张橡楠（河南医药技师学院）
周建军（重庆三峡医药高等专科学校）
金鲁明（山东中医药高等专科学校）
柴锡庆（河北化工医药职业技术学院）
徐世义（沈阳药科大学）
郭积燕（北京卫生职业学院）
黄庶亮（福建生物工程职业技术学院）
谭骁彧（湖南食品药品职业学院）
潘树枫（辽宁卫生职业技术学院）

委　　员（按姓氏笔画排序）

于文国（河北化工医药职业技术学院）
王　宁（盐城卫生职业技术学院）
王云庆（黑龙江农垦职业学院）
王舰平（广东食品药品职业学院）
甘湘宁（湖南食品药品职业学院）
吕　洁（辽宁卫生职业技术学院）
刘玉凤（杨凌职业技术学院）
刘红煜（黑龙江生物科技职业学院）
李　飞（沈阳药科大学）
李光勇（河南医药技师学院）
李群力（金华职业技术学院）
沈　力（重庆三峡医药高等专科学校）
杨元娟（重庆医药高等专科学校）
吴英绵（石家庄职业技术学院）
宋海南（安徽医学高等专科学校）
张　杰（天津生物工程职业技术学院）
张　虹（山西药科职业学院）
张钦德（山东中医药高等专科学校）
武　昕（北京卫生职业学院）
罗晓清（苏州卫生职业技术学院）
罗跃娥（天津医学高等专科学校）
周　平（天津渤海职业技术学院）
昝雪峰（楚雄医药高等专科学校）
袁　龙（江苏省徐州医药高等职业学校）
黄丽平（安徽中医药高等专科学校）
黄敏琪（广西卫生职业技术学院）
崔山风（浙江医药高等专科学校）
解　玲（山东药品食品职业学院）
缪存信（福建生物工程职业技术学院）

秘 书 长　吴少祯（中国医药科技出版社）
副秘书长　邬瑞斌（中国药科大学）
办 公 室　浩云涛　黄艳梅

本书编委会

主　编　唐晓伟　唐省三
副主编　康传亮　孙秀玲　周一刃　任　宏
编　委（按姓氏笔画排序）
　　　　　王　慧（湖南食品药品职业学院）
　　　　　任　宏（广东食品药品职业学院）
　　　　　刘艳萍（山东药品食品职业学院）
　　　　　孙秀玲（山东中医药高等专科学校）
　　　　　李艳丽（山西药科职业学院）
　　　　　杨冬雪（沈阳药科大学）
　　　　　孟庆鸣（北京卫生职业学院）
　　　　　周一刃（重庆医药高等专科学校）
　　　　　袁　鹏（天津医学高等专科学校）
　　　　　唐晓伟（安徽中医药高等专科学校）
　　　　　唐省三（广东食品药品职业学院）
　　　　　黄维琳（安徽中医药高等专科学校）
　　　　　康传亮（黑龙江农垦职业学院）

出版说明

全国医药高等职业教育药学类规划教材自 2008 年出版以来，由于其行业特点鲜明、编排设计新颖独到、体现行业发展要求，深受广大教师和学生的欢迎。2012 年 2 月，为了适应我国经济社会和职业教育发展的实际需要，在调查和总结上轮教材质量和使用情况的基础上，在全国食品药品职业教育教学指导委员会指导下，由全国医药高等职业教育药学类规划教材建设委员会统一组织规划，启动了第二轮规划教材的编写修订工作。全国医药高等职业教育药学类规划教材建设委员会由国家食品药品监督管理局组织全国数十所医药高职高专院校的院校长、教学分管领导和职业教育专家组建而成。

本套教材的主要编写依据是：①全国教育工作会议精神；②《国家中长期教育改革和发展规划纲要（2010－2020 年）》相关精神；③《医药卫生中长期人才发展规划（2011－2020 年）》相关精神；④《教育部关于"十二五"职业教育教材建设的若干意见》的指导精神；⑤医药行业技能型人才的需求情况。加强教材建设是提高职业教育人才培养质量的关键环节，也是加快推进职业教育教学改革创新的重要抓手。本套教材建设遵循以服务为宗旨，以就业为导向，遵循技能型人才成长规律，在具体编写过程中注意把握以下特色：

1. 把握医药行业发展趋势，汇集了医药行业发展的最新成果、技术要点、操作规范、管理经验和法律法规，进行科学的结构设计和内容安排，符合高职高专教育课程改革要求。

2. 模块式结构教学体系，注重基本理论和基本知识的系统性，注重实践教学内容与理论知识的编排和衔接，便于不同地区教师根据实际教学需求组装教学，为任课老师创新教学模式提供方便，为学生拓展知识和技能创造条件。

3. 突出职业能力培养，教学内容的岗位针对性强，参考职业技能鉴定标准编写，实用性强，具有可操作性，有利于学生考取职业资格证书。

4. 创新教材结构和内容，体现工学结合的特点，应用最新科技成果提升教材的先进性和实用性。

本套教材可作为高职高专院校药学类专业及其相关专业的教学用书，也可供医药行业从业人员继续教育和培训使用。教材建设是一项长期而艰巨的系统工程，它还需要接受教学实践的检验。为此，恳请各院校专家、一线教师和学生及时提出宝贵意见，以便我们进一步的修订。

全国医药高等职业教育药学类规划教材建设委员会
2013 年 1 月

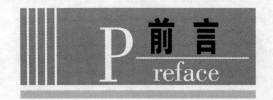

《人体解剖与生理》是一门理论性和实践性均较强的药学专业基础课程，主要涵盖正常人体解剖和生理两方面的知识，既是学习相关专业课程的基础，也是药学专业学生知识体系构建的重要环节，重点在生理学。

本教材的编写着力体现思想性、科学性、启发性、先进性和教育适用性五项基本原则，综合考虑教材的深度和广度，各章内容安排力求合理。本着相关知识融会贯通的原则，本教材淡化了学科意识，增强了学科交叉的自然过渡，综合和重组了解剖与生理的学科知识，同时还兼顾一些与本专业关系密切的组织胚胎学及细胞生物学知识。本着实用为先、够用为本的原则，教材的基础知识部分，在科学的反映专业知识的系统性、涵盖教学大纲所强调知识点的基础上，对一些理论性强、与专业及岗位需求关系较小的内容进行删简。为增加教材内容与相关课程及临床的联系，调动学生的学习积极性，本教材还特设了知识拓展和知识链接环节，在拓展学生知识面和层次、使学生学而知其用的同时，贴近了与其他课程的距离，为学习其他课程奠定必要的基础。为了便于学生学习和复习，在每章前、后各有学习目标和内容检测。为体现理论联系实际，本教材结合未来职业的要求选取了相关实训内容并编写入各章。

全书按功能体系分章节，包括绪论、细胞的结构与功能、人体基本组织、血液、运动系统、神经系统、循环系统、呼吸系统、消化系统、泌尿系统、生殖系统、能量代谢和体温、感觉器官、内分泌系统共十四章。

教材的名词术语、数据和单位名称均按国家颁布的统一标准。在教材的编写过程中，参考了国内已出版的《生理学》、《人体解剖学》、《人体解剖生理学》等相关教科书，在此对这些教科书的主编和编者表示衷心的感谢（见参考文献）。

由于编写时间紧迫，编者水平有限，书中疏漏之处在所难免，敬请广大师生和读者批评指正，以便予以修订。

编 者

2012 年 10 月

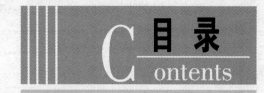

绪论 (1)
  第一节 概述 (1)
    一、人体解剖与生理的研究内容 (1)
    二、人体解剖与生理的研究方法 (1)
    三、人体组成的概况及常用解剖学术语 (3)
  第二节 生命活动的基本特征 (4)
    一、新陈代谢 (4)
    二、兴奋性 (5)
    三、适应性 (5)
  第三节 机体内环境稳态及其调节 (6)
    一、机体的内环境与稳态 (6)
    二、机体生理功能的调节方式 (7)
    三、机体生理功能的控制系统 (8)

第一章 细胞的结构与功能 (11)
  第一节 细胞 (11)
    一、细胞的形态 (11)
    二、细胞的结构 (11)
  第二节 细胞的增殖 (16)
    一、有丝分裂 (16)
    二、减数分裂 (18)
  第三节 细胞的基本功能 (18)
    一、细胞膜的物质转运功能 (19)
    二、细胞的跨膜信号转导功能 (25)
    三、细胞的生物电现象 (27)
  实训 显微镜的构造与使用 (30)

第二章 人体基本组织 (34)
  第一节 上皮组织 (34)
    一、被覆上皮 (34)

二、腺上皮及感觉上皮 …………………………………………………… (36)
　第二节　结缔组织 ………………………………………………………… (37)
　　一、固有结缔组织 ………………………………………………………… (37)
　　二、软骨组织与骨组织 …………………………………………………… (39)
　第三节　肌组织 …………………………………………………………… (39)
　　一、骨骼肌 ………………………………………………………………… (40)
　　二、平滑肌 ………………………………………………………………… (40)
　　三、心肌 …………………………………………………………………… (41)
　第四节　神经组织 ………………………………………………………… (41)
　　一、神经元 ………………………………………………………………… (41)
　　二、神经胶质细胞 ………………………………………………………… (42)
　实训　基本组织的观察 …………………………………………………… (44)

第三章　血液 ……………………………………………………………… (46)
　第一节　血液的组成和功能 ……………………………………………… (46)
　　一、血浆 …………………………………………………………………… (46)
　　二、血细胞 ………………………………………………………………… (49)
　第二节　血液凝固与纤维蛋白溶解 ……………………………………… (52)
　　一、血液凝固 ……………………………………………………………… (52)
　　二、纤维蛋白溶解 ………………………………………………………… (54)
　第三节　血型与输血原则 ………………………………………………… (55)
　　一、血型与红细胞凝集 …………………………………………………… (55)
　　二、输血原则 ……………………………………………………………… (56)
　实训　ABO血型的鉴定技术 ……………………………………………… (58)

第四章　运动系统 ………………………………………………………… (60)
　第一节　骨和骨连结 ……………………………………………………… (60)
　　一、概述 …………………………………………………………………… (60)
　　二、躯干骨及其连结 ……………………………………………………… (64)
　　三、颅骨及其连结 ………………………………………………………… (67)
　　四、四肢骨及其连结 ……………………………………………………… (71)
　第二节　骨骼肌 …………………………………………………………… (78)
　　一、概述 …………………………………………………………………… (78)
　　二、躯干肌 ………………………………………………………………… (79)
　　三、头肌 …………………………………………………………………… (82)
　　四、四肢肌 ………………………………………………………………… (82)
　第三节　骨骼肌的收缩 …………………………………………………… (85)
　　一、骨骼肌神经－肌接头处的兴奋传递 ………………………………… (85)
　　二、骨骼肌的兴奋－收缩耦联 …………………………………………… (86)

三、骨骼肌收缩的形式及影响因素 …………………………………………… (86)
　实训一　骨与骨连结标本观察 ………………………………………………… (88)
　实训二　骨骼肌标本观察 ……………………………………………………… (89)

第五章　神经系统 …………………………………………………………………… (91)
　第一节　神经系统的组成与结构 ………………………………………………… (91)
　　一、神经系统的组成与常用术语 ……………………………………………… (91)
　　二、中枢神经系统 ……………………………………………………………… (93)
　　三、周围神经系统 ……………………………………………………………… (101)
　第二节　神经系统活动的一般规律 ……………………………………………… (105)
　　一、神经元间的信息传递 ……………………………………………………… (105)
　　二、反射中枢活动的一般规律 ………………………………………………… (110)
　第三节　神经系统的感觉机能 …………………………………………………… (113)
　　一、感受器及其生理特性 ……………………………………………………… (113)
　　二、感觉传导通路 ……………………………………………………………… (114)
　　三、丘脑与感觉投射系统 ……………………………………………………… (115)
　　四、大脑皮质的感觉分析功能 ………………………………………………… (116)
　　五、痛觉 ………………………………………………………………………… (117)
　第四节　神经系统对躯体运动的调节 …………………………………………… (118)
　　一、脊髓对躯体运动的调节 …………………………………………………… (118)
　　二、脑干对躯体运动的调节 …………………………………………………… (119)
　　三、小脑对躯体运动的调节 …………………………………………………… (120)
　　四、基底神经核对躯体运动的调节 …………………………………………… (121)
　　五、大脑皮质对躯体运动的调节 ……………………………………………… (122)
　第五节　神经系统对内脏活动调节 ……………………………………………… (125)
　　一、自主神经系统的功能 ……………………………………………………… (125)
　　二、内脏活动的中枢调节 ……………………………………………………… (127)
　第六节　脑的高级功能 …………………………………………………………… (129)
　　一、条件反射 …………………………………………………………………… (129)
　　二、人类大脑皮质的语言功能 ………………………………………………… (129)
　　三、学习与记忆 ………………………………………………………………… (130)
　　四、大脑皮质的电活动 ………………………………………………………… (131)
　　五、觉醒与睡眠 ………………………………………………………………… (132)
　实训一　中枢神经系统的观察 …………………………………………………… (135)
　实训二　周围神经的观察 ………………………………………………………… (137)

第六章　循环系统 …………………………………………………………………… (139)
　第一节　概述 ……………………………………………………………………… (139)
　　一、循环系统的组成 …………………………………………………………… (139)

二、体循环和肺循环 …………………………………………………… (140)
　第二节　心脏 …………………………………………………………………… (141)
　　一、心脏的结构 ………………………………………………………… (141)
　　二、心脏的泵血功能 …………………………………………………… (146)
　　三、心肌细胞的生物电现象 …………………………………………… (152)
　　四、心肌的一般生理特性 ……………………………………………… (157)
　　五、心音和心电图 ……………………………………………………… (161)
　第三节　血管及淋巴管 ………………………………………………………… (165)
　　一、血管及淋巴系统的结构 …………………………………………… (165)
　　二、血流量、血流阻力与血压 ………………………………………… (173)
　　三、动脉血压 …………………………………………………………… (176)
　　四、静脉血压和静脉回心血量 ………………………………………… (177)
　　五、微循环及组织液的生成与回流 …………………………………… (178)
　第四节　心血管活动的调节 …………………………………………………… (179)
　　一、神经调节 …………………………………………………………… (179)
　　二、体液调节 …………………………………………………………… (186)
　实训一　心脏、血管和淋巴的观察 …………………………………………… (188)
　实训二　人体心音听诊与心电图的描记 ……………………………………… (192)
　实训三　人体动脉血压的测量技术 …………………………………………… (197)

第七章　呼吸系统 …………………………………………………………………… (201)
　第一节　呼吸运动与肺通气 …………………………………………………… (201)
　　一、呼吸系统的组成及结构 …………………………………………… (202)
　　二、肺通气的动力与阻力 ……………………………………………… (210)
　　三、肺容量和肺通气量 ………………………………………………… (216)
　第二节　气体交换与气体在血液中运输 ……………………………………… (219)
　　一、气体的交换 ………………………………………………………… (219)
　　二、气体在血液中的运输 ……………………………………………… (222)
　第三节　呼吸运动的调节 ……………………………………………………… (226)
　　一、呼吸中枢与节律性呼吸运动发生的机制 ………………………… (226)
　　二、呼吸的反射性调节 ………………………………………………… (228)
　实训一　呼吸道、肺、胸膜与纵隔的观察 …………………………………… (233)
　实训二　呼吸系统细微结构特点的观察 ……………………………………… (234)
　实训三　肺通气的测定技术 …………………………………………………… (236)

第八章　消化系统 …………………………………………………………………… (238)
　第一节　消化系统的组成和结构 ……………………………………………… (238)
　　一、消化管 ……………………………………………………………… (238)
　　二、消化腺 ……………………………………………………………… (245)

第二节　营养物质的消化及吸收 ……………………………………………… (248)
　　一、消化管各部的消化功能 ………………………………………………… (248)
　　二、消化管各部的吸收功能 ………………………………………………… (255)
第三节　消化器官活动的调节 …………………………………………………… (257)
　　一、神经调节 ………………………………………………………………… (257)
　　二、体液调节 ………………………………………………………………… (258)
第四节　腹膜 ……………………………………………………………………… (259)
　　一、腹膜的解剖生理 ………………………………………………………… (259)
　　二、腹膜与内脏器官的关系 ………………………………………………… (260)
　　三、腹膜形成的结构 ………………………………………………………… (260)
实训一　消化管、消化腺的观察 ………………………………………………… (262)
实训二　胃腺、小肠壁、肝小叶组织结构的观察 ……………………………… (263)

第九章　泌尿系统 …………………………………………………………………… (265)

第一节　尿的生成 ………………………………………………………………… (265)
　　一、肾的结构 ………………………………………………………………… (265)
　　二、尿的生成过程 …………………………………………………………… (271)
　　三、尿的浓缩与稀释 ………………………………………………………… (278)
　　四、尿液 ……………………………………………………………………… (280)
第二节　尿生成过程的调节 ……………………………………………………… (280)
　　一、肾血流量的调节 ………………………………………………………… (281)
　　二、抗利尿激素 ……………………………………………………………… (281)
　　三、醛固酮 …………………………………………………………………… (282)
第三节　排尿活动及其调节 ……………………………………………………… (284)
　　一、输尿管、膀胱、尿道 …………………………………………………… (284)
　　二、排尿反射和神经中枢对排尿的控制作用 ……………………………… (286)
实训一　泌尿系统的形态结构观察 ……………………………………………… (288)
实训二　泌尿系统的微细结构观察 ……………………………………………… (289)
实训三　影响尿生成因素的观察与研究 ………………………………………… (290)

第十章　生殖系统 …………………………………………………………………… (292)

第一节　男性生殖系统 …………………………………………………………… (292)
　　一、男性内生殖器 …………………………………………………………… (292)
　　二、男性外生殖器 …………………………………………………………… (293)
　　三、睾丸的生理功能及其调节 ……………………………………………… (294)
第二节　女性生殖系统 …………………………………………………………… (295)
　　一、女性内生殖器 …………………………………………………………… (295)
　　二、女性外生殖器 …………………………………………………………… (296)
　　三、卵巢的生理功能及其调节 ……………………………………………… (296)

  四、月经周期及其产生原理 ………………………………………………………… (298)
 第三节 妊娠与分娩 ……………………………………………………………………… (299)
  一、妊娠 ……………………………………………………………………………… (299)
  二、分娩 ……………………………………………………………………………… (300)
 实训 男、女生殖器官的观察 ………………………………………………………… (301)

第十一章 能量代谢和体温 …………………………………………………………… (302)
 第一节 能量代谢 ………………………………………………………………………… (302)
  一、机体能量的来源和去路 ………………………………………………………… (302)
  二、影响能量代谢的因素 …………………………………………………………… (303)
  三、基础代谢 ………………………………………………………………………… (303)
 第二节 体温及其调节 …………………………………………………………………… (304)
  一、人体的正常体温及其生理性变动 ……………………………………………… (304)
  二、产热和散热方式 ………………………………………………………………… (305)
  三、体温调节 ………………………………………………………………………… (307)
 实训 人体体温的测量技术 …………………………………………………………… (309)

第十二章 感觉器官 ……………………………………………………………………… (311)
 第一节 眼 ………………………………………………………………………………… (311)
  一、眼的形态结构 …………………………………………………………………… (311)
  二、眼的视觉功能 …………………………………………………………………… (315)
 第二节 耳 ………………………………………………………………………………… (317)
  一、耳的形态结构 …………………………………………………………………… (317)
  二、耳的生理功能 …………………………………………………………………… (319)
 第三节 皮肤 ……………………………………………………………………………… (321)
  一、皮肤及其附属器 ………………………………………………………………… (321)
  二、皮肤的功能 ……………………………………………………………………… (322)
 实训一 眼与耳形态结构的观察 ……………………………………………………… (324)
 实训二 视力及色觉的测定技术 ……………………………………………………… (324)
 实训三 声波传导途径试验技术 ……………………………………………………… (325)

第十三章 内分泌系统 …………………………………………………………………… (327)
 第一节 概述 ……………………………………………………………………………… (327)
  一、内分泌系统的组成和主要功能 ………………………………………………… (327)
  二、激素的分类及作用特征 ………………………………………………………… (328)
  三、激素作用的机制 ………………………………………………………………… (329)
 第二节 下丘脑与垂体 …………………………………………………………………… (330)
  一、垂体的结构 ……………………………………………………………………… (330)
  二、下丘脑-腺垂体系统 …………………………………………………………… (331)

三、下丘脑-神经垂体系统 …………………………………………………（332）
　第三节　甲状腺 ……………………………………………………………（333）
　　一、甲状腺的结构 …………………………………………………………（333）
　　二、甲状腺激素 ……………………………………………………………（333）
　第四节　甲状旁腺与降钙素 ………………………………………………（336）
　　一、甲状旁腺的结构 ………………………………………………………（336）
　　二、甲状旁腺素与降钙素的生理作用 ……………………………………（336）
　第五节　肾上腺 ……………………………………………………………（337）
　　一、肾上腺的结构 …………………………………………………………（337）
　　二、肾上腺皮质激素 ………………………………………………………（337）
　　三、肾上腺髓质激素 ………………………………………………………（339）
　第六节　胰岛 ………………………………………………………………（340）
　　一、胰岛素 …………………………………………………………………（340）
　　二、胰高血糖素 ……………………………………………………………（341）
　第七节　其他内分泌激素 …………………………………………………（341）
　　一、松果体激素 ……………………………………………………………（341）
　　二、胸腺激素 ………………………………………………………………（341）
　实训　内分泌器官观察 ……………………………………………………（342）

绪 论

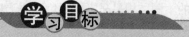

通过学习绪论，使学生初步了解人体解剖与生理的主要内容、研究方法及一些相关的生理学和解剖学知识、术语，为后续各章节的学习奠定基础。

知识目标
1. 掌握生命活动的基本特征，内环境及稳态。
2. 熟悉一些常用的解剖学术语及人体功能活动调节的基本方式。
3. 了解人体解剖与生理的研究对象和方法。

第一节 概 述

一、人体解剖与生理的研究内容

人体解剖与生理是研究正常人体形态结构和功能活动规律的科学。本学科以正常人体为研究对象，主要揭示人体各器官的形态结构及其位置，各种组织细胞的组织结构及其与功能的关系，以及人体及其各细胞、组织、器官、系统在正常情况下所表现的各种生命现象、产生机制、内外环境变化的影响和机体所作的相应调节，还揭示各种生理功能在整体活动中的意义。

人体内结构和功能是两个不同的方面，结构与功能是相适应的，各器官、组织和细胞的结构是一切功能活动的物质基础，而功能活动则是这些结构的运动形式。在研究和学习人体结构时应该密切地联系其功能，而在研究和学习生理功能时也应联系它的结构特点。

人体解剖与生理是进一步理解人体的病理变化以及疾病发生和发展规律的前提，是学习药理学知识及正确认识、预防和治疗各种疾病的基础，药学工作者应掌握正常人体形态结构、机体各系统和器官的正常的生命过程和规律的基本知识、基础理论和基本技能，为学习其他相关基础课和专业课奠定必要的基础。

二、人体解剖与生理的研究方法

（一）人体解剖的研究方法

人体解剖学主要包括大体解剖学、组织学和胚胎学。

1. 大体解剖学

大体解剖学是借助解剖器械切割尸体的方法，用肉眼观察人体形态结构的科学。

根据研究和叙述方法的不同，大体解剖学通常分为系统解剖学和局部解剖学，前者是按照人体的器官系统（如消化系统、呼吸系统等）描述其形态结构的科学，后者是按照人体的部位，由浅入深，逐层描述各部结构的形态及其相互关系的科学。

2. 组织学

组织学是借助显微镜研究人体各器官、组织以及细胞的微细结构的科学。组织学所观察的标本，一般是将器官或组织切成薄片粘贴在载玻片上，经过染色处理，做成标本切片在显微镜下观察。染色的目的，是使组织内的不同结构呈显不同颜色而便于观察。

> **知识链接**
>
> **HE 染色**
>
> 最常用的染色法是苏木素和伊红染色（简称为 HE 染色）。苏木素是碱性染料，可将细胞内某些成分染成蓝色。对碱性染料亲和力强，着色的物质称为嗜碱性物质。伊红是酸性染料，可将细胞内某些成分染成红色。对酸性染料亲和力强，着色的物质称为嗜酸性物质。对碱性染料和酸性染料亲和力都不强的物质，称为中性物质。

3. 胚胎学

胚胎学是研究人体发生、发育及其演变规律的科学。

（二）人体生理的研究方法

人体的功能活动形式多样、内容广泛，其基础源于不同的结构水平，现代医学在研究人体的生理功能时往往从三个水平出发。

1. 细胞和分子水平

体内每个器官的功能都是由构成该器官的各种细胞的特性决定的，研究一个器官的功能往往要在细胞的水平上进行。细胞的功能活动还受到构成细胞的各个分子的物理及化学特性、某些特殊基因的表达以及环境条件的影响，因此对功能活动的研究还要深入到分子水平。

在细胞水平上的功能活动研究常采用离体实验，即将某一种组织细胞从器官中分离出来，放在适宜环境下保持其生理功能，进行实验和观察。该方法可以严格控制细胞的环境条件，便于分析有关因素对细胞功能的影响，但难以模仿完整机体内细胞所处的实际环境，故不能简单地将细胞分子水平的实验结果用来推论或解释该种细胞在完整机体中的功能。在细胞水平上进行的功能活动的研究属于细胞生理学范畴。

2. 器官和系统水平

在器官和系统结构的基础上，研究各器官、系统生理活动的规律及其影响因素等，称器官和系统生理学。人体生理中关于功能活动的知识，大多是关于各器官和系统的功能及其得以实现的机制，以及器官功能的调节。

在器官水平上的功能活动研究，可以将器官从身体中分离出来，在离体条件下进行实验，也可以把器官保留在体内，进行在体实验。研究中，一般在保持其他因素不变的情况下，改变某一个因素，观察该器官功能活动的改变，以分析所观察的因素对该器官功能活动的影响。器官和系统水平的研究所得到的知识十分重要，但实验仍然不是在正常、完整的机体内进行的，故所取得的结果不一定能代表正常机体内的情况。

3. 整体水平

在整体水平研究人体各器官、系统的相互关系以及人体与环境之间的相互联系，称整体生理学。在整体情况下，体内各个器官、系统之间相互联系、相互影响，各种功能相互协调，机体能以一个整体在经常变化的环境中维持正常的生命活动。人有着复杂的情绪和心理活动，而它们又会对许多躯体、内脏活动发生影响，并引起相应的行为。因此，在研究人体整体状态下的功能活动时，除考虑外界环境因素和研究对象的自身因素外，还要考虑情绪和心理活动的影响。

上述三个水平的研究对象和任务，既有联系又有区别，完整机体的生理功能绝不等于局部生理功能在量上的相加。把细胞、分子水平的研究与整体水平的研究更好地结合起来，发展整体的或整合生理学，是未来研究正常人体功能的重要课题。

三、人体组成的概况及常用解剖学术语

（一）人体的组成

人体形态结构、生理功能和生长发育的基本单位是细胞。许多形态相似、功能相近的细胞借细胞间质结合在一起，形成组织。人体的组织有四大类，即：上皮组织、结缔组织、肌组织和神经组织。几种不同的组织结合在一起，构成具有一定形态并能完成某一特定生理功能的结构，称为器官。如：脑、心、肺、肝、肾等。许多相关的器官连接在一起，组成共同完成某种生理活动的一系列器官，称为系统。人体有运动系统、消化系统、呼吸系统、泌尿系统、生殖系统、循环系统、神经系统、内分泌系统和感觉器九大系统。其中消化系统、呼吸系统、泌尿系统和生殖系统的大部分器官都位于胸腔、腹腔和盆腔内，并借一定的孔道直接或间接与外界相通，故又总称为内脏。

根据人体的外形，人体可分为头、颈、躯干和四肢四部分。头部的前为面、后为颅。颈部的前为颈、后为项。躯干可分为胸部、腹部、背部和腰部等部分。四肢分上肢和下肢。上肢分为肩、臂、前臂和手四部分；下肢分为臀、大腿、小腿和足四部分。

（二）解剖学常用术语

为了描述人体各部分和各器官的形态结构、位置及其相互关系，国际上规定了通用的解剖学姿势，并以此为依据，统一了人体的轴、切面与方位等术语。

1. 解剖学姿势

身体直立，两眼向前平视，上肢下垂于躯干两侧，两足并立，掌心、足尖向前，这种姿势称解剖学姿势。在描述各部结构的位置及其相互关系时，无论标本或模型处于何种位置，都应以解剖学姿势为依据。

2. 轴

根据解剖学姿势，可设置三种互相垂直的轴（图绪-1）：

（1）矢状轴　为前后方向，与冠状轴和垂直轴互相垂直。

（2）冠状轴　为左右方向，与矢状轴和垂直轴相互垂直。

（3）垂直轴　为上下方向，与人体长轴平行，且与矢状轴和冠状轴相互垂直。

3. 切面术语

根据解剖学姿势，可设置三种互相垂直的切面（图绪-1）

（1）矢状面　在前后方向上，将人体分成左、右两部分的切面称矢状面。将人体分为左、右对称两部分的切面称为正中矢状面。

（2）冠（额）状面　在左右方向上，将人体分为前、后两部分的切面称冠（额）状面。

（3）水平面或横切面　将人体分为上、下两部分的切面称水平面或横切面。

4. 方位术语

以解剖学姿势为准，有关方位的术语常用的有

（1）上和下　近头者为上，近足者为下。上和下也可分别称头侧和尾侧。

（2）前和后　近腹者为前，近背者为后。前和后也可分别称腹侧和背侧。

（3）内侧和外侧　近正中矢状切面者为内侧，远离正中矢状切面者为外侧。

（4）内和外　凡有内腔的器官，以内腔为准，近内腔者为内，远离内腔者为外。

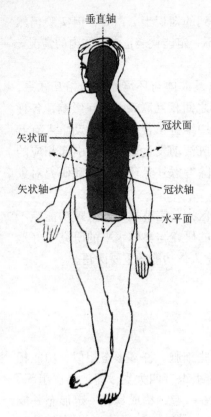

图绪-1　人体的轴和切面

（5）浅和深　以体表为准，近体表者为浅，远体表者为深。

（6）近侧与远侧　多用于四肢。接近躯干的一侧为近侧，远离躯干的一侧为远侧。

第二节　生命活动的基本特征

有生命的个体在生存过程中表现出来的各种活动，称为生命活动。生命活动具有三个基本特征，即新陈代谢、兴奋性和适应性。

一、新陈代谢

生物体在生命活动过程中，与环境之间不断进行物质和能量的交换，以实现自我更新的过程称为新陈代谢。新陈代谢是生物体整个生命过程中一个最重要的生命现象，一旦新陈代谢终止，生命活动也就随之终止，因而新陈代谢是生物体一切生命活动的最基本特征。

新陈代谢的实质是机体内进行的生物化学反应，包括同化作用和异化作用两个方面。机体从外界摄取营养物质并转换为自身成分，以实现生长、发育、更新、修复，称为同化作用，又称为合成代谢；体内成分不断破坏、分解，转化为代谢产物并排出体外的过程称为异化作用，又称为分解代谢。在物质代谢过程中，同时伴随能量的产生、转化、贮存、释放和利用，即能量代谢。

二、兴奋性

当机体所处的内外环境发生变化时，其功能活动即发生相应的变化。机体对于内外环境变化具有反应的能力或特性称为兴奋性。兴奋性是一切生物体所具有的特性，它使生物体能对环境变化发生反应，是一切生物体普遍具有的功能，也是生物体能够生存的必要条件。

（一）刺激与反应

人体生活在不断变化着的环境中，经常受到各种因素的作用。引起机体功能改变的内外环境变化称为刺激。刺激的种类很多，包括生物性刺激（如病毒、细菌）、化学性刺激（如各种化学物质）、物理性刺激（如声、光、电）等。实验室中，最常使用的是电刺激。

刺激要引起细胞发生反应进而改变有机体的功能，就必须达到一定的刺激量。刺激量通常包括三个参数，即刺激的强度、刺激的作用时间和刺激强度—时间变化率，三个参数之间相互影响。

机体接受刺激后功能活动的变化称为反应。根据接受刺激后机体功能变化的情况，可将反应分为兴奋和抑制两种形式。机体接受刺激后，功能活动由弱变强或由静止到活动的变化称为兴奋；机体接受刺激后，功能活动由强变弱或由活动到静止的变化则称为抑制。

刺激引起反应是一种普遍存在的生命现象。只有给予适宜的刺激，人体才会产生反应，刺激是引起反应的外在条件，反应是适宜刺激作用的结果。刺激引起的反应是兴奋还是抑制，取决于机体的功能状态和刺激的质和量。

（二）兴奋性

在讨论细胞兴奋性高低时，常将刺激的作用时间和刺激强度—时间变化率固定，测定能使细胞发生反应的最小刺激强度。能引起细胞发生反应的最小刺激强度称为阈强度（刺激阈或阈值）。强度等于阈强度的刺激称为阈刺激，高于阈强度的刺激称为阈上刺激，低于阈强度的刺激称为阈下刺激。

通常以刺激阈（阈值）的大小作为衡量机体兴奋性高低的指标。对于组织而言，阈值越小兴奋性越高，反之，兴奋性越低阈值越高。机体不同的组织以及机体在不同生理状态下其兴奋性是不同的。肌肉、神经、腺体三类组织兴奋性较高，只需要很小的刺激即可引起明显的反应，称为可兴奋组织。

三、适应性

机体除了具有兴奋性之外，还能随环境变化不断调整自身各部分关系，从而利于在变化的环境中维持正常的生理功能。机体这种能根据外部情况而调整内部关系的生理特性称为适应性。适应性是机体在其种族进化和个体发育过程中，逐渐形成和日趋完善的。适应性使机体能更好的生存，也是生命活动的基本特征。

人类由于从事社会劳动，已不仅能依靠生理反应被动的适应环境，更重要的是通过有意识的活动，主动的改造自然环境，使之适合于自己的生理要求，这是更高一级的适应。以体温的调节为例,适应性分为行为性适应和生理性适应两种类型。当外界气温高于体温时,机体可通过减少衣着、寻找阴凉有风的地方、甚至借助空调或风扇以维持体温正常,此为体温的行为性调节;与此同时,在环境气温较高时,机体皮肤血管扩张,血流加快,通过对流、传导、蒸发、辐射等物理学方式加快生理散热过程,以维持体温正常,为生理性体温调节。

第三节 机体内环境稳态及其调节

在生命活动过程中,构成人体的各细胞、组织、器官、系统都进行着各不相同的功能活动,这些活动在时间上、空间上紧密联系,相互配合,协调一致,成为一个统一的整体。在机体处于不同的生理情况时,或当环境发生变化时,这些器官、组织的功能活动会发生相应的改变,使机体能适应各种不同的生理情况和外界环境的变化,也可使被扰乱的内环境重新得到恢复,这种过程称为生理功能的调节。人体生理功能的调节包括神经调节、体液调节、自身调节三种。

一、机体的内环境与稳态

(一) 体液与内环境

机体内的液体总称为体液。体液总量约占体重的60%,按其所在部位分为细胞内液和细胞外液两部分。存在于细胞内的液体称为细胞内液,约占体液总量的2/3;存在于细胞外的液体称为细胞外液,约占体液总量的1/3。细胞外液包括血浆、组织液、淋巴液和脑脊液等。细胞内液是细胞内各种生物化学反应进行的场所,细胞外液则是细胞直接生存的环境,为区别于整个机体所处的大自然外环境,通常将细胞外液称为内环境。

在细胞内液和细胞外液之间隔有细胞膜,在组织液与血浆之间隔有毛细血管壁。细胞膜和毛细血管壁都有一定的通透性,水分和一切能透过细胞膜和毛细血管壁的物质均可在细胞内液、组织液和血浆之间进行交换。因而,这三部分体液虽彼此隔开,却又相互沟通。

(二) 内环境稳态及其意义

正常情况下,内环境的化学成分和理化特性,如 O_2 和 CO_2 的含量、离子的组成与浓度、温度、渗透压和酸碱度等,虽然经常处于变动中,但变动范围很小,具有相对稳定性。内环境的化学成分和理化特性保持相对稳定的状态,称为内环境稳态。

细胞的新陈代谢过程是由很多复杂的酶促反应组成,而酶促反应只有在一定的理化条件下才能顺利进行;细胞的生物电活动是一切生命活动的基础,其也只有在一定的离子浓度下才能维持正常。可见,内环境稳态是细胞进行正常生命活动的必要条件,一旦内环境稳态遭受破坏,将引起机体某些功能紊乱,导致疾病。机体在生活过程中,外界环境经常发生剧烈的变化,体内细胞又不断地通过细胞外液与外环境进行物质交换,随时都在影响或破坏内环境稳态,因此需要通过其特有的调节方式来维持内环境的稳态。

二、机体生理功能的调节方式

（一）神经调节

通过神经系统的活动，对机体功能活动发挥的调节作用，称为神经调节。神经调节在机体生理功能调节中最重要，其调节的基本方式是反射。所谓反射，是指在中枢神经系统参与下，机体对内外环境变化的刺激产生的适应性反应。如强光照射眼睛引起瞳孔缩小，进食引起唾液分泌等均为典型的反射。

反射的结构基础是反射弧，它由感受器、传入神经、中枢神经、传出神经和效应器组成（图绪-2）。对于反射而言，反射弧的五个部分为一有机整体，缺一不可。

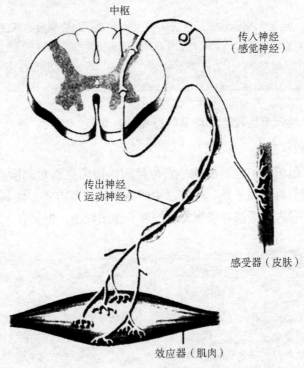

图绪-2 反射弧结构示意图

> **知识链接**
>
> 机体有各种各样的感受器，每一种感受器能够感受体内或外界环境的某种特定的变化，并将这种变化转变成一定的神经信号，通过传入神经纤维传至相应的神经中枢，中枢对传入信号进行分析，并做出反应，通过传出神经纤维改变相应的效应器官的活动。如在搔扒反射实验中，用沾有硫酸溶液的纸片接触实验动物蛙的某一肢体末梢，将引起该肢体屈曲。其中与硫酸纸片相接触的皮肤上有对伤害性化学刺激敏感的感受器，该感受器与硫酸纸片接触后产生传入冲动，经躯体感觉传入神经传至脊髓，脊髓经整合发出运动冲动，经躯体运动神经导致受刺激肢体屈肌收缩，达到回避伤害刺激以免遭进一步损伤的保护目的。如果反射弧任何环节结构或功能障碍，如切除皮肤，损伤传入或运动神经，损毁脊髓，反射活动都将无法进行。

神经调节的特点是：迅速、准确、短暂和作用范围较小。

（二）体液调节

体液因素通过体液途径而发挥的调节作用称为体液调节。体液因素主要指激素，还包括某些代谢产物（如 CO_2）等。这些物质由血液循环运送到身体各个部分，到达相应的组织细胞，通过作用于其上相应的受体，对机体的新陈代谢、生长、发育、生殖等生理功能进行调节。激素是指由内分泌腺或内分泌细胞分泌，能在细胞间传递信息的化学物质。接受某种激素调节的细胞称为该激素的靶细胞。

> **知识链接**
>
> 人体进食后，随着碳水化合物在消化道的消化和吸收，血中葡萄糖浓度升高，刺激胰岛产生胰岛素，胰岛素经血液循环运输到全身各处，有选择地作用于某些细胞，经多种途径使进餐后血糖恢复到正常水平，即为体液调节。

体液调节与神经调节比较，其调节的特点是：缓慢、广泛、持久。

（三）自身调节

机体的器官、组织、细胞不依赖外来神经和体液因素而对刺激产生的适应性反应过程称为自身调节。自身调节是一种较原始的低级的调节方式，因其调节结果欠准确，调节的力度较小，在人类等高等动物发挥的调节作用较小，但仍有一定意义。

> **知识链接**
>
> 机体的动脉血压在一定范围内波动时，脑、肾的血流量能保持相对不变，就是通过自身调节实现的。当体动脉压在一定范围内升高时，脑血管自动收缩，增大血流阻力，使其血流不因血压增高而过度增多；反之，体动脉血压在一定范围内降低时，脑血管舒张，降低血流阻力，保障其血流不因血压下降而减少过多。当体动脉压在一定范围内波动时，肾脏小动脉也可通过自身的收缩和舒张，保持其血流量的相对稳定，从而保持尿量的稳定。

三、机体生理功能的控制系统

人体调节系统如同一个由众多子系统构成的复杂的自动控制系统，神经系统和内分泌系统在对机体各器官系统的调节控制中起着控制作用，称为控制部分。机体其他器官、系统受神经和内分泌系统的调节控制，称为受控制部分。人体功能调节的控制方式主要是闭环式自动控制系统，又称为反馈式控制系统，即控制部分发出信号改变受控制部分的活动；受控制部分也可发出信号返回到控制部分，改变控制部分活动的强度。在反射过程中，效应器是受控制部分，但其中也有感受装置，当它在控制部分作用下产生某种反应的同时，就会把自己所处的状态通过回路反传回控制部分进行处理。这种由受控制部分的感受装置返回的信息作用于控制部分，通过控制部分的分析综合，调整其发出明令的现象就是反馈。根据反馈信息的作用效果将反馈分为两类，即负反馈与正反馈。

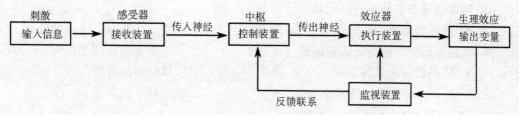

图绪-3 人体功能调节的自动控制系统示意图

（一）负反馈

反馈信息抑制或减弱控制部分的活动，称为负反馈。当一个系统的活动处于某种平衡或稳定状态时，如果因某种外界因素使该系统的受控部分活动增强，该系统原先的平衡或稳定状态即遭受破坏，在存在负反馈控制机制的情况下，如果受控部分的活动增强，可通过相应的感受装置将这个信息反馈给控制部分，控制部分经过分析，发出指令使受控部分的活动减弱，向原先的平衡状态方向转变，甚至完全恢复到原先的平衡状态。反之，如果受控部分的活动过低，则可以通过负反馈机制使其活动增强，也向原先平衡状态的方向恢复。

通过负反馈调节，可使系统的活动维持相对稳定状态，是机体维持内环境稳态的最重要的一种调节方式。如血糖浓度的调节、血压的调节等，均为典型的负反馈调节。

（二）正反馈

反馈信息促进或加强控制部分的活动，称为正反馈。正反馈使原控制效应得到加强，促使生理控制过程加强加快，这种反馈在机体调节控制中常见于需要快速完成的一些生理过程，如血液凝固、排尿反射、排便反射、分娩过程均为正反馈。在正反馈过程中，生理过程一旦发动，就会不断增强和加速，保障在最短的时间内得以完成，正反馈控制的特性不是维持系统的稳态或平衡，而是破坏原先的平衡状态。

负反馈控制的功能是维持平衡状态，因而是可逆的过程；而正反馈控制过程，则是不可逆、不断增强的过程。总之，反馈式控制系统是保持人体正常功能的重要调节机构，尤其是负反馈，数量比正反馈多的多，在维持人体与外环境的统一及内环境的相对稳定上，有着十分重要的生理意义。

目标检测

一、名词解释

1. 组织　2. 器官　3. 系统　4. 阈值　5. 新陈代谢　6. 负反馈　7. 正反馈

二、选择题

1. 可将人体分为左右对称两部分的切面是（　　）
    A. 水平面　　B. 矢状面　　　C. 冠状面　　　D. 纵切面　　　E. 正中矢状面

2. 不属于内脏器官的是（　　）
   A. 尿道　　B. 心　　　　C. 气管　　　　D. 胃　　　　E. 子宫
3. 生命活动的最基本的特征是（　　）
   A. 新陈代谢　B. 兴奋性　　C. 适应性　　　D. 生殖　　　E. 内环境稳态
4. 衡量组织兴奋性高低的指标是（　　）
   A. 肌肉收缩的强弱　　　　　　　　　B. 腺体分泌的多少
   C. 神经末梢释放递质的多少　　　　　D. 刺激频率的高低
   E. 刺激阈值的大小
5. 内环境稳态是指内环境的（　　）
   A. 理化性质恒定不变　　　　　　　　B. 理化性质相对稳定
   C. 化学组成恒定不变　　　　　　　　D. 化学组成相对稳定
   E. 物理性质恒定不变

三、简答题

1. 何谓解剖学姿势，人体的内脏和九大系统分别指什么？
2. 试述人体功能活动的调节方式及其特点。

（唐晓伟）

第一章 细胞的结构与功能

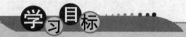

通过学习,使学生能够掌握细胞膜的物质转运功能以及熟悉细胞的基本形态结构,为后续各章节的学习奠定基础。

知识目标

1. 掌握细胞膜的基本结构,细胞膜的物质转运功能,生物电现象及其产生机制。
2. 熟悉细胞结构及增殖周期。
3. 了解细胞的跨膜信号转导功能。

技能目标

能够正确使用普通光学显微镜并进行细胞标本的观察。

第一节 细 胞

一、细胞的形态

细胞是人体和其他生物体形态和机能的基本单位。人体细胞大小不同且具有多种多样的形态,有球形、杆状、星形、多角形、梭形、圆柱形等。人体中大约有 200 多种细胞,与其功能以及所处的环境相适应。如血细胞在流动的血液中呈圆形,能收缩的肌细胞呈梭形或长圆柱形,接受刺激并传导冲动的神经细胞有长的突起等。

二、细胞的结构

细胞分为细胞膜、细胞质和细胞核三部分。

(一)细胞膜

细胞膜是将细胞内容物和周围环境分隔开的一层生物膜,使细胞能相对独立于环境而存在,但细胞要进行正常的生命活动,又需要通过细胞膜有选择地从周围环境中获得氧气和营养物质,排出代谢产物,即通过细胞膜进行物质交换。另外,细胞环境中的各种因素的改变,如体内产生的激素或递质等化学物质,以及进入体内的某些异物或药物等,很多都是首先作用于细胞膜,然后再影响细胞内的生理过程。例如,细胞膜上离子通道可控制 Na^+、Ca^{2+}、K^+、Cl^- 等跨膜转运,药物可以直接对其作用,而影响细胞功能。因此,细胞膜不但是细胞和环境之间的屏障,也是细胞和环境之间进行物质交换、信息传递的门户。

化学分析表明,细胞膜主要由类脂、蛋白质和糖类组成。关于膜的结构,目前公认的是流动镶嵌模型学说。这个学说的基本内容是:生物膜是以液态的可流动的脂质双分子层为基架,其中镶嵌着具有不同生理功能的、可以移动的蛋白质(图1-1)。

> **知识链接**
>
> 药物要到达它在体内的作用靶点(如受体)而产生生物学效应,必须经由用药部位(如胃肠道)吸收入血,通过血液循环再分布到它的作用部位(如心、脑);进入体内的药物还要经过代谢和排泄而从体内消除。在这些过程中药物分子都要通过各种单层或多层细胞膜。

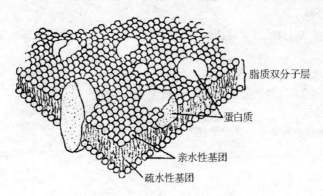

图1-1 单位膜的可流动镶嵌模型

细胞膜的脂质分子中,以磷脂为主,其次是胆固醇,还有少量鞘脂类的脂质。它们是一端为亲水性极性基团、另一端为疏水性非极性基团的长杆状两性分子。由于疏水性基团受到具有极性的水分子的排斥,形成脂质分子的亲水性极性基团朝向膜内、外两侧的水溶液,疏水基团则朝向膜内部的脂质双分子层结构。脂质的熔点较低,在一般体温条件下是液态,脂质分子的这种特性是膜具有一定流动性的一个前提条件。

膜蛋白质主要都是镶嵌在脂质双分子层之间的球形蛋白质,称为镶嵌蛋白质。此外,还有一些不嵌入脂质双分子层而只附着于脂质双分子层内表面的蛋白质,称为周围蛋白质。根据细胞膜蛋白质的不同功能,大致可归为这几类:①与细胞膜的物质转运功能有关的蛋白质,如后面将提到的载体、通道和离子泵等;②与"辨认"和"接受"细胞环境中特异的化学性刺激有关的蛋白质,统称为受体;③属于酶类的膜蛋白质,如几乎在所有细胞膜内侧面都发现的腺苷酸环化酶;④与细胞的免疫功能有关的膜蛋白质。

细胞膜所含的糖类较少,它们和膜内的脂质和蛋白质结合,形成糖脂和糖蛋白。糖脂和糖蛋白的糖链部分,几乎都裸露于膜的外表面。由于组成这些糖链的单糖在排列顺序上有差异,这就成为细胞特异性的"标志"。例如在人的ABO血型系统中,红细胞膜上是A凝集原还是B凝集原,其差别仅在于膜糖脂的糖链中一个糖基的不同。

知识链接

受体是存在细胞膜、细胞质和细胞核上的大分子化合物（如蛋白质、核酸、脂质），能与特异性配体（药物、递质、激素等）结合并产生效应。存在于细胞膜表面的受体称为膜受体，数目较多。存在于细胞质和细胞核内的受体分别称为胞质受体和核受体。能与受体发生特异性结合并产生生物效应的化学物质称为受体的激动剂，又称为配体。能与受体发生特异性结合，但不产生生物效应的化学物质称为受体的拮抗剂。

膜受体的本质是镶嵌在膜类脂双分子层中的膜蛋白质，具有特异性、饱和性和可逆性三个特征。特异性是指某种受体只能与它对应的特定物质结合，产生特定的生理效应，在细胞外液中存在多种化学分子的前提下，受体的特异性为细胞反应的特定性和准确性奠定了物质基础；饱和性是指细胞膜某种受体的数量和能力是有限的，其结合某种化学分子的数量也有一定的限度；可逆性是指受体既可以与化学分子结合又可以分离。大多数药物在体内都是和特异性受体相互作用，改变细胞的生理、生化功能而产生效应的。例如肾上腺素、乙酰胆碱即可分别与肾上腺素能受体、胆碱能受体结合而发挥效应。

（二）细胞质

细胞质是填充于细胞膜和细胞核之间的半透明胶状物质，包括基质、细胞器和内含物。细胞器是细胞质内具有一定形态和特定功能的结构，包括以下几种（图1-2）。

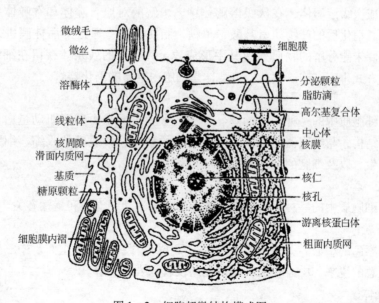

图1-2 细胞超微结构模式图

1. 内质网

分布在细胞质中的膜性管道系统。内质网膜可与核膜、高尔基复合体膜、细胞膜等相连，将整个细胞互连成一个整体。表面附着有许多核蛋白体的内质网膜称为粗面内质网，没有核蛋白体附着的内质网膜称为滑面内质网。粗面内质网与蛋白质的合成密切相关，它既是核蛋白体附着的支架，又是运输蛋白质的通道，常见于蛋白质合成旺盛的细胞中，例如消化腺上皮细胞、肝细胞等。

2. 高尔基复合体

由数层重叠的扁平囊泡、若干小泡及大泡三部分组成的膜性结构，是细胞各膜性结构间物质转运的一个重要的中间环节。高尔基复合体通过小泡接收由内质网膜转来的蛋白质，然后与扁平囊泡融合，蛋白质在扁平囊泡内进行加工后形成大泡，与扁平囊泡脱离，形成分泌颗粒。可见高尔基复合体的功能与细胞内一些物质的积聚、加工和分泌颗粒的形成密切相关。

3. 线粒体

由内、外两层单位膜所形成的圆形或椭圆形的囊状结构。线粒体中存在着催化物质代谢和能量转换的各种酶和辅酶，因而可以彻底氧化分解供能物质（如糖酵解产物丙酮酸），形成高能磷酸化合物 ATP，供细胞其他生命活动需要。细胞生命活动中所需能量约有 95% 来自线粒体。因此，线粒体的主要功能是进行细胞的氧化供能，故有细胞内"动力工厂"之称。

4. 溶酶体

一种囊状小体，外面是一层单位膜，里面包含约 50 种水解酶。在酸性条件下，对蛋白质、肽、糖、中性脂质、糖脂、糖蛋白、核酸等多种物质起水解作用。溶酶体的初级溶酶体与自噬体（细胞内衰老、破损的各种细胞器或过剩的分泌颗粒，由内质网包围形成）或吞噬体（外来的细菌、病毒等，经细胞膜以内吞方式吞入细胞形成）接触，混合形成次级溶酶体，在次级溶酶体中，水解酶对原自噬体和吞噬体中的物质进行分解消化。消化后的产物如氨基酸、单糖、脂肪酸等，通过溶酶体膜进入胞浆中供细胞膜利用。未能分解的物质残留其中形成残余体。有的残余体存留在细胞内，有的则以胞吐的方式排出细胞。因此，溶酶体是细胞内重要的消化器官。

5. 微丝

存在于细胞质中的一种实心的丝状结构，微丝主要是由球形肌动蛋白聚合而成的一种可变的结构，与细胞器的位移、分泌颗粒的移动、微绒毛的收缩、细胞入胞和出胞动作的发生、以及细胞的运动等机能都有密切关系。

6. 微管

存在于细胞质中的一种非膜性的管状结构，与运动、支持和运输有关。

7. 中心粒

电镜观察到的中心粒是一对短筒状小体，成对存在，互相垂直。中心粒与细胞分裂有关。但总的说来，中心粒的确切功能还没有深入的了解。

8. 核糖体

又称核蛋白体，由核糖体核糖核酸（简称 rRNA）和蛋白质构成的椭圆形颗粒小体，核糖体是细胞内实施蛋白质合成的主要结构，被喻为"装配"蛋白质的机器。一些药物的作用就是通过影响核糖体而产生的。例如，四环素和氯霉素就是与细菌核蛋白体上的结合位点结合，进而阻止蛋白质的合成，最终抑制细菌的生长繁殖。有些核糖体附着在内质网壁外，称为附着核糖体，它们主要合成输送到细胞外面的分泌蛋白，如酶原、抗体、蛋白质类的激素等。有些多聚核糖体散在于细胞质中，称为游离核糖体，它们主要合成结构蛋白，或称内源性蛋白质，如分布于细胞质基质或供细胞本身生长所需要的蛋白质分子等。

（三）细胞核

1. 核膜

位于细胞核表面的薄膜，由两层单位膜组成。核膜上还有许多散在的孔，称为核孔，在核孔周围，核膜的内层与外层相连。核孔是核与细胞质进行物质交换的孔道。在核内形成的各种核糖核酸（简称 RNA）可以经核孔进入细胞质。核膜的特殊作用就是把核物质集中在靠近细胞中央的一个区域，这有利于实现其功能。

2. 核仁

核内的球形小体，绝大多数真核细胞的细胞核内都有一个或一个以上的核仁，它通常只出现于间期细胞核中，在有丝分裂期则消失。核仁的化学成分主要是蛋白质和核酸。其主要功能是合成 rRNA 和组装核蛋白体的前体。

3. 染色质和染色体

间期细胞核中，能被碱性染料着色的物质即染色质。染色质的基本化学成分是脱氧核糖核酸（简称 DNA）和组蛋白。二者结合形成染色质结构的基本单位——核小体。在细胞有丝分裂时，若干核小体构成的染色质纤维反复螺旋、折叠，最后组装成中期染色体。因此，染色质和染色体实际上是同一物质在间期和分裂期的不同形态表现。

DNA 分子的功能主要有两方面：①贮藏、复制和传递遗传信息。DNA 链上贮藏着大量的遗传信息。DNA 分子能自我复制，传递贮藏的遗传信息给子细胞。②控制细胞内蛋白质的合成，即贮存的各种遗传信息通过控制蛋白质的合成而表达为各种遗传性状。

细胞的结构总结如下表（表1-1）

表1-1 细胞的结构

细胞结构	成分	功能
细胞膜	双分子脂质层、蛋白质和糖类	细胞和环境之间的屏障及细胞和环境之间进行物质交换、信息传递
细胞核	核膜、核仁、染色质	储存遗传物质、控制细胞代谢、分化和繁殖
内质网	含有多种酶，分为粗面内质网和滑面内质网	粗面内质网：与蛋白质的合成密切相关 滑面内质网：物质代谢、解毒
高尔基复合体	数层重叠的扁平囊泡、若干小泡及大泡三部分组成的膜性结构	与细胞内一些物质的积聚、加工和分泌颗粒的形成密切相关
线粒体	由内、外两层单位膜所形成的圆形或椭圆形的囊状结构，线粒体中存在着催化物质代谢和能量转换的各种酶和辅酶	进行细胞的氧化供能
溶酶体	许多酸性水解酶	细胞内重要的消化器官
微丝	球形肌动蛋白	细胞器的位移、分泌颗粒的移动、微绒毛的收缩、细胞入胞和出胞动作的发生、以及细胞的运动等机能都有密切关系
微管	微丝蛋白	与细胞运动、支持和运输有关
中心粒	微管	细胞分裂
核糖体	核糖体核糖核酸和蛋白质	细胞内蛋白质合成

> **知识拓展**
>
> **亲子鉴定**
>
> 　　亲子鉴定是应用医学、生物学和遗传学的理论和技术，通过遗传标记的检验与分析，判断父母与子女是否亲生关系的实验，也称为亲子试验。
>
> 　　人体细胞有23对染色体，由父母各自提供23条，在受精后相互配对而成。尽管遗传多态性存在，但每个人的染色体必然也只能来自父母，这就是DNA亲子鉴定的理论基础。亲子鉴定的方法主要有以下3种：①传统的亲子鉴定是进行血型测试，即血液中各种成分的遗传多态性标记检验。主要包括：人类白细胞抗原分型、红细胞抗原分型、红细胞酶型及血清型。这种方法过程烦琐、错误率高，应用价值有限。②DNA亲子鉴定测试。主要包括有DNA指纹分析技术和聚合酶链反应技术（PCR）。通过人体任何组织取样，如口腔上皮细胞、血液、精液等，测定基因相似度。该方法是目前亲子测试中最准确的一种，准确率可达99.99999%，具有精巧、简便、快速、经济、实用的特点。③SNP（单核苷酸）检测。当前DNA亲子鉴定利用人类基因组中的重复碱基序列（STR作为第二代分子标记）和PCR技术进行个体识别，但STR具有很大的局限性，SNP是第三代分子标记技术也是亲子鉴定的发展方向，美国9·11尸体辨认即利用了此技术。

第二节　细胞的增殖

　　细胞增殖是细胞生命活动的基本特征之一，通过细胞分裂的方式实现。细胞分裂的方式分无丝分裂、有丝分裂和减数分裂三种。无丝分裂在低等生物中较为多见，人体中只发生在某些迅速分裂的组织（如口腔上皮）及创伤修复、病理性代偿（如伤口附近、炎症）的组织中。有丝分裂是人类体细胞增殖的主要分裂方式，减数分裂见于生殖细胞的形成。

一、有丝分裂

　　细胞分裂时，染色体向两个子细胞分离移动过程中有纺锤丝牵引，故称为有丝分裂。细胞从上一次分裂结束开始，到下一次分裂结束所经历的过程称为细胞增殖周期。细胞增殖周期可分为两个时相，即分裂间期和分裂期。

（一）分裂间期

　　细胞进入分裂间期后进行结构上和生物上的复杂合成，为DNA分子复制作准备。分裂间期又分为以下三个分期：

1. DNA合成前期（G_1期）

　　此期细胞内进行着一系列极为复杂的生物合成变化，如合成各种核糖核酸（RNA）及核糖体。此期持续时间一般较长，有的细胞历时数小时至数日，有的甚至数月。进入G_1期的细胞，可有三种情况：①不再继续增殖，永远停留在G_1期直至死亡。如表皮角质化细胞、红细胞等；②暂时不增殖。如肝、肾细胞，它们平时保持分化状态，执行肝、肾功能，停留在G_1期，如肝、肾受到损伤，细胞大量死亡需要补充时，它们又进入增殖周期的轨道。这些细胞又可称为 G_0 期细胞。有人认为 G_0 期细胞较不活跃,对药物的反应也不敏感;③继续进行增殖。例如骨髓造血细胞、胃肠道黏膜细胞等。

2. DNA 合成期（S 期）

从 G_1 末期到 S 初期,细胞内迅速形成 DNA 聚合酶及四种脱氧核苷酸。S 期主要特点是利用 G_1 期准备的物质条件完成 DNA 复制,并合成一定数量的组蛋白,供 DNA 形成染色体初级结构。在 S 期末,细胞核 DNA 含量增加一倍,为细胞进行分裂作了准备。DNA 复制一旦受到障碍或发生错误,就会抑制细胞的分裂或引起变异,导致异常细胞或畸形的发生。S 期持续时间大约 7~8 小时。

3. DNA 合成后期（G_2 期）

这一时期的主要特点是为细胞分裂准备物质条件。DNA 合成终止,但 RNA 和蛋白质合成又复旺盛,主要是组蛋白、微管蛋白、膜蛋白等的合成,为纺锤体和新细胞膜等的形成备足原料。若阻断这些合成,细胞便不能进入有丝分裂。G_2 期历时较短且恒定。

> **知识链接**
>
> 　　肿瘤细胞的增殖周期也可分为 G_1、S、G_2、M 四个时期。目前,人们试图在肿瘤细胞增殖周期的不同阶段,采取不同的治疗措施以达到抑制肿瘤细胞生长的目的。例如,用放射线治疗某些肿瘤,就是利用放射线破坏癌细胞 DNA 的结构与合成,从而抑制癌细胞的增殖过程,达到治疗效果;药物秋水仙碱等则可阻止纺锤体的形成,从而抑制癌细胞的分裂;烷化剂可以直接破坏 DNA 并且阻滞其复制。因此,有关细胞增殖的理论和知识,对医药临床实践具有指导意义。

（二）分裂期

分裂期又称 M 期,是细胞有丝分裂期。该期持续时间最短（一般为 0.5~2 小时）,细胞形态变化最大,细胞分裂成两个相同的子细胞,且确保细胞核内染色体能精确均等的分配给两个子细胞核,使分裂后的细胞保持遗传上的一致性。根据其主要形态变化特征,可将其分为前期、中期、后期和末期四个时期（图 1-3,表 1-2）。

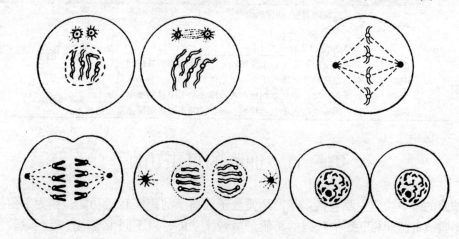

图 1-3　细胞有丝分裂期示意图

1. 前期

主要特征：染色质逐渐凝集形成一定数目和形状的染色体。每条染色体进一步发展分为两条染色单体，二者仅在着丝点相连。

此期核膜及核仁逐渐解体消失；间期复制的中心体分开，逐渐向细胞的两极移动；每个中心体的周围出现很多放射状的细丝，两个中心体之间的细丝连接形成纺锤体。

2. 中期

染色体高度凝集，并集中排列在细胞的中部平面上，形成赤道板。

此期两个中心体已移到细胞的两极，纺锤体更明显，纺锤丝与每个染色体的着丝点相连。

3. 后期

染色体在着丝点处完全分离，各自成为染色单体。

此期两组染色单体受纺锤丝牵引，分别向细胞两极移动。与此同时，细胞向两极伸长，中部的细胞质缩窄，细胞膜内陷。

4. 末期

两组染色体不再向两极迁移，预示分裂活动进入末期。

此期染色体发生退行性变化，即染色体逐渐解螺旋恢复为染色质纤维；核仁和核膜重新出现，形成新的胞核；细胞中部继续缩窄变细，最后断裂形成两个子细胞，完成有丝分裂，子细胞即进入下一周期的间期。

从上述细胞周期可知，整个细胞周期是一个动态过程，每个分期互相联系，不可分割。如细胞周期的某个阶段受到环境因素干扰时，细胞的增殖则发生障碍。

二、减数分裂

减数分裂是一种特殊的有丝分裂方式，也称成熟分裂。其主要特点是细胞进行一次 DNA 复制，完成两次细胞分裂，分裂后细胞中染色体数目或 DNA 减少一半。减数分裂中的两次分裂分别称减数分裂期Ⅰ和减数分裂期Ⅱ。

表1-2 有丝分裂

时 期		主要特征
G_1 期		转录大量的 RNA 和合成蛋白质，为 DNA 复制作准备
S 期		DNA 复制
G_2 期		RNA 和蛋白质合成
M 期	前期	染色质变成染色体；出现纺锤体，核膜解体，核仁消失
	中期	着丝点排列在赤道板中央；染色体数目清晰、形态固定
	后期	着丝点分裂，染色体加倍，在纺锤丝牵引下移向细胞两级
	末期	染色体变成染色质丝；核膜、核仁重新出现；纺锤体重新解体

第三节 细胞的基本功能

细胞的基本功能主要包括：不同物质分子或离子的跨膜转运功能；作为细胞接受外界影响或细胞间相互影响基础的跨膜信号转换功能；以不同带电离子跨膜运动为基础的细胞生物电和有关现象。

一、细胞膜的物质转运功能

细胞在新陈代谢过程中,既要从细胞外液摄取所需物质,又要将某些物质排出,这称为细胞膜的物质转运功能。进出细胞的物质种类繁多,理化性质各异,因此,它们进出细胞的形式也不同。常见的细胞膜转运物质的方式可归纳为单纯扩散、膜蛋白介导的跨膜转运、出胞和入胞作用三种。脂溶性的和少数分子很小的水溶性物质可通过单纯扩散直接穿越细胞膜;大部分水溶性溶质分子和所有离子的跨膜转运需要由膜蛋白介导来完成;大分子物质或物质团块则以复杂的入胞或出胞的方式整装进出细胞。

(一)单纯扩散

所谓单纯扩散是指物质分子从浓度高的区域向浓度低的区域移动的现象。由于细胞膜主要由脂质构成,因此只有能溶解于脂质的物质,才有可能由膜的高浓度一侧向低浓度一侧扩散。

单纯扩散是一种简单的穿越细胞膜的物理扩散,没有生物学转运机制参与。能以单纯扩散跨膜流动的物质都是脂溶性的和少数分子很小的水溶性物质,如 O_2、CO_2、N_2、水、乙醇、尿素、甘油等。扩散的方向和速度取决于该物质在膜两侧的浓度差和膜对该物质的通透性,后者取决于物质的脂溶性和分子大小。

> **知识链接**
>
> 非极性药物分子以其所具有的脂溶性溶解于细胞膜的脂质层,顺浓度差通过细胞膜称为简单扩散。绝大多数药物按此种方式通过生物膜。大多数药物属于弱酸性或弱碱性化合物。弱酸性药物在 pH 值低的酸性环境中,解离度小、极性小、脂溶性大、易通过生物膜,故弱酸性药物在酸性环境中易吸收,中毒时可用弱碱性溶液解救。

(二)膜蛋白介导的跨膜转运

大部分水溶性溶质分子和所有离子的跨膜转运都是由膜蛋白介导的。介导转运的膜蛋白可分为两大类,即载体蛋白(简称载体)和通道蛋白(简称通道)。有些载体具有 ATP 酶活性,称为离子泵。由膜蛋白介导的跨膜转运可分为被动转运和主动转运两大类。被动转运本身不需要消耗能量,是物质顺浓度梯度和(或)电位梯度进行的跨膜转运;主动转运是消耗能量的、逆浓度梯度和(或)电位梯度的跨膜转运,可分为原发性主动转运和继发性主动转运两种形式。

1. 通道介导的跨膜转运

由于经通道介导的溶质几乎都是离子,因而通道也称离子通道。离子通道是一类贯穿脂质双分子层、中央带有亲水性孔道的膜蛋白。所有的离子通道均无分解 ATP 的能力,因此通道介导的跨膜转运都是被动的,称为经通道易化扩散。当孔道开放时,离子可顺浓度梯度和(或)电位梯度经孔道跨膜流动,无需与脂质双层相接触,从而使对脂质双层通透性很低的带电离子,能以极快的速度跨越细胞膜。据测定,经通道扩散的转运速率可达每秒 $10^6 \sim 10^8$ 个离子,远大于载体的每秒 $10^2 \sim 10^5$ 个离子或分子的转运速率,这是通道与载体之间最重要的区别。但离子通道绝不仅仅是一种单纯的亲水性孔道,离子选择性和门控特性是它有别于简单孔道的两个基本特征,也是它调控离子跨膜转运的基本机制。

通道的离子选择性是指每种通道都对一种或几种离子有较高的通透能力,而对其他离子的通透性很小或不通透。例如,钾通道对 K^+ 和 Na^+ 的通透性之比约为 100∶1;乙酰胆碱受体阳离子通道对小的阳离子,如 Na^+、K^+ 都高度通透,而 Cl^- 则不能通透。根据通道对离子的选择性,可将通道分为钠通道、钙通道、钾通道、氯通道和非选择性阳离子通道等。

离子通道的门控特性是指在通道蛋白分子内有一些可移动的结构或化学基团,在通道内起"闸门"作用。许多因素可刺激闸门运动,导致通道的开放或关闭,这一过程称为门控。在静息状态下,大多数通道都处于关闭状态,只有受到刺激时才发生分子构象变化,引起闸门开放。根据对不同刺激的敏感性,离子通道通常分为受膜电位调控的电压门控通道,受膜外或膜内化学物质调控的化学门控通道,以及受机械刺激调控的机械门控通道等。通道的开启和关闭除调控物质的跨膜转运外,还与信号的跨膜转导和细胞电活动有关。通道的开放还可以被某些物质阻断,如 K^+ 通道能被四乙基铵阻断,而 Na^+ 通道则可以被河豚毒阻断。

知识拓展

电压门控通道分子内具有带电的电位感受区,通常在膜去极化(膜内电位负值减小)时发生移动,引起分子构象变化和闸门开放。化学门控通道也称配体门控通道,通道本身具有受体功能,即是一个兼具通道和受体功能的蛋白分子。例如,乙酰胆碱受体阳离子通道在膜外侧有两个乙酰胆碱(Acetylcholine,ACh)结合位点,结合 ACh 分子后将引起通道构象变化和闸门开放。激动离子通道的配体也可能来自胞内。如 ATP 敏感钾通道是一种受胞内 ATP 抑制的钾通道,与 ATP 结合后通道关闭;缺血或缺氧时,胞内 ATP 减少,部分与通道结合的 ATP 被解离而使通道开放。机械门控通道通常由细胞膜感受牵张刺激而引起其中的通道开放或关闭。如下丘脑内有些对渗透压敏感的神经细胞,其细胞膜上的机械门控通道可在胞外低渗时由于细胞肿胀、细胞膜张力增加而关闭。此外,也有少数几种通道始终是持续开放的,这类通道称为非门控通道,如神经纤维膜上的钾漏通道,细胞间的缝隙连接通道等。

2. 载体介导的跨膜转运

载体也称转运体,是介导小分子物质跨膜转运的另一类膜蛋白。与通道的离子选择性相似,每种载体也只能特异性地转运一种或几种溶质,但它完成这种选择性的机制与通道不同,它是通过载体分子上的结合位点与被转运物在分子结构上的特异性结合而实现的。被转运物与载体结合后可引发载体蛋白的构象变化,分子构象的改变使被转运物从膜的一侧转移到另一侧,并随之与载体解离,即经历一个结合—构象变化—解离的过程(图1-4)。这使得溶质经载体转运的速度远低于离子通道(见前述),并出现饱和现象。当底物(指被转运物)浓度达到一定数值时,转运速度不再随底物浓度的增加而继续增大,此时转运速度达最大值。此外,与经通道转运不同的是,经载体的转运有被动转运（经载体易化扩散）和主动转运两种方式，后者可再分为原发性主动转运和继发性主动转运两种形式。

（1）经载体易化扩散 经载体易化扩散是指水溶性小分子物质经载体介导顺浓度梯度和（或）电位梯度进行的被动跨膜转运。有的载体只能将一种物质从膜的一侧转运至另一侧，这称为单（物质）转运，其载体称为单（物质）转运体，如细胞膜上转运葡萄糖的载体。有的载体则可同时转运两种或两种以上物质。如果被转运的分子或离子都向同一方向运动，即称为同向转运，其载体称为同向转运体，如钠－葡萄糖同向转运体等；如果被转运物彼此向相反的方向运动，则称为反向转运或交换，其载体称为反向转运体或交换体，如钠氢交换体、钠钙交换体等。经载体易化扩散是物质跨膜转运的重要途径。体内许多重要的物质，如葡萄糖、氨基酸、核苷酸等都是经载体而跨膜转运的；各种继发性主动转运过程也都需要载体的参与。

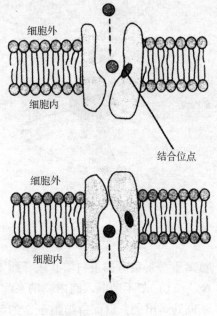

图 1-4 载体转运模式图

知识拓展

葡萄糖跨膜进入细胞的过程是典型的经载体易化扩散。中介这一过程的载体是右旋葡萄糖载体，称为葡萄糖转运体（GLUT）。根据分子克隆的研究，该蛋白至少有 5 种亚型，即 GLUT1~5。它们各自分布于不同的组织，并具有不同的功能特性。GLUT1 是分布于多种组织细胞上的一种基本的葡萄糖载体；GLUT2 主要分布于肝细胞；GLUT5 分布于小肠黏膜上皮。肌肉和脂肪等组织细胞有 GLUT1 和 GLUT4 两种葡萄糖载体，其中 GLUT4 在膜上的数量受胰岛素调节。在没有胰岛素的情况下，GLUT4 以囊泡的形式储存于胞质中，胰岛素与其受体结合后，经一系列信号转导过程，在几分钟内即可启动出胞，使 GLUT4 插入细胞膜中，提高细胞转运葡萄糖的能力。糖尿病病人常伴有 GLUT4 数量或功能的下降，是发生胰岛素抵抗的原因之一。

（2）原发性主动转运 原发性主动转运是指离子泵利用分解 ATP 产生的能量将离子逆浓度梯度和（或）电位梯度进行跨膜转运的过程。在哺乳动物细胞上普遍存在的离子泵有钠－钾泵和钙泵。钠－钾泵主要分布在细胞膜上，而钙泵除存在于细胞膜上外，更集中地分布于内质网或肌质网膜上。

钠－钾泵简称钠泵，也称 Na^+，K^+-ATP 酶（Na^+，K^+-ATPase）。钠泵每分解 1 分子 ATP 可将 3 个 Na^+ 移出胞外，同时将 2 个 K^+ 移入胞内，每个转运周期约需 10ms（图 1-5）。由于钠泵的活动，可使细胞内的 K^+ 浓度约为细胞外液中的 30 倍，而细胞外液中的 Na^+ 浓度约为胞质内的 10 倍。当细胞内的 Na^+ 浓度升高或细胞外的 K^+ 浓度升高时，都可使钠泵激活，以维持细胞内外的 Na^+、K^+ 浓度梯度。

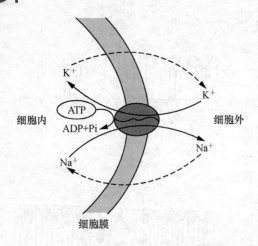

图1-5 Na^+、K^+通过钠-钾泵的跨膜转运

细胞膜上的钠泵不断将ATP储存的化学能转变为维持Na^+、K^+跨膜梯度的位能，其消耗的能量在哺乳动物细胞占代谢产能的20%~30%，在某些活动的神经细胞甚至高达70%。可见，钠泵的活动对维持细胞的正常功能具有重要作用。钠泵的主要功能包括以下几个方面：①钠泵活动造成的细胞内高K^+为胞质内许多代谢反应所必需。例如，核糖体合成蛋白质就需要高K^+环境。②维持胞内渗透压和细胞容积。在静息状态下，膜对Na^+、K^+、Cl^-都有一定的通透性，虽然对K^+的通透性相对较高，但由于膜内有机负离子（带负电的蛋白质、核苷酸等）几乎不能跨膜移出，因而限制了K^+的外漏，而Na^+和Cl^-却不断漏入胞内。钠泵起着一条漏船上的排水泵的作用，把漏入胞内的Na^+不断转运出去，以保持细胞正常的渗透压和容积。③建立Na^+的跨膜浓度梯度，为继发性主动转运的物质提供势能储备。例如，在Na^+-H^+交换、Na^+-Ca^{2+}交换，以及葡萄糖和氨基酸在小肠和肾小管被吸收的过程中，H^+、Ca^{2+}、葡萄糖和氨基酸的逆浓度梯度转运，都是利用Na^+经主动转运造成的跨膜浓度梯度作为驱动力的。④由钠泵活动形成的跨膜离子浓度梯度也是细胞发生电活动的前提条件。⑤钠泵活动是生电性的，可直接影响膜电位，使膜内电位的负值增大。

知识链接

强心苷作用机制

强心苷是一类选择性作用于心脏，加强心肌收缩力的药物。临床上主要用于治疗心功能不全。强心苷具有直接加强心肌收缩作用，这一作用在衰竭的心脏表现特别明显，具有选择性。强心苷的加强心肌收缩力作用的机制主要是抑制细胞膜结合的Na^+，K^+-ATP酶，阻断Na^+，K^+-ATP酶后，使细胞内钠离子浓度升高，通过细胞膜上Na^+-Ca^{2+}交换系统，不是使胞内Ca^{2+}与胞外Na^+进行交换，而是使胞内Na^+与胞外Ca^{2+}进行交换，使细胞内Ca^{2+}浓度升高，从而产生强心效应。

体内广泛分布的另一种离子泵是钙泵，也称Ca^{2+}-ATP酶，它位于细胞膜、内质网或肌质网膜上。细胞膜钙泵每分解1分子ATP，可将1个Ca^{2+}由胞质内转运至胞外；肌质网或内质网钙泵则每分解1分子ATP可将2个Ca^{2+}从胞质内转运至肌质网或内质网内。两种钙泵的共同作用可使胞质内游离Ca^{2+}浓度保持在0.1~0.2μmol/L的低水平，仅为细胞外液中Ca^{2+}浓度（1~2mmol/L）的万分之一。在胞内如此低浓度的游离Ca^{2+}背景下，细胞对胞质内Ca^{2+}浓度的增加将变得非常敏感，以致经钙通道流入胞质内的Ca^{2+}成为触发或激活许多生理过程的关键因素，如肌细胞的收缩、腺细胞分泌囊泡中内容物的释放、突触囊泡中递质的释放，以及某些酶蛋白和通道蛋白的激活等。

除钠泵和钙泵外，体内还有两种较为重要的离子泵，它们都是质子泵。一种是主要分布于胃腺壁细胞膜和肾小管闰细胞膜上的 H^+，K^+-ATP 酶，其主要功能是分泌 H^+；另一种是分布于各种细胞器膜上的 H^+-ATP 酶，可将 H^+ 由胞质内转运至溶酶体、内质网、突触囊泡等细胞器内，以维持胞质的中性和细胞器内的酸性，使不同部位的酶都处于最适 pH 环境中，同时也建立起跨细胞器膜的 H^+ 浓度梯度，为溶质的跨细胞器膜转运提供动力。

> **知识链接**
>
> 在受体和第二信使的作用下，位于胃壁细胞分泌管上的 H^+，K^+-ATP 酶分解 ATP 获得能量，通过 H^+、K^+ 转运机制，将胞浆内 H^+ 泵入胃腔，再与 Cl^- 形成胃酸。近年来的实验与临床研究表明，胃酸分泌过多、幽门螺杆菌感染和胃黏膜保护作用减弱等因素是引起消化性溃疡的主要环节。质子泵抑制剂是目前治疗消化性溃疡最先进的一类药物，它通过高效快速抑制胃酸分泌和清除幽门螺旋杆菌达到快速治愈溃疡。其抑制胃酸分泌作用时通过可选择性、非竞争性地抑制壁细胞膜中的 H^+，K^+-ATP 酶实现的。

(3) 继发性主动转运　继发性主动转运是指驱动力并不直接来自 ATP 的分解，而是来自原发性主动转运所形成的离子浓度梯度而进行的物质逆浓度梯度和（或）电位梯度的跨膜转运方式。事实上，继发性主动转运就是经载体易化扩散与原发性主动转运相耦联的主动转运系统。葡萄糖在小肠黏膜上皮的主动吸收就是一个典型的继发性主动转运。它是由 Na^+-葡萄糖同向转运体和钠泵的耦联活动而完成的。继发性主动转运在体内广泛存在，如葡萄糖和氨基酸在小肠黏膜上皮被吸收和肾小管上皮被吸收、甲状腺上皮细胞的聚碘、神经递质在突触间隙被轴突末梢重摄取、突触囊泡从胞质中摄取神经递质等都属于继发性主动转运。

（三）出胞和入胞

大分子物质或物质团块不能穿越细胞膜，它们可通过形成细胞膜包被的囊泡，以出胞或入胞的方式完成跨膜转运。

出胞是指胞质内大分子物质以分泌囊泡的形式排出细胞的过程。例如，外分泌腺细胞将合成的酶原颗粒和黏液排放到腺导管腔内，内分泌腺细胞将合成的激素分泌到血液或组织液中，以及神经纤维末梢将突触囊泡内神经递质释放到突触间隙内等都属于出胞。分泌物通常是在粗面内质网的核蛋白体上合成，再转移到高尔基复合体被修饰成由膜结构包裹的分泌囊泡，这些囊泡逐渐移向细胞膜的内侧，并与细胞膜发生融合、破裂，最后将分泌物排出细胞，而囊泡膜随即成为细胞膜的组分。由于在出胞过程中囊泡膜融入细胞膜，因而会使细胞膜表面积有所增加。出胞的完成有两种形式，一种是囊泡所含的大分子物质以上述方式不间断地排出细胞，它是细胞本身固有的功能活动，如小肠黏膜杯状细胞持续分泌黏液的过程；另一种是合成的物质首先储存于细胞膜内侧或某些特殊的部位，须在细胞受到某些化学信号或电信号的诱导时才排出细胞，因而是一种受调节的出胞过程。如神经末梢递质的释放就是动作电位到达神经末梢时才引起的出胞过程，这一过程最终由进入胞内的 Ca^{2+} 触发。

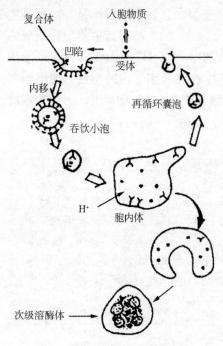

图1-6 受体介导入胞示意图

入胞是指大分子物质或物质团块（如细菌、细胞碎片等）借助于细胞膜形成吞噬泡或吞饮泡的方式进入细胞的过程。以吞噬泡或吞饮泡的形式入胞的过程分别称为吞噬和吞饮。吞噬仅发生于一些特殊的细胞，如单核细胞、巨噬细胞和中性粒细胞等；吞饮则可发生于体内几乎所有的细胞。吞饮又可分为液相入胞和受体介导入胞两种形式。液相入胞是指细胞外液及其所含的溶质以吞饮泡的形式连续不断地进入胞内，是细胞本身固有的活动。进入细胞的溶质量和溶质的浓度成正比。与出胞时相反，入胞时由于一部分细胞膜形成吞饮泡，因而会使细胞膜表面积有所减小。受体介导入胞则是通过被转运物与膜受体的特异性结合，选择性地促进被转运物进入细胞的一种入胞方式（图1-6）。

如图1-6所示，被转运物的分子首先与膜上的受体结合，并移行到膜上一些称为有被小窝的部位。当受体复合物在有被小窝处聚集到一定程度时即形成有被囊泡，进入胞质后成为吞饮泡，再与胞内体融合，受体与其相结合的配体（被转运物）分离。受体与配体分离后胞内体又分为两部分，包含配体的囊泡转运到高尔基复合体或溶酶体被进一步利用；包含受体的囊泡则向细胞膜移动，与细胞膜的内侧接触、融合而成为细胞膜的组分，实现受体的再利用，而细胞膜表面积也能保持相对恒定。受体介导入胞是一种非常有效的转运方式，许多大分子物质都是以这种方式进入细胞的，如运铁蛋白、低密度脂蛋白、维生素 B_{12} 转运蛋白、多种生长因子、一些多肽类激素（如胰岛素）等。人体血浆中的低密度脂蛋白（LDL）就是在细胞膜上的 LDL 受体介导下入胞而被利用的。某些人由于缺乏 LDL 受体，使 LDL 不能被正常利用，血浆中 LDL 浓度升高，LDL 颗粒中含有大量胆固醇，因而可导致高胆固醇血症。

知识拓展

高血脂症

脂肪代谢或运转异常使血浆一种或多种脂质高于正常称为高血脂症。高血脂症是一种全身性疾病，指血中总胆固醇（TC）和（或）甘油三酯（TG）过高或高密度脂蛋白胆固醇（HDL-C）过低，现代医学称之为血脂异常。脂质不溶或微溶于水，必须与蛋白质结合以脂蛋白形式存在，因此，高血脂症通常也称为高脂蛋白血症。该病对身体的损害是隐匿、逐渐、进行性和全身性的。它的直接损害是加速全身动脉粥样硬化，因为全身的重要器官都要依靠动脉供血、供氧，一旦动脉被粥样斑块堵塞，就会导致严重后果。动脉硬化引起的肾功能衰竭等，都与高血脂症密切相关。大量研究资料表明，高血脂症是脑卒中、冠心病、心肌梗死、心脏猝死独立而重要的危险因素。

二、细胞的跨膜信号转导功能

细胞间信号物质包括激素、神经递质、细胞因子等,可以调节机体内各种细胞在时间和空间上有序的增殖、分化,协调它们的代谢、功能和行为。根据它们作用方式的不同,一般分为两类:一类是亲水性的信号物质,它们只能作用于细胞膜表面的受体或起受体样作用的蛋白质,通过细胞内一系列蛋白质构象或功能的改变,经跨膜的和细胞内的信号传导,产生生物学效应;另一类是疏水性的类固醇激素、维生素 D 和甲状腺激素等,它们可以扩散通过细胞膜,与胞内受体结合发挥作用。除了化学信号以外,光、电和机械信号也可作用于膜受体或膜上具有感受功能的离子通道,再经信号传导引起生物效应。

根据膜受体的结构和功能特性,跨膜信号转导的路径大致可分为三类,即离子通道型受体介导的信号转导、G 蛋白耦联受体介导的信号转导和酶联型受体介导的信号转导。

(一)离子通道型受体介导的信号转导

离子通道型受体分子是一种同时具有受体和离子通道功能的蛋白质分子,属于化学门控通道。它们接受的化学信号绝大多数是神经递质,故也称递质门控通道,又由于激活后可引起离子的跨膜流动,所以又称促离子型受体。这类受体与神经递质结合后,引起突触后膜离子通道的快速开放和离子的跨膜流动,导致突触后神经元或效应器细胞膜电位的改变,从而实现神经信号的快速跨膜转导。离子通道型受体介导信号转导的特点是路径简单,速度快,这与神经电信号的快速传导是相适应的。

知识拓展

电压门控通道和机械门控通道常不称为受体,但事实上,它们不仅是物质(离子)的跨膜转运通路,还通过通道的开放、关闭和离子跨膜流动将电信号和机械信号转导到细胞内部。例如,心肌细胞 T 管膜上的 L 型钙通道就是一种电压门控通道,动作电位发生时,T 管膜的去极化可激活这种钙通道,它的开放不仅引起 Ca^{2+} 本身的内流,而且内流的 Ca^{2+} 又作为细胞内信号,进一步激活肌质网的钙释放通道,引起胞质内 Ca^{2+} 浓度升高和肌细胞收缩,从而实现动作电位(电信号)的信号转导;神经末梢的电压门控钙通道可被沿神经纤维传来的动作电位激活,内流的 Ca^{2+} 作为细胞内信号可进一步触发突触囊泡中递质的释放;对血管壁的牵张刺激(如血压升高)可激活血管平滑肌细胞机械门控离子通道,使通道开放,引起 Ca^{2+} 内流,内流的 Ca^{2+} 作为细胞内信号,可进一步引发血管收缩,从而实现管壁牵张刺激的信号转导。

(二)G 蛋白耦联受体介导的信号转导

1. G 蛋白耦联受体

G 蛋白耦联受体分布于所有的真核细胞,种类繁多,G 蛋白耦联受体的配体种类也很多,包括去甲肾上腺素、多巴胺、组胺、5-羟色胺等生物胺,缓激肽、促甲状腺激素、黄体生成素、甲状旁腺激素等多肽和蛋白类激素等。所有 G 蛋白耦联受体一端在胞外，另一端在胞质侧，也称跨膜受体。受体蛋白的胞外侧有配体综合部位，胞质侧有 G 蛋白结合部位。受体在与配体结合后，其分子发生构象变化，引起对 G 蛋白的结合和激活。

2. G 蛋白

鸟苷酸结合蛋白简称 G 蛋白，是耦联膜受体与下游效应器（酶或离子通道）的膜蛋白，存在于质膜的胞质面。

G 蛋白的分子构象有结合 GDP 的失活态和结合 GTP 的激活态两种，在信号转导中两种构象相互交替，起着分子开关的作用。经受体活化进入激活态的 G 蛋白可进一步激活下游的效应器（酶或离子通道），使信号通路瞬间导通；在回到失活态后，信号转导即终止。

3. G 蛋白效应器

G 蛋白效应器包括酶和离子通道两类。主要的效应器酶有腺苷酸环化酶（AC）、磷脂酶 C（PLC）、磷酸酶 A_2（PLA_2）和磷酸二酯酶（PDE）等，它们催化生成（或分解）第二信使物质，将信号转导至细胞内。此外，某些离子通道也可接受 G 蛋白直接或间接（通过第二信使）的调控。

4. 第二信使

第二信使是指激素、递质、细胞因子等信号分子（第一信使）作用于细胞膜后产生的细胞内信号分子。通常是由效应器酶作用于胞内底物产生的小分子物质，可通过进一步激活蛋白激酶或离子通道等方式产生以靶蛋白构象变化为基础的级联反应和细胞功能改变。较重要的第二信使有环－磷酸腺苷（cAMP）、三磷酸肌醇（IP_3）、二酰甘油（DG）、环－磷酸鸟苷（cGMP）和 Ca^{2+} 等。

5. 主要的 G 蛋白耦联受体信号转导途径

（1）受体－G 蛋白－AC 途径　当受体与 G 蛋白结合后，可激活腺苷酸环化酶（AC），进而催化胞内的 ATP 生成 cAMP；也可抑制 AC 的活性，从而降低胞质内 cAMP 的水平。

作为细胞内的一个信号分子，cAMP 主要通过激活蛋白激酶 A（PKA）来实现其信号转导作用。PKA 可通过对底物蛋白的磷酸化而发挥其生物学效应。由于 PKA 磷酸化的底物蛋白不同，因此在不同的靶细胞中具有不同的效应。例如，在肝细胞内，PKA 可激活磷酸化酶激酶，后者促使肝糖原分解；在心肌细胞，PKA 可使钙通道磷酸化，增加细胞膜上有效钙通道的数量，因而可增强心肌收缩；在胃黏膜壁细胞，PKA 的激活可促胃酸分泌；而在海马锥体细胞，PKA 则可抑制 Ca^{2+} 激活的钾通道，使细胞去极化，延长其放电时间。

（2）受体－G 蛋白－PLC 途径　许多配体与受体结合后，可激活磷脂酶 C（PLC），进而将膜脂质中含量甚少的二磷酸磷脂酰肌醇（PIP_2）迅速水解为两种第二信使物质，即三磷酸肌醇（IP_3）和二酰甘油（DG）。IP_3 与内质网或肌质网膜上的 IP_3 受体（IP_3R）结合，导致内质网或肌质网中的 Ca^{2+} 释放和胞质中 Ca^{2+} 浓度升高。二酰甘油与 Ca^{2+} 和膜磷脂中的磷脂酰丝氨酸共同将胞质中的蛋白激酶 C（PKC）结合于膜的内表面，并使之激活。胞质内增加的 Ca^{2+} 和激活的 PKC 可进一步作用于下游的信号蛋白或功能蛋白。

（三）酶联型受体介导的信号转导

酶联型受体也是一种跨膜蛋白，它结合配体的结构域（受体部分）位于质膜的外表面，而面向胞质的结构域则具有酶活性，或者能与膜内侧其他酶分子直接结合，调控后者的功能而完成信号转导。酶联型受体有几个类型，其中较重要的有酪氨酸激酶受体、酪氨酸激酶结合型受体和鸟苷酸环化酶受体。

1. 酪氨酸激酶受体

酪氨酸激酶受体（TKR）也称受体酪氨酸激酶，是指受体分子的膜内侧部分本身具有酪氨酸激酶活性的受体。能与这类受体结合而完成信号转导的细胞外信号分子主要是各种生长因子，如表皮生长因子、血小板源生长因子、成纤维细胞生长因子、肝细胞生长因子和胰岛素等。当受体的细胞外部分与配体结合后便可引起受体分子胞质侧部分酪氨酸激酶的活化，继而触发各种信号蛋白沿不同路径的信号转导。

2. 鸟苷酸环化酶受体

受体一旦与配体结合，将激活鸟苷酸环化酶（GC）活性。与 AC 激活不同的是此过程不需要 G 蛋白参与。GC 被激活后可催化胞质内的 GTP 生成 cGMP，后者可结合并激活依赖 cGMP 的蛋白激酶 G（PKG）。心房钠尿肽和脑钠尿肽是鸟苷酸环化酶受体的重要配体，可刺激肾脏排泄钠和水，并使血管平滑肌松弛。

三、细胞的生物电现象

人体各器官的电现象的产生，是以细胞水平的生物电现象为基础的，它与细胞兴奋的产生和传导有着密切的关系。主要包括安静时具有的静息电位和受刺激后兴奋时产生的动作电位（图 1-7）。

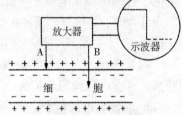

图 1-7 神经细胞动作电位

（一）细胞的静息电位及产生机制

1. 静息电位

生物细胞以膜为界，膜内外的电位差称为跨膜电位，简称膜电位。细胞在未受刺激时，存在于细胞膜两侧的电位差，称为跨膜静息电位，简称静息电位。一般规定以膜外为 0 电位，膜内的负电位值为静息电位值。细胞的种类不同，静息电位的大小也略有差异，如神经细胞为 -70mV，心室肌细胞为 -90mV 等。

细胞在安静时，保持比较稳定的外正内负的状态，称为极化。极化状态是细胞处于生理静息状态的标志。以静息状态为准，膜内电位数值向负值增大的方向变化，称为膜的超极化；膜内电位数值向负值减小的方向变化，称为膜的去（除）极化；细胞发生去极化后向原先的极化方向恢复，称为复极化。

2. 静息电位产生的原理

目前以离子学说解释，该学说认为，产生生物电的前提有二：①细胞膜两侧带电离子的不均衡分布。膜内 K^+ 浓度高于膜外，膜外 Cl^-、Na^+ 浓度高于膜内。②在不同情况下，细胞膜对各种离子的通透性不同。在静息状态下，膜对 K^+ 的通透性大，对 Na^+ 的通透性很小，对带负电荷的大分子 A^- 无通透性。

细胞内外钾离子的不均衡分布和安静状态下细胞膜主要对 K^+ 有通透性，可能是细胞保持内负外正的极化状态的基础。

在高浓度差的趋势下，K^+以经通道的易化扩散方式向膜外扩散，膜内带负电荷的大分子 A^-由于电荷异性相吸的作用，也应随 K^+外流，但因细胞膜对 A^-无通透性则不能移出细胞。于是随着 K^+的移出，出现膜内变负而膜外变正的状态。K^+的这种外向扩散并不能无限制地进行，这是因为移到膜外的 K^+所造成的外正内负的电场力，将对 K^+的继续外移起阻碍作用，当促使 K^+外移的膜两侧浓度差同阻碍 K^+外移的电场力相等时，将不会再有 K^+的跨膜净移动，而由已移出的 K^+形成的膜内外电位差，也稳定在某一数值。因此，静息电位主要是 K^+外流形成的电—化学平衡电位。

（二）动作电位及产生机制

1. 动作电位

细胞受到有效刺激时，在静息电位的基础上发生一次可扩布性的电位变化，这种电位变化称为动作电位。

2. 动作电位产生的机制

（1）上升支　细胞在受到刺激时出现了膜对 Na^+通透性的突然增大，超过了 K^+的通透性，由于细胞外 Na^+浓度高，于是 Na^+迅速内流，结果，抵消了静息时膜内的负电位，进而出现正电位，形成超射。当内移的 Na^+在膜内形成的正电位足以阻止 Na^+的净移入时，Na^+净内流停止。因此，动作电位上升支主要是 Na^+内流形成的电—化学平衡电位。

（2）下降支　细胞膜的 Na^+通道迅速关闭，对 K^+通透性增大，于是细胞内的 K^+顺其浓度梯度向细胞外扩散，导致膜内负电位增大直至恢复到静息时数值。

3. 动作电位的特点

动作电位的特点包括：①不衰减性：动作电位传导时，不会因距离增大而幅度减小；②双向性：动作电位可以从受刺激的部位向相反的两个方向传导；③"全或无"现象：动作电位可能因刺激过弱而不出现，但在刺激达到阈值以后，它就始终保持它某种固有的大小和波形。

4. 动作电位的引起

膜内负电位必须去极化到某一临界值时，才能在整段膜引发一次动作电位，这个临界值称为阈电位，约比正常静息电位的绝对值小 10～20mV。只有当外来刺激引起的去极化达到阈电位水平时，才能使大量 Na^+通道开放，使更多 Na^+内流，结果使膜内去极化迅速发展，形成动作电位陡峭的上升支。

可兴奋细胞受到一个阈下刺激，只能引起膜上少量 Na^+通道开放，使膜部分去极化，造成原有静息电位减小，但因达不到阈电位水平，故不能引发动作电位。刺激引起的膜电位达不到去极化水平的微小变化，叫做局部反应或局部兴奋（图1-8）。局部兴奋的特点是：①不具"全或无"的特点，随阈下刺激强度的增强而加大；②电位幅度小且呈衰减性传导，传播到很小距离即消失；③发生总和，即多个阈下刺激引起的局部兴奋可以叠加起来，当膜的去极化达到阈电位，即可引发动作电位。如果在同一点先后给多个阈下刺激，发生的局部兴奋总和，称为时间总和或相继总和；如果在相邻几点同时给阈下刺激，发生的局部兴奋总和，称为空间总和或同时总和。因此，动作电位可以由一次阈刺激或阈上刺激引发，也可以由多个阈下刺激的总和引发。

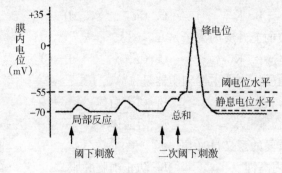

图1-8 局部兴奋及其总和

5. 动作电位的传导

细胞膜因受到足够强的刺激而出现了动作电位，该处膜两侧电位由静息时的内负外正变为内正外负，但相邻处细胞膜仍处于安静时的极化状态，于是相邻的部位间由于电位差的存在而有电荷移动，产生局部电流。其流动方向是：在膜外侧，电流由未兴奋点流向兴奋点；在膜内侧，电流由兴奋点流向未兴奋点。结果，造成未兴奋段膜的去极化，达到阈电位时，使该段

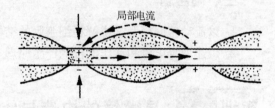

图1-9 有髓神经纤维跳跃式传导示意图

出现它自己的动作电位（图1-9）。所谓动作电位的传导，实际是已兴奋的膜部分通过局部电流刺激了未兴奋的膜部分，使之出现动作电位。

可兴奋细胞传导兴奋的机制都相同。对于神经纤维来说，无髓神经纤维动作电位的传导是从兴奋点依次传遍整个细胞的，传导速度较慢。有髓神经纤维因为动作电位只能在郎飞结处产生，动作电位的传导呈跳跃式，即从一个郎飞结传给相邻的郎飞结，传导速度较快（图1-9）。

目标检测

一、名词解释

1. 单纯扩散　2. 易化扩散　3. 主动转运　4. 动作电位　5. 静息电位

二、选择题

1. "流动镶嵌模型学说"认为细胞膜的分子结构为（　　）
   A. 内、外各一层脂类分子，中间为一层蛋白质和表面的多糖分子
   B. 内、外各一层蛋白质，中间为一层脂类分子
   C. 双层脂类分子、镶嵌其中的蛋白质分子
   D. 外侧两层为蛋白质、内层脂类分子和表面的多糖分子
   E. 外侧两层为脂类分子、内层为蛋白质分子和表面的多糖分子
2. 形成静息电位的主要离子是（　　）

A. Na⁺   B. K⁺   C. Ca²⁺   D. Cl⁻   E. Mg²⁺

3. 形成动作电位的上升支的离子是（   ）

A. Na⁺   B. K⁺   C. Ca²⁺   D. Cl⁻   E. Mg²⁺

4. 细胞进行蛋白质合成的主要细胞器是（   ）

    A. 线粒体   B. 核蛋白体   C. 内质网

    D. 高尔基复合体   E. 溶酶体

5. 钠泵活动最重要的意义是（   ）

    A. 维持细胞内高钾   B. 防止细胞肿胀

    C. 建立势能储备   D. 消耗多余的 ATP

    E. 维持细胞外高钙

三、简答题

1. 以流动镶嵌模型学说解释细胞膜的结构？
2. 叙述静息电位和动作电位的产生原理。

实训   显微镜的构造与使用

【实训目的】

了解显微镜的构造、性能及原理；掌握显微镜的正确使用及维护方法。

【实训要求】

在教师的指导下能够对照实物，熟悉显微镜的构造；按显微镜的使用方法，分别能够用低倍镜和高倍镜对细胞示教标本进行观察。

【实训内容】

1. 原理

显微镜的构造   普通光学显微镜的构造可以分为机械和光学系统两大部分。

（1）机械系统

① 镜座   在显微镜的底部，呈马蹄形、长方形、三角形等。

② 镜臂   连接镜座和镜筒之间的部分，呈圆弧形，作为移动显微镜时的握持部分。

③ 镜筒   位于镜臂上端的空心圆筒，是光线的通道。镜筒的上端可插入接目镜，下面可与转换器相连接。镜筒的长度一般为160mm。显微镜分为直筒式和斜筒式；有单筒式的，也有双筒式的。

④ 旋转器   位于镜筒下端，是一个可以旋转的圆盘。有3~4个孔，用于安装不同放大倍数的接物镜。

⑤ 载物台   是支持被检标本的平台，呈方形或圆形。中央有孔可透过光线，台上有用来固定标本的夹子和标本移动器。

⑥ 调焦旋钮   包括粗调焦钮和细调焦钮，是调节载物台或镜筒上下移动的装置。

（2）光学系统

① 接物镜   常称为镜头，简称物镜，是显微镜中最重要的部分，由许多块透镜组

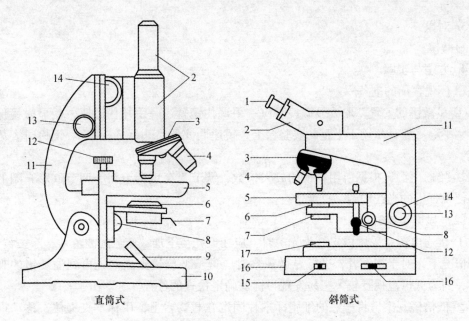

直筒式　　　　　　　　　斜筒式

图1-10　显微镜构造

1. 目镜；2. 镜筒；3. 转换器；4. 物镜；5. 载物台；6. 聚光器；7. 虹彩光圈；8. 聚光镜调节钮；9. 反光镜；10. 底座；11. 镜臂；12. 标本片移动钮；13. 细调焦旋钮；14. 粗调焦旋钮；15. 电源开关；16. 光亮调节钮；17. 光源

成。其作用是将标本上的待检物进行放大，形成一个倒立的实像，一般显微镜有3~4块物镜，根据使用方法的差异可分为干燥系和油浸系两组。干燥系物镜包括低倍物镜（4~10×）和高倍物镜（40~45×），使用时物镜与标本之间的介质是空气；油浸系物镜（90~100×）在使用时，物镜与标本之间加有一种折射率与玻璃折射率几乎相等的油类物质（香柏油）作为介质。

②接目镜　通常称为目镜，一般由2~3块透镜组成。其作用将由物镜所形成的实像进一步放大，并形成虚像而印入眼帘。一般显微镜的标准目镜是10×。

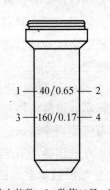

1. 放大倍数；2. 数值口径；3. 镜筒长度要求；4. 指定盖玻片厚度

图1-11　物镜的各种标记

③聚光镜　位于载物台的下方，由两个或几个透镜组成，其作用是将由光源来的光线聚成一个锥形光柱。聚光镜可以通过位于载物台下方的聚光镜调节旋钮进行上下调节，以求得最适光度。聚光器还附有虹彩光圈，调节锥形光柱的角度和大小，以控制进入物镜的光的量。

④反光镜　反光镜是一个双面镜，一面是平面，另一面是凹面，起着把外来光线变成平行光线进入聚光镜的作用。使用内光源的显微镜就无需反光镜。

⑤光源　日光和灯光均可，以日光较好，其光色和光强都比较容易控制，有的显微镜采用装在底座内的内光源。

2. 用品

显微镜、香柏油、擦镜纸、吸水纸、二甲苯、纱布、绸布、细胞示教标本切片。

3. 对象
显微镜。

4. 方法与步骤
（1）观察前的准备

① 显微镜的安置　取放显微镜时应一手握住镜臂、一手托住底座，使显微镜保持直立、平稳。置显微镜于平整的实验台上，镜座距实验台边缘 3~4cm。镜检时姿势要端正。

② 接通电源，根据所用物镜的放大倍数，调节光亮度调节钮、调节虹彩光圈的大小，使视野内的光线均匀、亮度适宜。

（2）显微镜观察

① 接通电源，采用白炽灯为光源时，应在聚光镜下加一蓝色的滤色片，除去黄光。一般情况下，对于初学者，进行显微观察时应遵从低倍镜到高倍镜再到油浸镜的观察程序，因为低倍镜视野较大，易发现目标及确定检查的位置。

② 低倍镜观察，将做好的细胞标本片固定在载物台上，用标本夹夹住，移动推进器使观察对象处在物镜的正下方。旋转旋转器，将 10× 物镜调至光路中央。旋转粗调焦钮将载物台升起，从侧面注视，小心调节物镜接近标本片，然后用目镜观察，慢慢降载物台，使标本在视野中初步聚焦，再使用细调节钮调节图像清晰。通过玻片夹推进器慢慢移动玻片，认真观察标本各个部位，找到合适的目的物，仔细观察并记录所观察的结果。调焦时只应降载物台，以免一时的错误操作而损坏镜头。注意无论使用单筒显微镜或双筒显微镜均应双眼同时睁开观察，以减少眼睛的疲劳，也便于边观察边绘图记录。

③ 高倍镜观察，在低倍镜下找到合适的观察目标并将其移至视野中心，轻轻转动物镜转换器将高倍镜移至工作位置。对聚光镜光圈及视野亮度进行适当调节后，微调细调节钮使物像清晰，仔细观察并记录。如果高倍镜和低倍镜不同焦，则按照低倍镜的调焦方法重新调节焦距。

④ 油浸镜观察，在高倍镜或低倍镜下找到要观察的样品区域，用粗调焦钮先降载物台，然后将油镜转到工作位置。在待观察的样品区域加一滴香柏油，从侧面注视，用粗调节钮将载物台小心地上升，使油浸镜浸在香柏油并几乎与标本片相接。将聚光镜升至最高位置并开足光圈。慢慢地降载物台至视野中出现清晰图像为止，仔细观察并作记录。

（3）显微镜的维护

① 观察结束后，先降载物台，取下载玻片。

② 用擦镜纸分别擦拭物镜和目镜。

③ 用擦镜纸拭去镜头上的油，然后用擦镜纸蘸少许二甲苯擦去镜头上残留的油迹，最后再用干净的擦镜纸擦去残留的二甲苯。

④ 清洁显微镜的金属部件。

⑤ 将各部分还原，将物镜转成"八"字形，同时把聚光镜降下，以免物镜和聚光镜发生碰撞危险。

⑥ 把显微镜放回原处。

【实训评价】
1. 对显微镜操作的评价

教师取一台显微镜,要求学生在规定的时间内完成对显微镜的操作,可根据学生操作的正确性及其熟练程度做出评价。

2. 对细胞标本观察的评价

教师取几种细胞的切片,要求学生使用显微镜辨认出细胞切片中的主要结构,教师可根据学生辨认的正确性进行评价。

(康传亮)

第二章 人体基本组织

> **学习目标**
>
> 通过学习人体基本组织，使学生掌握人体四大基本组织的形态结构特点及分布，从微观的角度去研究人体。
>
> **知识目标**
>
> 1. 掌握人体四大基本组织的结构特点和分布，上皮组织的种类，被覆上皮的分类和分布，结缔组织分类和功能，骨骼肌、心肌和平滑肌的形态结构，神经元和神经胶质细胞结构。
> 2. 熟悉疏松结缔组织的细胞形态和功能。
> 3. 了解致密结缔组织、脂肪组织和网状组织。
>
> **技能目标**
>
> 应用已掌握的四大基本组织形态结构特点在镜下辨认出相关组织标本。

组织是由形态结构相似和功能相近的细胞和细胞间质所构成的，是组成机体器官的基本组成成分。细胞间质是位于细胞与细胞之间的物质，由各种纤维和基质组成，起到了支持和营养细胞的重要作用。根据结构和功能的特点，人体的组织可分为上皮组织、结缔组织、肌组织和神经组织这四种类型。

第一节 上皮组织

上皮组织简称上皮，包括覆盖在人体体表或内衬于机体内各种有腔器官内表面的被覆上皮；具有分泌功能的腺上皮；以及一些具有特殊功能的上皮，比如接受刺激的感觉上皮、生殖上皮等。上皮组织由许多形态规则、排列紧密的上皮细胞以及少量的细胞间质组成，其主要功能是保护、吸收、分泌、排泄以及接受刺激等。

上皮组织的结构特点是：①上皮细胞排列紧密，细胞间质少。②具有明显的极性，即一面朝向体表或有腔性器官的腔面，称为游离面；另一面与游离面相对，朝向深部，借一薄层基底膜与深层的结缔组织相连，称为基底面。③上皮组织内没有血管，细胞所需要的营养来自于深层的结缔组织，有丰富的神经末梢，可感受刺激。④具有再生能力。

一、被覆上皮

被覆上皮的细胞排列层次分为单层和复层，以保护等功能为主。

被覆上皮根据构成细胞的层数以及浅层细胞的形态分类和分布，可分为以下几种，如表2-1所示。

表2-1 被覆上皮的分类和分布

细胞层数	上皮分类	分布
单层上皮	单层扁平上皮	内皮：心、血管和淋巴管的腔面 间皮：胸膜、腹膜以及心包膜的表面 其他：肾小囊壁层、肺泡上皮等
	单层立方上皮	甲状腺滤泡以及肾小管等
	单层柱状上皮	胃、肠、胆囊、子宫和输卵管等
	假复层纤毛柱状上皮	呼吸道等
复层上皮	复层扁平上皮	非角化的：口腔、食管、阴道等 角化的：皮肤
	变移上皮	肾盂、输尿管以及膀胱等

（一）单层上皮

1. 单层扁平上皮

单层扁平上皮又称为单层鳞状上皮，由一层很薄的扁平细胞构成（图2-1）。从上皮细胞侧面看，细胞核呈梭形，细胞质极少，含核部分微厚。从上皮细胞游离面看，细胞为多边形，呈锯齿状，核呈扁圆形，位于中央。单层扁平上皮内衬于心、血管和淋巴管的腔面者，称为内皮；分布在胸膜、腹膜以及心包膜的表面者，称为间皮。上皮表面光滑，所以单层扁平上皮的主要功能为润滑、减少器官之间的摩擦，利于血液或淋巴流动。

2. 单层立方上皮

单层立方上皮是由一层立方形细胞构成（图2-1）。细胞为多边形，核呈圆形，位于中央。分布在甲状腺滤泡、肾小管等处，具有分泌和吸收的功能。

3. 单层柱状上皮

单层柱状上皮是由一层棱柱状细胞构成（图2-1）。从侧面看，细胞为长方形，核呈椭圆形，靠近细胞基底部；从游离面看，有微绒毛，有利于吸收。这部分上皮分布于胃、肠、胆囊、子宫和输卵管等处，具有分泌和吸收功能。分布在肠黏膜的单层柱状上皮细胞之间有许多散在的杯状细胞，此种细胞形态上宽下窄，似高脚酒杯，具有分泌黏液，润滑和保护上皮的作用。

4. 假复层纤毛柱状上皮

假复层纤毛柱状上皮是由梭形细胞、锥体形细胞、柱状细胞以及杯状细胞构成（图2-1）。其中柱状细胞居多，且其游离面具有大量的纤毛。由于细胞核的位置高低不齐，不在同一水平面上，从侧面看，上皮很像复层，但实际上细胞的基底部都与基膜相接触，故称为假复层。假复层纤毛柱状上皮多分布于呼吸道，有清洁、保护和分泌的功能。

（二）复层上皮

1. 复层扁平上皮

复层扁平上皮又称为复层鳞状上皮，是由多层细胞构成（图2-1）。表层为数层扁平形鳞状细胞，中间层为数层多边形和梭形细胞，基底层为一层矮柱状或立方形细胞，具有分裂增殖的能力；新生细胞逐渐向表面推移，以补充因为衰老或者损伤而脱落的细胞。凡是在最表层形成角化层者，称为角化的复层扁平上皮，含有大量的角蛋白，

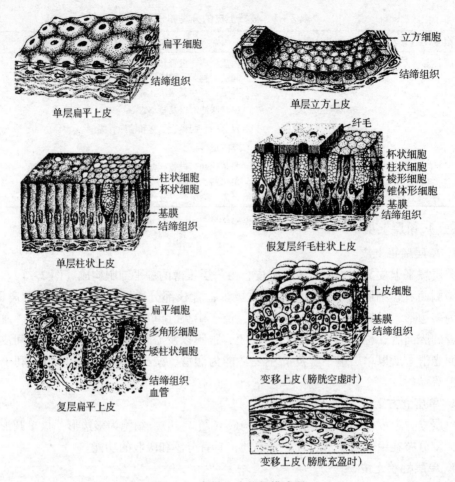

图2-1 各种上皮组织模式图

分布于皮肤；不形成角化层者，称为非角化的复层扁平上皮，只含有少量的角蛋白，分布于口腔、食管和阴道等处。复层扁平上皮具有耐摩擦和机械性保护的作用。

2. 变移上皮

变移上皮又称为移行上皮，是由多层细胞构成。它的特点是上皮细胞的形态和细胞层数受所在器官的扩张或收缩而改变。比如所在器官充盈而扩张时，上皮层次变少，细胞扁平；相反，上皮层次变多，细胞变高，表层细胞较大（图2-1）。这部分上皮分布于肾盂、输尿管以及膀胱等处。变移上皮具有保护的作用。

二、腺上皮及感觉上皮

腺上皮是由以分泌功能为主的上皮构成，以腺上皮为主要成分构成的器官称为腺。根据腺体有无导管以及分泌物的排出途径，可分为外分泌腺和内分泌腺。腺体的分泌物经导管排到身体表面或者器官内的称为外分泌腺，比如唾液腺和汗腺等。腺体无导管，其分泌物直接进入血液的称为内分泌腺，比如甲状腺和肾上腺等。

感觉上皮又称为神经上皮，是具有特殊感觉功能的特化的上皮。分布于鼻、眼、耳等感觉器官内，具有嗅觉、视觉和听觉等功能。

第二节 结缔组织

结缔组织是由大量的细胞间质和少量的细胞组成。结缔组织在人体内分布非常广泛，形态多样，包括纤维性的固有结缔组织，液体状态的血液，固体状态的软骨组织和骨组织。一般所说的结缔组织指的是固有结缔组织，包括疏松结缔组织、致密结缔组织、脂肪组织和网状组织这4种类型。结缔组织的功能是支持、连接、营养、保护、修复和防御等。

一、固有结缔组织

（一）疏松结缔组织

疏松结缔组织结构疏松，纤维排列交织成网状，故又称蜂窝组织。它是由多种细胞和间质构成的，广泛的分布于各个器官、组织之间。疏松结缔组织的特点是细胞种类多、细胞少、散在分布，基质丰富（图2-2）。它的功能是连接、支持、营养、防御、修复和保护等。

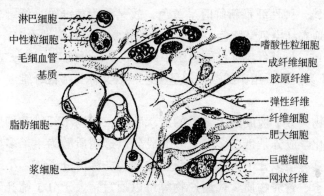

图2-2 疏松结缔组织铺片模式图

1. 细胞

细胞主要有成纤维细胞、巨噬细胞、浆细胞、肥大细胞、脂肪细胞和未分化的间充质细胞等。

（1）成纤维细胞　是疏松结缔组织中的主要细胞。在光镜下观察，细胞扁平，有突起，胞核椭圆形，胞质弱嗜碱性。在电镜下观察，胞质内含有丰富的粗面内质网和发达的高尔基复合体，可合成蛋白质。所合成的蛋白质形成结缔组织中的纤维和基质，所以成纤维细胞具有形成纤维和基质的功能。成纤维细胞在合成胶原纤维的过程中需要维生素C，如果体内严重缺乏维生素C，会影响胶原纤维的合成。

（2）巨噬细胞　形态多样，随功能状态而改变，常有短而粗的突起，胞核较小，染色较深，胞质嗜酸性。当炎症或其他刺激时，可产生活跃的变形运动。有很强的吞噬能力，吞噬细菌、异物和衰老死亡的细胞等。具有防御和免疫功能。

（3）浆细胞　胞体呈圆形或椭圆形，核圆，位于细胞一侧，核染色质位于核膜边缘，呈车轮状分布，胞质嗜碱性。在电镜下观察，可见发达的高尔基复合体和丰富的粗面内质网。浆细胞合成和分泌免疫球蛋白即抗体，参与体液免疫。

（4）肥大细胞　常成群分布于小血管周围，细胞胞体较大，呈圆形或椭圆形，胞核小，胞质内充满了嗜碱性颗粒，颗粒内含有组胺、肝素等。当机体受抗原刺激时，激发肥大细胞出现脱颗粒现象。组胺可使微静脉和毛细血管扩张，通透性增加，造成局部组织水肿，在皮肤处表现为荨麻疹；在支气管处，因为黏膜水肿，平滑肌痉挛，导致呼吸困难，引起哮喘。肝素有抗凝血作用。

（5）脂肪细胞　脂肪细胞体积较大，单个或成群存在，呈圆球形。胞质内充满了脂滴，将胞质和胞核挤到了一侧，核呈扁圆形。在HE染色切片中，脂肪被溶剂溶解，细胞呈空泡状。脂肪细胞具有合成、贮存脂肪，参与脂类代谢的功能。

（6）未分化的间充质细胞　结缔组织内一些未分化的较原始的细胞，保留了向多种细胞分化的潜能。细胞形态与成纤维细胞形态类似，不易鉴别。

2. 纤维

主要有胶原纤维、弹性纤维和网状纤维。

（1）胶原纤维　胶原纤维是在结缔组织中含量最多的纤维，新鲜时呈乳白色，故又称为白纤维。胶原纤维粗细不等，有分支且交织成网状，在HE染色切片中呈粉红色。胶原纤维的化学成分是胶原蛋白，韧性大。

（2）弹性纤维　弹性纤维新鲜时呈黄色，故又称为黄纤维。纤维较细，有分支且交织成网状，用地衣红染色呈紫色。弹性纤维的化学成分是弹性蛋白，富有弹性。

（3）网状纤维　网状纤维在结缔组织中数量较少，纤维细，有分支且交织成网状。HE染色切片中不易辨认，用硝酸银处理呈黑色，故又称为嗜银纤维。

3. 基质

基质是由生物大分子构成的无定形的胶状物质，充满于纤维和细胞之间，有一定的黏稠性。主要化学成分是蛋白多糖，多糖成分以透明质酸为主。多糖分子与蛋白分子相互连结形成具有很多分子微孔的筛状立体结构，称为分子筛。小于分子筛孔隙的物质，如气体分子、营养物质、代谢产物等可以通过；大于分子筛孔隙的物质，如细菌、异物、肿瘤细胞等则不能通过，以免病菌入侵。溶血性链球菌、癌细胞、蛇毒等能产生透明质酸酶，分解透明质酸，破坏分子筛的防御屏障作用，致使感染和肿瘤浸润，从而扩散。

（二）致密结缔组织

致密结缔组织是一种以纤维为主的组织，主要是胶原纤维，其纤维粗大，排列致密，细胞和基质较少。具有支持和连接的作用，主要分布于皮肤的真皮、肌腱、韧带、巩膜和器官的被膜等处。

（三）脂肪组织

脂肪组织由大量脂肪细胞聚集而成，被疏松结缔组织分隔成许多脂肪小叶。主要功能是贮存脂肪、保持体温和缓冲外界压力，分布于皮下、肠系膜、大网膜和骨髓腔等处。

（四）网状组织

网状组织由网状细胞、网状纤维和基质构成。网状细胞呈星形，有多个突起，彼此相互连接成网状，网状纤维沿网状细胞分布，是构成淋巴组织、淋巴器官和造血器官的组成成分。

二、软骨组织与骨组织

(一) 软骨组织

软骨是由软骨组织和周围的软骨膜构成的。软骨组织由软骨细胞、纤维和基质组成。在胚胎发生时期,软骨作为临时性骨骼,成为身体的支架;随着胎儿的发育,软骨逐渐被骨所替代;在成人体内仍保留一些软骨,能承受压力、耐摩擦,有支持和保护的作用。

成人软骨,根据软骨组织内所含纤维的不同,可将软骨分为三种类型,分别是透明软骨、弹性软骨和纤维软骨。透明软骨包括关节软骨、肋软骨和呼吸道的部分软骨;弹性软骨包括耳廓、会厌等处;纤维软骨包括椎间盘、耻骨联合和关节盘等处。透明软骨和纤维软骨含胶原纤维,弹性软骨含弹性纤维。

(二) 骨组织

骨组织是构成骨的主要成分,特点是在间质中有大量的钙盐沉着,使之成为体内最硬的组织。骨组织由钙化的细胞间质和细胞组成。

钙化的细胞间质又称骨基质,由有机成分和无机成分组成。有机成分含有大量胶原纤维和少量无定形基质;无机成分主要为钙盐,又称骨盐。骨盐沉着于呈板层状排列的胶原纤维上,形成薄板状结构,称为骨板。

骨组织的细胞包括骨原细胞、成骨细胞、骨细胞和破骨细胞4种类型,其中骨细胞存在于骨组织内,其他三种位于骨组织的边缘。

第三节 肌 组 织

肌组织是由具有收缩能力的肌细胞组成的,肌细胞间有少量结缔组织。肌细胞细长,呈纤维状,故称肌纤维;肌纤维的细胞膜称肌膜;肌纤维的细胞质称肌浆,细胞质内的滑面内质网称为肌浆网。

肌组织根据其形态结构和功能的不同,可分为骨骼肌、心肌和平滑肌(图2-3)。

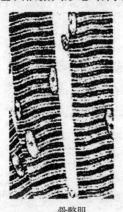
骨骼肌

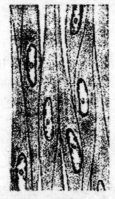
平滑肌

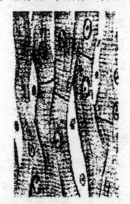
心肌

图2-3 三种肌组织模式图

一、骨骼肌

（一）骨骼肌纤维的一般结构

骨骼肌又称横纹肌，借肌腱附着于骨骼上，其活动受意识支配也称随意肌。骨骼肌纤维呈长圆柱状，细胞核数量较多，呈扁椭圆形，核染色质少，着色较浅，位于细胞周边近细胞膜处。肌浆内含有大量与肌纤维长轴平行排列的肌原纤维。

每条肌原纤维上都有明带和暗带相间排列，由于各条肌原纤维的明带和暗带都位于同一平面上，因此骨骼肌纤维上显示了明暗相间的横纹。明带着色较浅，称 I 带；暗带着色较深，称 A 带。A 带中间有一浅染的窄带称 H 带，在 H 带中央有一深色线称 M 线。在 I 带的正中央有一条深色的细线称 Z 线。相邻两条 Z 线之间的一段肌原纤维称为肌节，即每个肌节包括 1/2 明带（I 带）+ 暗带（A 带）+ 1/2 明带（I 带）。肌节是肌原纤维的结构和功能单位（图 2-4）。

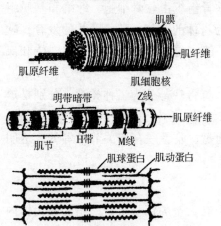

图 2-4　骨骼肌纤维逐级放大示意图

（二）骨骼肌纤维的超微结构

1. 肌原纤维

在电镜下，可见肌原纤维是由肌丝组成的，肌丝有粗、细两种。粗肌丝位于肌节的中央，A 带内，由肌球蛋白分子组成。细肌丝一端固定于 Z 线上，另一端伸入粗肌丝之间，达 H 带外侧，由肌动蛋白、原肌球蛋白和肌钙蛋白组成。一般认为，骨骼肌纤维的收缩是肌丝活动的结果。当肌肉收缩时，是粗肌丝牵引细肌丝向 H 带滑动，使 H 带变短，I 带变短，整个肌节也缩短。

2. 横小管

横小管又称为 T 小管，是肌细胞膜向细胞内凹陷形成的小管，位于明带和暗带的交界处，同一水平的横小管互相通连，环绕肌原纤维周围。横小管可传递来自肌膜的兴奋冲动。

3. 肌浆网

肌浆网是肌细胞内的滑面内质网，纵行排列并相互连通，故称纵小管，纵小管又称 L 小管，分布在肌原纤维周围两横小管之间。纵小管在靠近横小管处膨大称为终池。横小管及其两侧的终池称三联体。肌浆网的作用是储存肌肉收缩时所需要的钙离子。

二、平滑肌

平滑肌纤维呈长梭形，一般长为 200μm，细胞核呈椭圆形，位于中央，肌浆内有肌丝，但无横纹，不受意识支配，属不随意肌。在电镜下，平滑肌肌浆网不发达，无横小管，仅肌膜向内凹陷形成小凹。它们常平行成层或成束排列，主要分布于内脏和血管的管壁中。平滑肌收缩时可扭曲呈螺旋形而变短增粗。平滑肌受交感和副交感神经支配，其收缩呈阵发性，缓慢而持久，不易疲劳。

三、心肌

（一）心肌纤维的一般结构

心肌主要分布于心脏及邻近心脏的大血管上，有自动节律性。心肌的收缩缓慢而持久，不易疲劳，但不受意识支配，属不随意肌。在光镜下，心肌纤维呈短圆柱状，有分支，互相连接成网。细胞核呈椭圆形，位于细胞中央，多为一个。心肌纤维连接处染色较深，称为闰盘（图2-5）。心肌纤维也有横纹，但不如骨骼肌纤维明显。

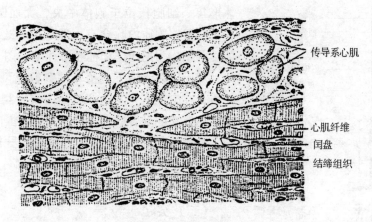

图2-5 心肌纵横切面

（二）心肌纤维的超微结构

在电镜下，心肌纤维与骨骼肌纤维结构相似，心肌纤维也有排列规则的粗、细两种肌丝，有明带和暗带，有横小管和肌浆网。主要不同为：①肌浆网较稀疏，只一侧膨大与横小管形成二联体。②横小管位于Z线水平，管径较粗。③闰盘呈阶梯状，是由相邻两心肌纤维分支处伸出的短突相互嵌合而成。在其横向的接触面上，有中间连接和桥粒，起牢固连接的作用；在纵向的接触面上，有缝隙连接，能传递冲动，有利于心肌纤维的同步收缩。

第四节 神经组织

神经组织由神经细胞和神经胶质细胞组成。神经细胞又称神经元，具有感受刺激和传导兴奋的功能，是神经系统结构和功能的基本单位。神经胶质细胞又称神经胶质，起支持、营养、绝缘和保护等作用。

一、神经元

神经元形态多样，由胞体和突起两部分组成（图2-6）。

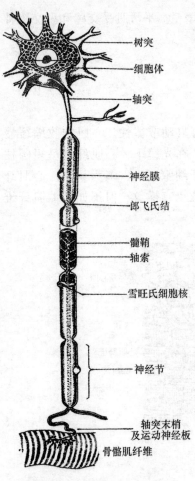

图 2-6 运动神经元示意图

> **知识链接**
>
> 临床上出现下运动神经元麻痹时，肌肉发生萎缩。脊髓灰质炎就是脊髓前角运动细胞受损导致的功能丧失，其所支配的肌肉因为失去了神经营养性效应而逐渐萎缩。

（一）胞体

神经元的胞体形态多样，可呈圆形、星形和锥体形等。细胞核位于胞体中央，大而圆，染色浅、核仁明显。胞质内除含有一般细胞器之外，其中特征性的结构为尼氏体和神经原纤维（图2-7）。

尼氏体在光镜下呈嗜碱性颗粒或斑块，又称嗜染质；在电镜下为发达的粗面内质网和游离的核糖体。主要功能是合成神经递质有关的蛋白质和酶。

神经原纤维在镀银染色片中，呈棕黑色细丝状，在胞体内交织成网，伸入突起内。对神经元起支持、传递信息和运输等作用。

（二）突起

神经元的突起包括树突和轴突两种。

1. 树突

每个神经元有一个或多个树突，比较短。树突的分支较多，分支上有大量棘状小突，称为树突棘，可扩大树突表面积以接受更多刺激传给胞体，所以树突的主要功能是接受刺激传给胞体。树突内的结构与胞体相似。

2. 轴突

每个神经元只有一个轴突，轴突细长，表面光滑，可有侧支，末端分支较多而且膨大形成轴突终末。胞体在发出轴突处呈圆锥形称轴丘，轴丘与轴突内无尼氏体。轴突的主要的功能是将神经冲动传出胞体。

二、神经胶质细胞

神经胶质细胞广泛分布于中枢和周围神经系统内，数量比神经元多。神经胶质细胞有突起，但无树突和轴突之分，不能传导神经冲动。主要有支持、营养和保护神经元等作用（图2-8）。

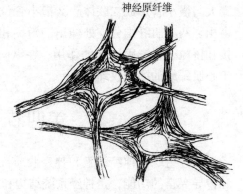

图 2-7 神经元胞体

（一）中枢神经系统的神经胶质细胞

中枢神经系统的神经胶质细胞分为星形胶质细胞、少突胶质细胞、小胶质细胞和室管膜细胞4种。

1. 星形胶质细胞

是胶质细胞中体积最大的一种，为星形，有多个突起，有的突起末端膨大，贴附于毛细血管壁上。星形胶质细胞起支持的作用。

2. 少突胶质细胞

突起少，末端呈叶片状。少突胶质细胞是中枢神经系统内有髓神经纤维髓鞘的形成细胞。

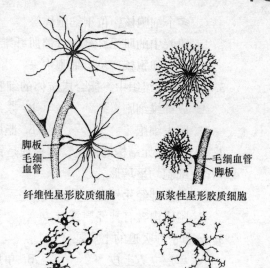

图2-8 几种神经胶质细胞的形态

3. 小胶质细胞

胞体小，属于单核吞噬细胞系统的成员，激活后具有吞噬能力。

4. 室管膜细胞

参与脉络丛的构成。

（二）周围神经系统的神经胶质细胞

周围神经系统的神经胶质细胞分为神经膜细胞和卫星细胞两种。

1. 神经膜细胞

又称施万细胞，包裹神经纤维的轴突，形成周围神经系统有髓神经纤维的髓鞘。

2. 卫星细胞

又称被囊细胞，是环绕神经元胞体周围的一层扁平或立方形细胞，有营养和保护的作用。

目标检测

一、名词解释

1. 组织　2. 肌节　3. 神经元

二、选择题

1. 下列哪一项不是上皮组织的特点？（　　）
   A. 包括感觉上皮　　B. 细胞排列紧密　　C. 具有保护作用
   D. 含有丰富的血管　　E. 有些能接受刺激
2. 关于骨骼肌纤维的描述，哪一项是正确的？（　　）
   A. 呈短柱状，末端分叉
   B. 是唯一表面有横纹肌的肌细胞

C. 多个细胞核，位于细胞周缘
D. 肌浆中的肌原纤维与骨骼肌纤维长轴垂直
E. 一个细胞核，位于细胞中央
3. 疏松结缔组织中，能合成抗体的细胞是（　　）
A. 成纤维细胞　　　B. 浆细胞　　　C. 巨噬细胞
D. 肥大细胞　　　E. 脂肪细胞
4. 关于神经元结构的描述，哪一项是错误的？（　　）
A. 细胞均呈星形　　　　　　B. 突起可分为轴突和树突两类
C. 每个神经元只有一个轴突　　D. 胞质内含有尼氏体
E. 胞质内含有神经原纤维
5. 分布于呼吸道的上皮是（　　）
A. 单层立方上皮　　　B. 单层柱状上皮　　　C. 复层扁平上皮
D. 变移上皮　　　E. 假复层纤毛柱状上皮

三、简答题

1. 骨骼肌与心肌一般组织结构的区别是什么？
2. 试比较神经细胞和神经胶质细胞的区别。

实训　基本组织的观察

【实训目的】
1. 掌握各个组织的形态结构特点。
2. 熟悉各个组织在身体的分布。

【实训要求】
在教师的指导下，应用显微镜观察人体基本组织的形态结构，认识人体的四种基本组织。

【实训内容】

（一）上皮组织的观察

观察血管内皮切片掌握单层扁平上皮的形态结构；观察肾小管切片掌握单层立方上皮的形态结构；观察食管切片掌握复层扁平上皮的形态结构。通过上皮组织的显微镜观察，使学生掌握上皮组织的特点：细胞排列紧密，细胞间质少。

（二）结缔组织的观察

观察小白鼠或者家兔等的皮下疏松结缔组织切片，选择切片较薄且均匀处进行观察。在细胞间质中可见到交叉成网的多种纤维及多种细胞。

（三）肌组织的观察

（1）观察猫的舌的切片，可观察到骨骼肌细胞为长圆柱形，紧贴于细胞膜的边缘有许多染色深的小卵圆形的细胞核，肌细胞上有横纹。

（2）观察心脏切片，可观察到心肌细胞，细胞为短圆柱形，核呈椭圆形，位于细胞中央。

（3）观察猫的回肠切片，可观察到平滑肌细胞的纵切面是呈长梭形，中间粗，两端细，在细胞中央，可见到一个椭圆形细胞核；平滑肌细胞的横切面则是大小不等的圆形。

（四）神经组织的观察

观察猫的脊髓切片，可观察到神经细胞在其胞体内有染色较浅的圆形的细胞核，核的中央有一个染成深色的核仁。

【实训评价】

对基本组织观察的评价

教师取出人体基本组织的切片，要求学生在切片上辨认出各个组织，可根据学生观察到的组织名称数量和准确性做出评价。

（杨冬雪）

第三章 血液

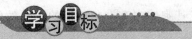

通过血液系统的学习，使学生了解血液系统的组成和功能、血液凝固与纤维蛋白溶解、血型与输血的原则等内容，为后期学习血液系统疾病及血液与造血系统疾病用药的相关内容奠定基础。

知识目标

1. 掌握血浆渗透压的概念和生理意义，红细胞的正常值、生理特性和主要功能，血液凝固的概念和基本步骤，ABO血型系统的分型原则和分型。
2. 熟悉血液的组成、理化性质及功能，白细胞和血小板的正常值及生理功能。
3. 了解红细胞生成的调节，纤维蛋白溶解。

技能目标

初步掌握用玻片法鉴定ABO血型的方法，并能够根据结果确定血型。

血液是由血浆和血细胞组成的液态结缔组织，在心血管系统内循环流动，起着运输物质的作用。血液将从肺获取的氧和从肠道吸收的营养物质运送到各器官、细胞，将内分泌腺产生的激素运输到相应的靶细胞；另一方面，血液又将细胞代谢产生的CO_2运送到肺，将其他代谢终产物运送到肾脏等排泄器官排出体外。血液还具有缓冲功能，它含有多种缓冲物质，可缓冲进入血液的酸性或碱性物质引起的血浆pH变化。因此血液在维持机体内环境稳态中起着非常重要的作用。

第一节 血液的组成和功能

血液由血浆和悬浮于其中的血细胞组成。

一、血浆

血浆是一种含有多种溶质的溶液，其中水分占91%~92%，溶质成分为多种电解质、分子大小和结构都不相同的蛋白质、营养成分、代谢产物及气体等（表3-1）。

（一）血浆蛋白

血浆蛋白是血浆中多种蛋白质的总称。用盐析法可将血浆蛋白分为三类：白蛋白、球蛋白和纤维蛋白原。正常成人血浆蛋白含量约为60~80g/L，其中白蛋白为40~50g/L，在产生血浆胶体渗透压以及转运某些低分子物质和脂溶性物质方面发挥主要作用。球蛋白为20~30g/L，在免疫系统中有重要作用的免疫抗体、补体系统都是血浆球蛋白。

白蛋白与球蛋白之比为（1.5~2.5）：1，肝功能异常时比值下降。纤维蛋白原含量最少，分子呈细长形，以溶解的形式存在血浆中，是参与血液凝固的主要物质。

（二）电解质

血浆中的电解质由正、负离子组成，其中正离子主要是 Na^+、负离子主要是 Cl^-，它们在产生血浆晶体渗透压方面起着重要作用。

血浆中的电解质和低分子物质容易透过血管壁与组织液中的物质进行交换，所以血浆和组织液中电解质的含量基本相同。血浆蛋白分子量很大，不容易透过毛细血管壁，使血浆中蛋白质浓度高于组织液，成为血浆与组织液的主要区别。

表 3-1　血浆的主要成分及含量

成　分	浓度（mmol/L）	成　分	浓度（mmol/L）
水（91%~92%）		蛋白质（6%~8%）	
电解质（<1%）		白蛋白	4.5g/dl
Na^+	142	球蛋白	2.5g/dl
K^+	4.3	纤维蛋白原	0.3g/dl
Ca^{2+}	2.5	营养物质	
Mg^{2+}	1.1	葡萄糖	5.6（100mg/dl）
Cl^-	104	氨基酸	2.0（40mg/dl）
HCO_3^-	24	磷脂	7.5（500mg/dl）
$HPO_4^{2-}/H_2PO_4^-$	2	胆固醇	4~7（150mg/dl~250mg/dl）
SO_4^{2-}	0.5		
		气体	
代谢产物		O_2	0.1
尿素	5.7	CO_2	1
尿酸	0.3	N_2	0.5

（三）血浆的理化特性

1. 颜色

血浆呈黄色，来源于血红蛋白的代谢产物。空腹血浆清澈透明，进餐后，尤其摄入较多的脂类食物，血浆中悬浮着脂蛋白微滴而变得浑浊。

2. 比重

正常人全血的比重为 1.050~1.060。血液中红细胞数量越多，全血比重就越大。血浆的比重为 1.025~1.030，其高低主要取决于血浆蛋白的含量。

3. 黏滞性

液体的黏度来源于液体内部分子或颗粒间的摩擦，即内摩擦。如果以水的黏滞性为 1，则全血的相对黏滞性为 4~5，与红细胞的数量成正相关；血浆的相对黏滞性为 1.64~2.4，与血浆蛋白的含量有关。血液中红细胞的数目越多，血红蛋白的含量越高，黏滞性越大。

4. 血浆渗透压

渗透压指的是溶质分子通过半透膜产生的一种吸水力量，溶液渗透压的高低取决于溶液中溶质颗粒数目的多少，而与溶质的种类和颗粒的大小无关。渗透压表示单位主要是千帕（kPa）和毫摩尔/升（mmol/L）（1mmol/L = 2.56kPa）。

(1) 血浆渗透压的形成　血浆渗透压包括血浆晶体渗透压和血浆胶体渗透压两种。血浆晶体渗透压是由溶解在血浆中的晶体物质（主要是Na^+、Cl^-）形成的渗透压，其数值是298.7mmol/L或766.7kPa；由于血浆中晶体溶质数目远远大于胶体数目，所以血浆渗透压主要由晶体渗透压构成。血浆胶体渗透压是由血浆中的胶体物质形成的渗透压，主要由蛋白质分子构成，血浆白蛋白分子量较小，数目较多，主要决定血浆胶体渗透压的大小。数值为1.3mmol/L或3.3kPa。

在临床中，将渗透压与血浆渗透压相等的溶液称为等渗溶液，如0.9% NaCl溶液（又称生理盐水）和5%葡萄糖溶液。高于或低于血浆渗透压的溶液则被称为高渗或低渗溶液。

知识链接

等渗溶液和等张溶液

0.9% NaCl溶液为等渗溶液，红细胞悬浮于其中可保持正常形态和大小。但是，并非某种物质的等渗溶液都能使悬浮于其中的红细胞保持正常形态和大小，如1.9%的尿素溶液虽然与血浆等渗，但红细胞置于其中后，立即发生溶血。这是因为NaCl不易透过红细胞膜，而尿素分子却可以自由通透并依浓度梯度进入红细胞，导致红细胞内渗透压升高，水进入细胞，红细胞肿胀破裂而溶血。一般把能够使悬浮于其中的红细胞保持正常形态和大小的溶液称为等张溶液。实际上，等张溶液是由不能自由通过细胞膜的溶质所形成的等渗溶液。因此0.9% NaCl溶液既是等渗溶液，也是等张溶液；1.9%尿素虽是等渗溶液，却不是等张溶液。

(2) 血浆渗透压的生理意义　正常情况下，细胞内外的晶体物质浓度相等，所形成的晶体渗透压也相等，故红细胞内外水的交换保持相对稳定，这对于维持红细胞的正常形态和功能起到了重要作用。如果某种原因使血浆晶体渗透压明显升高或降低，细胞内、外的水平衡将受到破坏。例如血浆晶体渗透压过高，红细胞就会脱水而皱缩；血浆晶体渗透压过低，红细胞就会肿胀，甚至破裂，红细胞中的血红蛋白逸出，造成渗透性溶血。

血浆蛋白一般不能透过毛细血管壁，所以血浆胶体渗透压虽小，但对于血管内外的水平衡有重要作用（图3-1）。如果某种原因使血浆白蛋白减少，血浆胶体渗透压降低，组织液回流减少而滞留于组织间隙，可形成组织水肿。

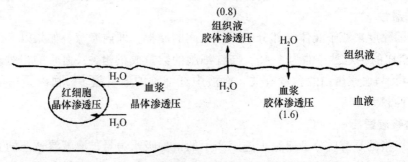

图3-1　血浆晶体渗透压与胶体渗透压示作用意图

图示红细胞膜内与血浆晶体渗透压基本相等,可维持红细胞正常形态;血浆胶体渗透压大于组织胶体渗透压,可将组织中的水转移到血管内(图中数字的单位为mmHg)。

5. pH值

正常人血浆的pH值为7.35~7.45。血浆pH值能保持相对恒定是由于血浆和红细胞中含有缓冲对,例如血浆中的$NaHCO_3/H_2CO_3$、蛋白质钠盐/血浆蛋白、Na_2HPO_4/NaH_2PO_4等。这些缓冲对能将一般酸、碱物质对血浆pH值的影响大大减少。肺和肾不断将酸性或碱性物质排出体外,在维持血浆pH值稳定中也具有重要作用。

二、血细胞

血细胞包括红细胞、白细胞和血小板三类。若将一定量的血液与抗凝剂混匀,置于比容管中,以每分钟3000转的速度离心30分钟,由于比重的不同,血细胞与血浆分开,比容管中上层淡黄色的液体为血浆,下层深红色为红细胞,中间的薄层灰白色的为白细胞和血小板。血细胞在全血中所占的容积百分比称为血细胞比容,正常成年男性为40%~50%,女性为37%~48%。

(一)红细胞

1. 红细胞的形态和数量

红细胞呈双凹圆盘状,中央较薄,周缘较厚,平均直径8μm。红细胞的数量在正常成年男性约为$4.5 \times 10^{12}/L \sim 5.5 \times 10^{12}/L$,在女性约为$3.5 \times 10^{12}/L \sim 5.0 \times 10^{12}/L$。成熟的红细胞无细胞核也无细胞器,胞质内充满了血红蛋白。动脉血中红细胞内氧合血红蛋白较多,呈鲜红色;静脉血中红细胞含还原血红蛋白较多,呈暗红色。正常成人血液中的血红蛋白含量,男性为120~160g/L,女性为110~150g/L。临床上将外周血中红细胞计数、血红蛋白浓度及血细胞比容低于正常或其中一项明显低于正常称为贫血。

2. 红细胞的生理特征

红细胞具有可塑变形性、悬浮稳定性和渗透脆性等生理特征,这些特征都与红细胞的双凹圆盘形状有关。

(1)可塑变形性 正常红细胞在外力作用下具有变形的能力,外力撤销后又可恢复其正常的形态,红细胞的这种特性称为可塑变形性。红细胞在全身血管中循环运行时,须经过变形才能通过口径比它小的毛细血管和血窦孔隙,因此可塑变形性是红细胞生存所需的最重要的特性。

(2)悬浮稳定性 正常时红细胞能相对稳定地悬浮于血浆中而不易下沉的特性,称为红细胞的悬浮稳定性。通常以红细胞在第一小时末下沉的距离来表示红细胞的沉降速度,称为红细胞沉降率。正常成年男性红细胞沉降率为0~15mm/h,成年女性为0~20mm/h。沉降率愈快,表示红细胞的悬浮稳定性愈小。影响红细胞悬浮稳定性的因素并不在红细胞本身,而主要取决于血浆蛋白的含量和种类。风湿病、活动性肺结核和肿瘤等疾病可使血沉加快,因此血沉可用于临床上这些疾病的辅助诊断。

(3)渗透脆性 是指红细胞膜对低渗溶液的抵抗力。其抵抗力的大小与红细胞膜渗透脆性成反比关系,红细胞膜的脆性大,对低渗盐溶液的抵抗力小;红细胞膜的脆性小,则对低渗盐溶液抵抗力大。正常人红细胞在等渗溶液中能维持正常形态,在渗透压递减的低渗溶液中，水分将进入红细胞内，引起红细胞逐渐膨胀，直至发生破裂溶血。正常红细胞一般在 0.42% ~ 0.45% NaCl 溶液中，开始出现溶血；在 0.30% ~ 0.35% NaCl 溶液中，全部的红细胞破裂溶血。

3. 红细胞的生成

（1）生成部位　在成人中，红骨髓是制造红细胞的唯一场所。红骨髓造血的祖细胞称为造血干细胞，它首先增殖分化为原红细胞，再经早幼、中幼、晚幼红细胞、网织红细胞发育为成熟红细胞。红细胞在发育过程中，体积由大变小，细胞核由大变小直至消失。若骨髓造血功能受到放射线、药物等理化因素的抑制，三种血细胞的生成将减少，称为再生障碍性贫血。

（2）生成原料　红细胞生成的原料主要有蛋白质和铁，此外还需要氨基酸、维生素和一些微量元素。由于红细胞可优先利用体内的氨基酸来合成血红蛋白，故单纯因缺乏蛋白质而发生贫血者较为罕见。

成人每天需要 20 ~ 30mg 的铁用于红细胞的生成，但仅需从食物中吸收 1mg 以补充排泄的铁，其余 95% 来自于体内铁的再利用，衰老的红细胞被巨噬细胞吞噬后，血红蛋白分解所释放的铁可再利用于血红蛋白的合成。当铁摄入不足或吸收障碍，或长期慢性失血以致机体缺铁时，可使血红蛋白合成减少，引起缺铁性贫血，又称小细胞低色素性贫血。

（3）成熟因子　红细胞在发育成熟过程中，需要叶酸和维生素 B_{12} 作为合成核苷酸的辅助因子，以促进红细胞的成熟。因此，缺乏叶酸或维生素 B_{12} 时，DNA 的合成减少，幼红细胞分裂增殖减慢，红细胞体积变大，可导致巨幼红细胞性贫血。

（4）生成调节　促红细胞生成素（Erythropoietin，EPO）是一种主要由肾生成的糖蛋白，是机体红细胞生成的主要调节物。组织缺氧是促进 EPO 分泌的生理性刺激因素，任何引起肾氧供不足的因素，如贫血、缺氧或肾血流减少，均可促进 EPO 的合成与分泌，使血浆 EPO 含量增加，从而刺激红骨髓，使红细胞生成增多，增加循环血中红细胞数量，提高血液的携氧能力，以满足组织对氧的需求。双肾实质严重破坏的晚期肾脏病患者常因缺乏 EPO 而发生肾性贫血。

雄激素可提高血浆中 EPO 的浓度，促进红细胞的生成，也可直接刺激骨髓，促进红细胞生成。此外，还有一些激素，如甲状腺激素和生长激素，也可促进红细胞生成。

4. 红细胞的破坏

红细胞的平均寿命为 120 天。衰老的红细胞主要由肝、脾、骨髓等处的单核—巨噬细胞吞噬。脾是破坏衰老红细胞的重要场所，脾功能亢进时，可使红细胞破坏增加，引起脾性贫血。

（二）白细胞

1. 白细胞的数量和分类

白细胞是有核的球形细胞，正常成年人白细胞的数量是 $4 \times 10^9/L \sim 10 \times 10^9/L$。根据白细胞胞质内有无特殊颗粒，可将其分为有粒白细胞和无粒白细胞。有粒白细胞根据其特殊颗粒的染色性，又可分为中性粒细胞、嗜碱性粒细胞和嗜酸性粒细胞三种；无粒白细胞可分为单核细胞和淋巴细胞。白细胞的分类、正常值及形态特征见表 3 - 2。

表 3-2　正常人体白细胞分类计数及形态特征

名　称	直径（μm）	百分比（%）	形态特点
中性粒细胞	10~12	50~70	细胞核为杆状或分叶状，细胞质颗粒微细，染成红紫色
嗜酸性粒细胞	10~15	0.5~3	细胞核分为两叶，多呈"八"字形，颗粒粗大，染成红色
嗜碱性粒细胞	8~10	0~1	细胞核不规则，有些分为2~3叶。颗粒大小不等，分布不均，染成深蓝色，可覆盖在核上
淋巴细胞	7~12	20~40	核较大，呈圆形或椭圆形，染成深蓝色。胞质很少，染成天蓝色
单核细胞	14~20	2~8	核呈肾形或马蹄铁形，细胞质比淋巴细胞的稍多，染成灰蓝色

2. 白细胞的生理特性

除淋巴细胞外，所有的白细胞都能伸出伪足做变形运动穿过毛细血管壁，这一过程称为白细胞渗出。渗出到血管外的白细胞可沿某些化学物质的浓度梯度做定向移动，迁移到产生这些化学物质的部位，发挥其生理作用，称为趋化性。能吸引白细胞发生定向移动的化学物质称为趋化因子，人体细胞的降解产物、抗原-抗体复合物、细菌毒素等都具有趋化活性，白细胞可按照这些物质的浓度梯度游走到炎症部位，将细菌等异物吞噬、消灭。

3. 白细胞的生理功能

（1）中性粒细胞　中性粒细胞具有活跃的变形运动能力、敏锐的趋化性和很强的吞噬能力，在血液的非特异性免疫中起重要作用。当急性感染时，中性粒细胞增多，渗出、趋化至炎症部位，吞噬并消化细菌。如果中性粒细胞吞噬细菌过多、自身也将死亡，死亡后释放的溶酶体酶类能溶解周围正常组织，死亡的中性粒细胞连同溶解的组织碎片及细菌一起构成脓液。

（2）嗜碱性粒细胞　嗜碱性粒细胞中的颗粒属于分泌颗粒，内含肝素、组胺和嗜酸性粒细胞趋化因子等；在胞质内含有白三烯。组胺和白三烯可引起小血管平滑肌舒张、毛细血管通透性增强、细支气管平滑肌收缩等，从而导致哮喘、荨麻疹，甚至过敏性休克等各种过敏反应症状；肝素具有很强的抗凝作用；嗜酸性粒细胞趋化因子能吸引嗜酸性粒细胞聚集在局部以限制嗜碱性粒细胞在过敏反应中的作用。

（3）嗜酸性粒细胞　嗜酸性粒细胞中的颗粒属于溶酶体，除含有一般溶酶体外，还含有组胺酶、芳基硫酸酯酶以及阳离子蛋白。组胺酶能分解组胺，芳基硫酸酯酶能灭活白三烯，从而抑制过敏反应，阳离子蛋白对寄生虫有很强的杀灭作用，在患有过敏反应及寄生虫病时嗜酸性粒细胞数量明显增加。

（4）单核-巨噬细胞　单核细胞在血液中吞噬能力极弱，2~3天后进入肝、脾、肺、淋巴结等组织转变为吞噬和消化能力极强的巨噬细胞。单核-巨噬细胞不仅能吞噬细菌、病毒、真菌等微生物，亦能吞噬体内衰老和损伤的细胞，还能识别和杀伤肿瘤细胞。

（5）淋巴细胞　包括多种形态相似、功能不同的细胞群，参与机体的特异性免疫，攻击肿瘤细胞、异体移植物等具有特异性抗原的异物，杀灭病原微生物。淋巴细胞主要分为T淋巴细胞核B淋巴细胞两大类。血液中淋巴细胞的80%~90%属于T淋巴细胞，执行细胞免疫功能，B淋巴细胞主要停留在淋巴组织内，在抗原的刺激下转化为浆细胞，产生抗体执行体液免疫功能。

(三) 血小板

1. 血小板的形态和数量

血小板是从骨髓巨核细胞脱落下来的胞质小块，形态不规则，不具有完整的细胞结构，但具有代谢能力。正常成人血小板数量为 $100 \times 10^9/L \sim 300 \times 10^9/L$。血小板数量低于 $50 \times 10^9/L$ 时，机体某些组织可产生出血倾向，血小板的数量超过 $1000 \times 10^9/L$ 时，则易发生血栓。

2. 血小板的生理功能

（1）参与生理性止血　生理性止血是指小血管损伤破裂，血液从小血管内流出后数分钟自行停止的现象。其过程首先是受损小血管的收缩，这是由于损伤性刺激反射性地引起局部血管收缩和血小板释放 5-羟色胺等缩血管物质的作用，以缩小或封闭血管伤口，产生暂时性止血效应；接着，血小板黏附、聚集形成松软的血小板血栓以堵塞血管伤口；最后，在血小板参与下发生血液凝固形成血凝块，并使血凝块回缩形成牢固的止血栓，达到有效的生理性止血。

（2）促进凝血　血小板中含有许多与凝血过程有关的因子，能较强的促进血液凝固。血小板所含的这些因子统称为血小板因子（PF），其中最主要的是 PF_3，它所提供的磷脂表面，能极大加快凝血酶原的激活速度。

（3）维持血管内皮细胞的完整性　血小板对毛细血管内皮细胞有营养、支持和填补的作用。当毛细血管内皮细胞受损时，血小板可沉着于血管壁上，填补内皮细胞脱落留下的空隙，并能融入毛细血管内皮细胞对其进行修复，从而维持内皮的完整性。

第二节　血液凝固与纤维蛋白溶解

一、血液凝固

血液凝固是指血液由流动的液体状态变成不能流动的凝胶状态的过程。其实质就是血浆中的可溶性纤维蛋白原转变成不溶性的纤维蛋白，把血细胞和血液的其他成分网罗在内，从而形成血凝块。血液凝固是一系列复杂的酶促反应过程，需要多种凝血因子的参与。

（一）凝血因子

血浆与组织中直接参与血液凝固的物质，统称为凝血因子。其中包括 12 种按国际命名法用罗马数字编号的因子（表 3-3），此外还有前激肽释放酶、高分子激肽原等。

凝血因子中，除因子Ⅳ是 Ca^{2+} 外，其余均是蛋白质，而且大多数以酶原的形式存在，激活后具有蛋白水解酶的作用。被激活的凝血因子，在其右下角标以一个"a"表示。除因子Ⅲ外，其他凝血因子均存在血浆中，且多数在肝脏合成，其中因子Ⅱ、Ⅶ、Ⅸ、Ⅹ的合成需要维生素 K 参与，故它们又称为依赖维生素 K 的凝血因子。当肝脏病变或维生素 K 缺乏时，可因凝血因子合成障碍引起凝血功能障碍。

表 3-3 按国际命名法编号的凝血因子

编号	同义名	编号	同义名
因子Ⅰ	纤维蛋白原	因子Ⅷ	抗血友病因子
因子Ⅱ	凝血酶原	因子Ⅸ	血浆凝血激酶
因子Ⅲ	组织因子	因子Ⅹ	斯图亚特因子
因子Ⅳ	钙离子	因子Ⅺ	血浆凝血激酶前质
因子Ⅴ	前加速素	因子Ⅻ	接触因子
因子Ⅶ	前转变素	因子ⅩⅢ	纤维蛋白稳定因子

（二）血液凝固的基本过程

血液凝固的过程可以分为凝血酶原激活物的形成，凝血酶的形成和纤维蛋白生成三个基本步骤（图 3-2）。

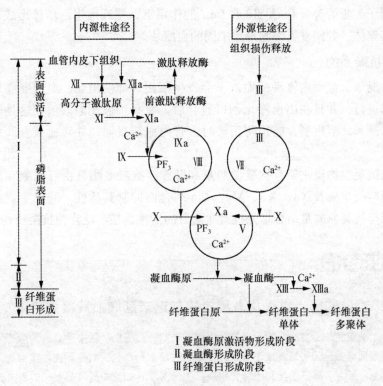

图 3-2 血液凝固的基本过程

1. 凝血酶原酶复合物的形成

凝血酶原激活物是因子Ⅹa、Ⅴ、Ca^{2+}和PF_3形成的复合物的总称。因子Ⅹ的激活可经两条途径实现。

（1）内源性凝血途径 内源性凝血途径是指参与凝血的凝血因子全部来自血液，通常因血管内皮受损后，血浆中的因子Ⅻ与血管内皮下的胶原组织接触后，导致Ⅻ因子的激活形成Ⅻa，Ⅻa随即使因子Ⅺ活化形成Ⅺa，Ⅺa在Ca^{2+}参与下将因子Ⅸ激活成Ⅸa，Ⅸa再与因子Ⅷa、Ca^{2+}和PF_3形成"因子Ⅷ复合物"，该复合物可使因子Ⅹ激活形成Ⅹa，Ⅹa与因子Ⅴ、Ca^{2+}和PF_3形成凝血酶原激活物（图 3-2）。因子Ⅷ本身不能激活因子Ⅹ，但它可使Ⅸa激活因子Ⅹ的作用加快几百倍，如果因子Ⅷ缺乏，将造成血液凝固不易发生，微小创伤即可引起血流不止，称为血友病。

（2）外源性凝血途径　来自血液之外的因子Ⅲ暴露于血液而启动的凝血过程，称外源性凝血途径。当组织损伤、血管破裂时，因子Ⅲ由组织释放，与血浆中的Ⅶ、Ca^{2+}共同组成复合物，该复合物激活因子Ⅹ成为Ⅹa，随后的反应与内源性凝血完全相同（图3-2）。在通常情况下，单纯由一种途径引起的血液凝固并不多见，大多是两条凝血途径同时起作用。

2. 凝血酶的形成

在凝血酶原激活的作用下，因子Ⅱ（凝血酶原）激活成为Ⅱa（凝血酶）。

3. 纤维蛋白形成

凝血酶形成后可催化血浆中可溶性纤维蛋白原转变为纤维蛋白单体。同时，凝血酶可激活因子ⅩⅢ为ⅩⅢa，ⅩⅢa在Ca^{2+}的作用下，使纤维蛋白单体形成不可溶性的纤维蛋白多聚体，并网罗血细胞形成牢固的血凝块。

（三）抗凝系统

正常情况下，血管内流动的血液不会发生凝固，即使出血，血液凝固也是在破损的血管局部进行，并且在出血停止创口愈合后，血凝块被逐渐溶解，这是因为机体本身存在着抗凝和纤溶机制，能预防正常时血管内血液凝固，并对血液凝固加以适当的调节和限制。

体内的抗凝血物质主要有抗凝血酶Ⅲ和肝素。抗凝血酶Ⅲ由肝细胞和血管内皮细胞产生，能与凝血酶及Ⅸa、Ⅹa、Ⅺa、Ⅻa结合而抑制其活性。肝素主要由肥大细胞产生，它能与抗凝血酶Ⅲ结合增强抗凝血酶Ⅲ的活性，被广泛作为抗凝药物使用。

知识链接

临床上常采用各种措施加速或延缓血液凝固

在手术或因创伤出血时，常用温热盐水纱布进行压迫止血，这主要是因为纱布作为异物提供粗糙表面可激活因子Ⅻ及血小板，且因凝血过程为一系列的酶促反应，适当加温可使凝血反应加速；反之，降低温度和增加异物表面的光滑度（如涂有硅胶或石蜡的表面）可延缓血液的凝固。为防止病人在手术中大出血，常在术前注射维生素K，以促进肝脏大量合成维生素K依赖性凝血因子，起到加速血液凝固的作用；反之，维生素K拮抗剂如华法林，可以在体内起到抗凝作用。Ca^{2+}参与凝血过程的多个环节，若去除血浆中游离的Ca^{2+}，血液凝固将难以发生，故临床上可在输血时加入枸橼酸钠，或在血液检查时加入草酸铵和草酸钾以去除血浆中的Ca^{2+}，起到抗凝作用。肝素在体内、体外均能立即发挥抗凝作用，已广泛应用于临床防治血栓形成。祖国医学也有许多中草药能够促进血液凝固，如云南白药，三七等。

二、纤维蛋白溶解

正常情况下，组织损伤后所形成的止血栓在完成止血使命后将逐步溶解，从而保证血管的畅通。止血栓的溶解主要依赖于纤维蛋白溶解系统，简称纤溶系统。纤溶系统活动亢进，可因止血栓的提前溶解而有重新出血的倾向；纤溶系统活动低下，则不利于血管的再通。纤维蛋白被分解液化的过程称为纤维蛋白溶解，简称纤溶。纤溶系统主要包括纤维蛋白溶解酶原（简称纤溶酶原）、纤溶酶、纤溶酶原激活物与纤溶抑制物。纤溶可分为纤溶酶原的激活与纤维蛋白（或纤维蛋白原）的降解两个基本阶段（图3-3）。

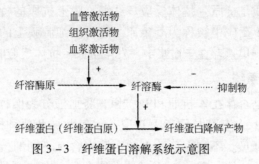

图3-3 纤维蛋白溶解系统示意图

（一）纤溶酶原的激活

纤溶酶原是血浆中的一种球蛋白，在纤溶酶原激活物的作用下，纤溶酶原被水解为纤溶酶。纤溶酶原激活物主要有三类：

1. 血管激活物

由血管内皮合成并释放，当血管内出现纤维蛋白凝块时，可使血管内皮细胞释放大量的激活物，并吸附在纤维蛋白凝块上，有利于纤维蛋白凝块的溶解。

2. 组织激活物

存在于很多组织中，主要是在组织修复、伤口愈合等情况下，促进血管外纤维蛋白溶解。子宫、前列腺、肾上腺、甲状腺、肺等组织中组织激活物含量较丰富，组织损伤时释放，在手术时不易止血和术后易发生渗血，女性月经血不凝，就是因子宫组织释放出组织激活物的缘故。肾合成与分泌的尿激酶属于这一类激活物，已从人尿中提取作为溶血栓药物用于临床。

3. 依赖于凝血因子Ⅻ的激活物

在正常血浆中以无活性的激活物原的形式存在，受到因子Ⅻa的激活后具有活性。如前肌肽释放酶被因子Ⅻa激活后生成肌肽释放酶就可以激活纤溶酶原。

（二）纤维蛋白的降解

纤溶酶是一种活性很强的蛋白水解酶，可作用于纤维蛋白和纤维蛋白原分子肽链，将其分解为可溶性的小分子多肽。

（三）纤溶抑制物

纤溶抑制物存在于血浆和组织中。血液中存在的主要是抗纤溶酶，它是一种α-球蛋白，能抑制纤溶酶的活性。

第三节 血型与输血原则

一、血型与红细胞凝集

血型通常是指红细胞膜上特异性抗原的类型。若将血型不相容的两个人的血液滴加在玻片上并使之混合,则红细胞可凝集成簇,这一现象称为红细胞凝集。当给人体输入血型不相容的血液时,在血管内可发生红细胞凝集和溶血反应,甚至危及生命。因此,血型鉴定是安全输血的前提。由于血型是由遗传决定的,血型鉴定对法医学和人类学的研究也具有重要的价值。

红细胞凝集的本质是抗原-抗体反应。红细胞膜上抗原的特异性取决于其抗原决定簇,这些抗原在凝集反应中被称为凝集原。能与红细胞膜上的凝集原起反应的特异抗体则称为凝集素。凝集素存在于血浆中。发生抗原-抗体反应时,红细胞聚集成簇。

(一) ABO 血型系统

根据红细胞膜上是否存在 A 抗原和 B 抗原,将血液分为四种类型:红细胞膜上只含 A 抗原者为 A 型,只含有 B 抗原者为 B 型,含有 A 与 B 两种抗原者为 AB 型,A 和 B 两种抗原均无者为 O 型。不同血型的人的血清中含有不同的抗体,但不会含有与自身红细胞抗原相对应的抗体。在 A 型血者的血清中只含有抗 B 抗体,B 型血者的血清中只含有抗 A 抗体,AB 型血者的血清中没有抗 A 和抗 B 抗体,而 O 型血的血清中则含有抗 A 和抗 B 两种抗体(表 3-4)。

表 3-4 ABO 血型系统中的凝集原和凝集素

血 型	红细胞膜上的凝集原	血清中的凝集素
A 型	A	抗 B
B 型	B	抗 A
AB 型	A + B	无
O 型	无 A, 无 B	抗 A + 抗 B

(二) Rh 血型系统

1. Rh 血型系统的抗原

Rh 血型系统因最早发现于恒河猴而得名。人类红细胞膜上的 Rh 抗体主要有 D、E、C、c、e 五种。其中 D 抗原的免疫原性最强,因此临床上常规鉴定 D 抗原。通常将红细胞膜上含有 D 抗原者成为 Rh 阳性,而红细胞膜上缺乏 D 抗原者称为 Rh 阴性。

2. Rh 血型的特点及其临床意义

与 ABO 系统不同,人的血清中不存在抗 Rh 的天然抗体,只有当 Rh 阴性者在接受 Rh 阳性的血液后,才会通过体液性免疫产生抗 Rh 的免疫性抗体。因此,Rh 阴性受血者在初次接受 Rh 阳性血液的输血后,一般不发生红细胞凝集反应,但再次输入 Rh 阳性的血液时,即可发生抗原-抗体反应,输入的 Rh 阳性红细胞将被破坏而发生溶血。故临床上即使重复输同一供血者的血液时,也要做交叉配血实验。

Rh 系统与 ABO 系统之间的另一个不同点是抗体的特性。Rh 系统的抗体分子量较小,能透过胎盘。当 Rh 阴性的孕妇怀有 Rh 阳性的胎儿时,胎儿少量的 D 抗原若在分娩时进入母体,母体即产生免疫性抗体,致使 Rh 阴性母亲第二次妊娠时,母体内的抗体可通过胎盘进入胎儿体内而引起新生儿溶血,严重时可导致胎儿死亡。

二、输血原则

输血是一种治疗某些疾病、抢救伤员和保障一些手术得以顺利进行的重要手段,基于输血可引起不良反应和传播疾病这一事实,为了保障输血的安全性和提高输血效果，必须注意遵守输血的原则。

（一）血型相合

输血前，首先必须鉴定血型，保证受血者与供血者的 ABO 血型相同。对于生育年龄的妇女和需要反复输血的患者，还必需使受血者和供血者的 Rh 血型相合。

（二）配血相合

为保障输血的安全，即使在 ABO 血型相同的人之间进行输血，也必须做交叉配血试验。交叉配血可发现供血者和受血者的红细胞或血清中是否还存在其他不相容的血型抗原或血型抗体。交叉配血试验中，将供血者的红细胞与受血者的血清混合称为主侧，受血者的红细胞与供血者的血清混合称为次侧。

如果交叉配血的主侧和次侧都无凝集反应，即为配血相合，可以进行输血；如果主侧有凝集反应，则为配血不合，不能输血；如果主侧无凝集反应，而次侧有凝集反应，可以认为配血基本相合，只能在紧急情况下进行少量输血。

（三）成分输血

成分输血是把人血中的各种不同成分，如红细胞、粒细胞、血小板和血浆，分别制成高纯度或高浓度的制品，根据患者的需要，输给相应制品。成分输血可避免输入不必要的成分所致的不良反应，使输血更安全，是当前输血技术发展的总趋势，也是输血科学化的重要标志之一。

知识拓展

成分输血是由 Gibson 于 1959 年首先提出来的，20 世纪 70 年代逐渐发展起来，到 90 年代发达国家的成分输血比例几乎达到 100%，极少使用全血。成分输血的优点很多：①成分输血比输全血对患者的免疫功能影响小；②成分血容积容量小、浓度和纯度高、治疗效果好；③成分输血相对安全、不良反应少；④可减少输血传播疾病的发生；⑤成分输血便于保存、使用方便。

目标检测

一、名词解释

1. 血细胞比容 2. 凝血因子 3. 生理性止血

二、选择题

1. 血浆晶体渗透压的形成主要取决于血浆中的（　　）
   A. 各种正离子　　　　　　B. 各种负离子　　　　　　C. Na^+ 和 Cl^-
   D. 血浆蛋白　　　　　　　E. 葡萄糖和氨基酸
2. 正常人血浆胶体渗透压主要来自（　　）
   A. 白蛋白　　　　　　　　B. α-球蛋白　　　　　　　C. β-球蛋白

D. γ-球蛋白　　　　　　　　E. 纤维蛋白原
3. 下列哪个凝血因子的生成不需要维生素K（　　）
   A. 因子Ⅱ　　　　　　B. 因子Ⅶ　　　　　　C. 因子Ⅸ
   D. 因子Ⅹ　　　　　　E. 因子Ⅲ
4. 血凝凝固的本质是（　　）
   A. 纤维蛋白溶解　　　B. 纤维蛋白的激活　　C. 血小板收缩
   D. 血小板聚集与红细胞叠连　E. 纤维蛋白原转变为纤维蛋白
5. 某人的血浆中只含有抗A凝集素，血型可能是（　　）
   A. A型　　　　　　　B. B型　　　　　　　C. O型
   D. AB型　　　　　　　E. A型或AB型

三、简答题

1. 简述血浆渗透压的组成及其生理意义。
2. 简述红细胞的生理特性。
3. 运用已学的生理知识，分析造成贫血的可能原因。
4. 简述促凝和抗凝的方法。
5. 输血的原则是什么？为什么输同型血时，每次输血前还要做交叉配血实验？

实训　ABO血型的鉴定技术

【实训目的】

通过本实验加深学生对血型分型依据及鉴定意义的理解，初步掌握ABO血型鉴定的方法。

【实训要求】

每小组两人，相互检测血型各1次，根据实验结果准确判断血型，并在显微镜下观察。

【实训内容】

1. 原理

ABO血型分型依据是红细胞膜上A抗原和B抗原的有无及种类。ABO血型可分为：A型、B型、AB型、O型。红细胞膜上的抗原与血清中的相应抗体能发生免疫反应，使红细胞凝集。因此用已知的抗体与被鉴定人的红细胞混合，根据其产生凝集反应的结果，可判断被鉴定人红细胞膜上所含的抗原类型，从而鉴定其血型。

2. 用品

抗A和抗B标准血清、采血针、小试管、双凹玻片、75%酒精棉球、消毒干棉球、玻璃蜡笔、小玻棒、显微镜。

3. 对象

人

4. 方法与步骤

（1）取双凹的玻片一块，用蜡笔在玻片两端分别标明 A、B 字样。

（2）将抗 A 标准血清、抗 B 标准血清各 1 滴分别滴于玻片 A 侧和 B 侧。

（3）消毒受检者耳垂或手指腹侧，用消毒针刺破皮肤，待血自然流出，用小玻棒一端取少许血液与抗 A 标准血清混匀；再用小玻棒另一端取少许血液与抗 B 标准血清混匀。

（4）静置 5min 左右，用肉眼观察有无红细胞凝集现象，必要时可在低倍显微镜下观察。

（5）根据观察结果判定受检者血型（图 3-4）。

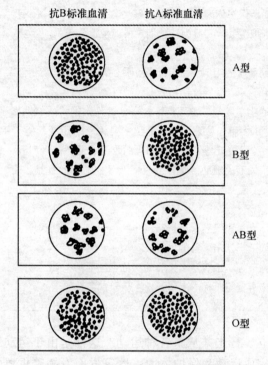

图 3-4 ABO 血型玻片检测法示意图

【实训评价】

1. 实训过程的评价

（1）指端、采血针和小玻棒消毒准备工作到位，能做到一人一针，不混用。

（2）用小玻棒两端取血分别与抗 A、抗 B 标准血清混合时，两种标准血清之间不相混。

2. 实训结果的评价

ABO 血型判断准确。

（袁　鹏）

第四章 运动系统

> **学习目标**
>
> 通过学习运动系统，使学生知道运动系统的组成，懂得运动系统在支持人的体重、完成运动、保护体内脏器和造血等方面的作用，并进一步了解在人体的各个部位都有哪些骨、关节和肌肉，它们是如何发挥作用的。
>
> **知识目标**
>
> 1. 掌握运动系统的组成和主要功能，骨的形态和结构，滑膜关节的基本结构，肌的结构与功能。
> 2. 熟悉骨的化学成分与物理特性，脊柱、胸廓的构成与功能，颅的组成与分部，上、下肢骨的名称与位置，上、下肢主要关节的组成，躯干肌和四肢肌的分部、主要肌的名称、位置与作用，骨骼肌的收缩原理。
> 3. 了解滑膜关节的辅助结构，躯干骨及颅的形态与连结，上、下肢骨的主要形态，上、下肢主要关节的特点与运动。
>
> **技能目标**
>
> 1. 能够在躯干骨和四肢骨上辨认出骨的主要形态、结构。
> 2. 能够在颅上辨认出颅骨的名称。
> 3. 能够在关节标本上辨认出关节的名称和主要结构。
> 4. 能够在全身骨骼肌标本上辨认出主要肌的名称。

人为什么能够站立、行走并从事各种运动？这都是由于运动系统的缘故。运动系统在支持人的体重、完成运动和保护体内脏器等方面发挥着重要的作用。运动系统由骨、骨连结和骨骼肌组成。骨构成了运动过程中的杠杆，骨连结中的关节起到运动的枢纽作用，而骨骼肌则为运动提供了动力。一旦三者中的任何一个发生了损伤，都会使运动发生障碍。人体内血液中的大部分血细胞，也是由骨中的骨髓产生出来的，另外骨本身还是一个巨大的钙库，可以维持血液中钙离子的浓度。由此看来，运动系统在人的生命活动中扮演了一个主要的角色。

第一节 骨和骨连结

一、概述

（一）骨

成人骨共有206块，分布于躯干、头部和四肢，分别称为躯干骨、颅骨和四肢骨（图4-1）。

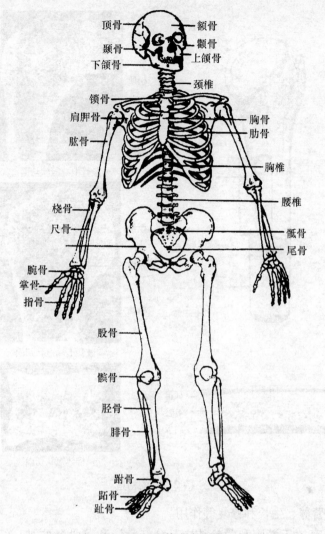

图 4-1 人体全身骨骼

1. 骨的形态

骨依照外形，可分为长骨、短骨、扁骨和不规则骨四种。

（1）长骨 呈管状，包括一体两端，中部称骨干，其内部的管腔称髓腔，容纳骨髓；两端膨大，称骺，有光滑的关节面。长骨多分布在四肢，如肱骨和股骨等。

（2）短骨 较短小，呈立方形，主要分布在手和足，如腕骨、跗骨。

（3）扁骨 扁薄呈板状，可参与腔壁的构成，如顶骨、胸骨等。

（4）不规则骨 形态不规则，如椎骨和面颅骨等。

2. 骨的构造

骨主要由骨质、骨膜和骨髓等构成（图4-2）。

（1）骨质 分为骨密质和骨松质两部分。骨密质结构致密而坚硬，分布在骨的表面和长骨的骨干处。骨松质结构疏松，呈海绵状，分布在长骨的两端和其他类型骨的内部。

（2）骨膜 由致密结缔组织构成，覆盖在骨的表面，内含丰富的血管、淋巴管和

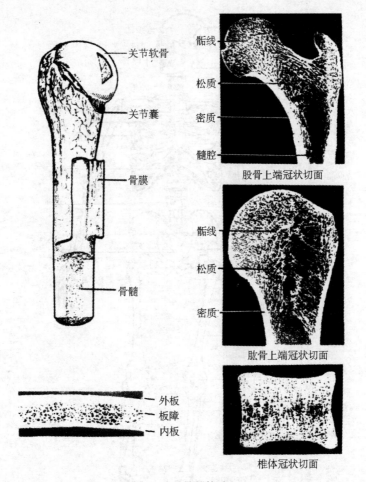

图 4-2 骨的构造

神经等,对骨有营养、生长和修复等作用。

(3) 骨髓 充填于髓腔和骨松质内,分红骨髓和黄骨髓两种。红骨髓呈深红色,内含造血干细胞和大量发育到不同时期的血细胞,具有造血功能。黄骨髓呈黄色,主要由脂肪组织构成。

在胎儿和婴幼儿时期,骨髓全部是红骨髓。从6岁左右起,骨髓腔内的红骨髓逐渐转成黄骨髓,失去造血功能,但当大量失血和严重贫血时,黄骨髓还可转变成红骨髓,恢复造血功能。临床上常抽取红骨髓,检查其造血功能。

知识拓展

当人体的造血系统出现疾病时,如白血病、再生障碍性贫血等,骨髓失去了造血功能。这些患者可通过进行骨髓移植进行治疗。骨髓移植是指把一个健康人骨髓中的造血干细胞移植到病人体内。一个成年人的骨髓重量约3kg,如果能提供10g的骨髓造血干细胞就能挽救一名白血病患者的生命。

3. 骨的化学成分和物理特性

骨由有机质和无机质构成。有机质主要是骨胶原纤维和黏多糖蛋白，使骨具有一定的韧性和弹性；无机质主要是磷酸钙和碳酸钙，可使骨具有一定的硬度。

在成人骨中，有机质约占总量的1/3，无机质约占2/3，使骨既有一定的硬度，同时又有一定的弹性和韧性。小儿的骨有机质相对较多，骨质较软，易变形。老年人的骨有机质含量减少，骨质较脆，易骨折。

（二）骨连结

骨与骨之间的连结装置称骨连结。骨连结按连结形式可分直接连结和间接连结两种。直接连结是指骨与骨之间借致密结缔组织或软骨直接相连，两者之间没有腔隙，活动度小或不能活动。间接连结又称滑膜关节，简称关节，是指骨与骨之间借结缔组织囊相连，两者之间的活动度较大。

1. 关节的基本结构

关节的基本结构包括关节面、关节囊和关节腔三部分（图4-3）。

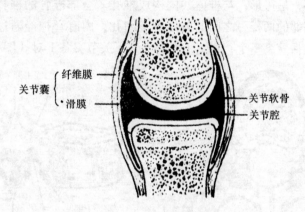

图4-3 关节的结构

（1）关节面 为构成关节各骨间相邻接的面，表面覆有一层关节软骨。关节软骨表面光滑，有弹性，可缓冲震荡和减少两骨间的摩擦。

（2）关节囊 为结缔组织构成的囊，附着于关节面周缘的骨面上。

关节囊分为内、外两层，外层称纤维膜，较厚而坚韧，主要起连接作用；内层称滑膜，较薄而柔软，可分泌滑液，润滑关节面。

（3）关节腔 为关节囊与关节软骨共同围成的密闭腔隙，内含少量滑液，起润滑作用，有利于关节的活动。关节腔内为负压，有利于关节的稳固。

2. 关节的辅助结构

关节除去基本结构外，有的关节还有韧带和关节盘等辅助结构。

（1）韧带 为连接两骨之间的致密结缔组织束，可增强关节的稳固性。

（2）关节盘 为垫在两关节面之间的软骨板，可使关节面更相适应，以增强关节的稳固性和增加关节的运动幅度。

3. 关节的运动形式

关节在肌的牵引下可以做各种运动，其基本形式有以下几种。

（1）屈与伸 使两骨之间的夹角减小为屈，反之为伸。

(2) 内收与外展　使骨向正中矢状面靠拢为内收，反之为外展。

(3) 旋内与旋外　使骨的前面转向内侧为旋内，反之为旋外。

(4) 环转　为屈、外展、伸和内收的连续运动，即骨的近端在原位转动，远端作圆周运动。

二、躯干骨及其连结

躯干骨包括椎骨、胸骨和肋，可借骨连结构成脊柱和胸廓。

（一）脊柱

脊柱位于躯干背侧正中，成人由 26 块椎骨（7 块颈椎、12 块胸椎、5 块腰椎、1 块骶骨、1 块尾骨）连结而成。脊柱具有支持体重、完成运动和保护脊髓与胸、腹腔脏器的功能。

1. 椎骨

椎骨由前部的椎体和后部的椎弓两部分构成。椎体呈矮圆柱状，可承受重力。椎弓连于椎体的后部，呈弓形，与椎体共同构成椎孔。全部椎骨的椎孔连成椎管，容纳脊髓。在上、下相邻的两椎弓之间的侧方有椎间孔，内有脊神经通过。椎弓的后部可发出 7 个突起，包括棘突 1 个，横突 1 对和上、下关节突各 1 对（图 4-4）。

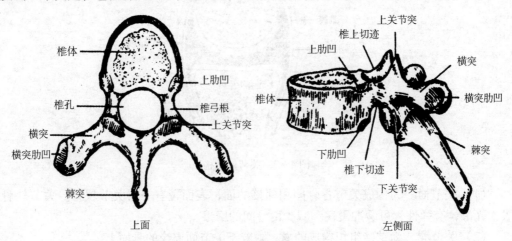

图 4-4　椎骨的一般形态

由于各部椎骨承受的重力不同并且与周边相邻的结构不同，所以形态上也有所差异。颈椎的椎体最小，胸椎的椎体与横突的末端有与肋骨相连的关节面，腰椎的椎体最大，5 块骶椎成年后愈合成一块骶骨，4 块尾椎愈合成一块尾骨。

骶骨较大，呈倒三角形，底朝上，与第 5 腰椎相连，尖向下，接尾骨。骶骨的前面光滑，有 4 对骶前孔。骶骨的后面粗糙，有 4 对骶后孔。骶前孔与骶后孔都有脊神经经过（图 4-5）。

2. 椎骨的连结

各椎骨之间可借助椎间盘、韧带和关节相连。

（1）椎间盘　为连结相邻两个椎体之间的纤维软骨盘，由纤维环和髓核构成。纤维环位于周围，由多层同心圆排列的纤维软骨构成。髓核位于椎间盘的中央，为富有弹性的胶状物。椎间盘连结椎体，缓冲震荡，使脊柱可以运动（图 4-6，4-7）。

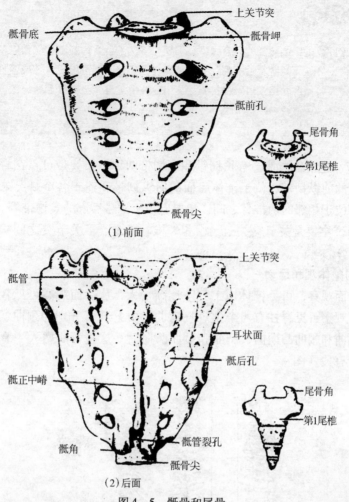

图 4-5 骶骨和尾骨

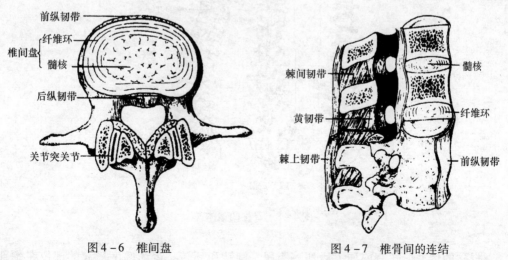

图 4-6 椎间盘　　　　　图 4-7 椎骨间的连结

> **知识链接**
>
> 正常时椎间盘的纤维环坚韧而有弹性,但随着挤压、负重等刺激的积累以及年龄增长导致水分的丧失,纤维环就会发生萎缩、变脆等退行性变,此时再出现急性或慢性损伤,纤维环就会发生破裂,使得髓核突出,称椎间盘突出症。由于椎间盘前厚后薄,故髓核大多突向后外侧的椎间孔,压迫脊神经,产生相应的症状。

(2) 韧带 连结各椎骨,有长韧带和短韧带两种。长韧带可贯穿脊柱的全长,有位于椎体前面的前纵韧带、位于椎体后面的后纵韧带和连于各个棘突末端的棘上韧带三条。短韧带位于相邻的两椎骨之间,主要有位于椎弓后部的黄韧带等。

(3) 关节 主要是关节突关节,由相邻椎骨的上、下关节突之间构成,运动幅度较小(图4-7)。

3. 脊柱的整体观和运动

脊柱从前面观察,可见椎体由上到下逐渐增大,从后面观察可见棘突纵列成一条直线,从侧面观察可见脊柱有4个生理性弯曲,由上到下分别为颈曲、胸曲、腰曲和骶曲。其中颈曲和腰曲凸向前,胸曲和骶曲凸向后。这些弯曲增大了脊柱的弹性,并与身体的平衡有关(图4-8)。

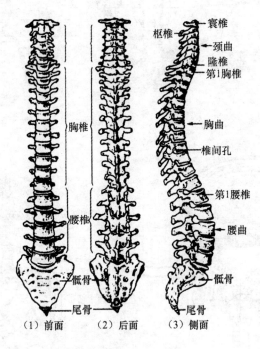

图4-8 脊柱的整体观

脊柱的运动形式有前屈、后伸、侧屈、旋转和环转,运动幅度最大的部位在颈部和腰部。

（二）胸廓

胸廓由12块胸椎、12对肋和1块胸骨连结而成，具有保护和支持胸腔脏器，完成呼吸运动的功能（图4-9）。

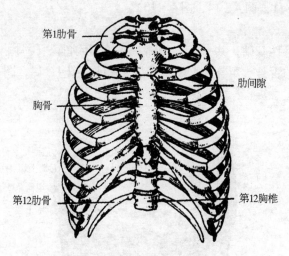

图4-9　胸廓

1. 胸骨

胸骨位于胸前壁正中，从上到下由胸骨柄、胸骨体和剑突三部分组成。

在胸骨柄与胸骨体的连结处，可形成向前微凸的角，称胸骨角，易在体表摸到，它两侧平对第2肋，临床上可作为计数肋和肋间隙序数的标志（图4-10）。

2. 肋

共12对，呈弓形，包括后部的肋骨与前部的肋软骨两部分。肋骨的后端膨大，与胸椎相关节；第1~10对肋的前端借肋软骨与胸骨或其他肋相连结。

3. 胸廓的形态和运动

胸廓呈前后略扁的圆锥形，有上、下两口。胸廓上口较小，可通过食管、气管等；胸廓下口较大，被膈封闭。相邻肋骨之间的缝隙为肋间隙。

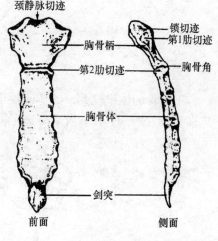

图4-10　胸骨

胸廓的运动主要是参与呼吸过程。吸气时，肋的前端上提，胸廓的前后径和横径均增大，胸腔容积增加，肺扩张；呼气时，肋下降，胸腔的容积减小，肺回缩。

三、颅骨及其连结

颅骨共23块，分脑颅骨和面颅骨两部分。

(一) 颅的组成

1. 脑颅骨

即参与围成颅腔的颅骨,共 8 块,包括成对的颞骨和顶骨与单个的额骨、枕骨、蝶骨和筛骨(图 4-11,图 4-14,图 4-15)。

2. 面颅骨

可构成面部的骨性基础,共 15 块,包括成对的上颌骨、腭骨、颧骨、泪骨、鼻骨和下鼻甲骨与单个的舌骨、犁骨和下颌骨(图 4-11,图 4-14,图 4-15)。

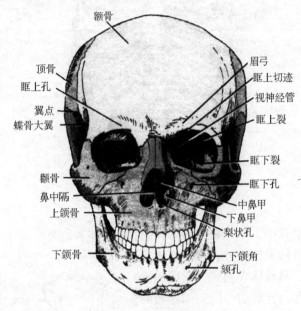

图 4-11 颅(前面)

下颌骨的体积较大,呈马蹄铁形。下颌骨的前部为弓形的骨板,上缘有下牙槽;后部呈长方形,上方有两个突起,前方的为冠突,后方的为髁突(图 4-12)。

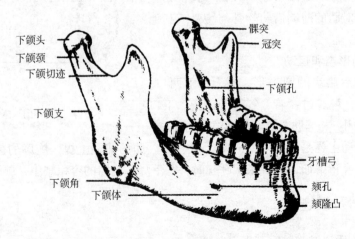

图 4-12 下颌骨

（二）颅的整体观

1. 颅的顶面观

颅的上面称颅顶，有呈"工"字形的三条缝。前方的称冠状缝，中间的称矢状缝，后方的称人字缝。

新生儿的颅顶，因骨尚未发育完全，骨与骨之间存有较大的膜性间隙，称为囟，主要有2个：前囟位于冠状缝与矢状缝的交汇处，较大，呈菱形，于生后1岁半左右闭合；后囟位于矢状缝与人字缝的交汇处，较小，呈三角形，于生后不久闭合（图4-13）。

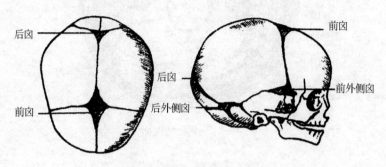

图4-13 新生儿颅

知识拓展

正常的囟是平坦的，或者稍低于周围的颅骨平面，扪之柔软。新生儿出生时，若前囟异常大，并伴有颅骨分离，应想到患有先天性脑积水的可能；若前囟饱满，甚至有明显隆起，则提示颅内压增高，应引起注意。若前囟闭合时间过长，则可能是严重缺钙。若闭合过早，有可能是脑发育不良。总之，小儿囟形态或闭合时间的异常，往往都是疾病的表现，一旦发现囟门异常，应及时去医院检查和治疗。

2. 颅底内面观

颅底内面由前向后可分为颅前、中、后3个窝。各个窝内可见多个孔裂，均有神经与血管通过。在颅中窝的中部有垂体窝，可容纳垂体。颅后窝的中央有枕骨大孔，可通过脊髓（图4-14）。

3. 颅底外面观

颅底外面凹凸不平，前部中央有一水平骨板，称骨腭，构成了口腔的顶，在其周围有上牙槽。后部中央仍可见枕骨大孔，枕骨大孔后方的凸起为枕外隆凸。

在外侧可见一圆锥形突起，称乳突，乳突前方的关节窝为下颌窝。

4. 颅的侧面观

颅的侧面中央有外耳门，向内通外耳道。自外耳门向前有一骨梁称颧弓（图4-15）。

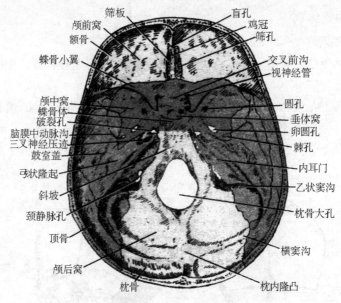

图4-14 颅底(内面)

图4-15 颅(侧面)

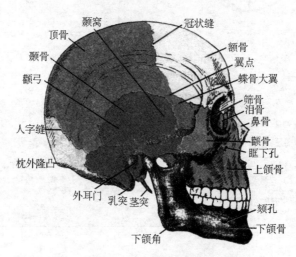

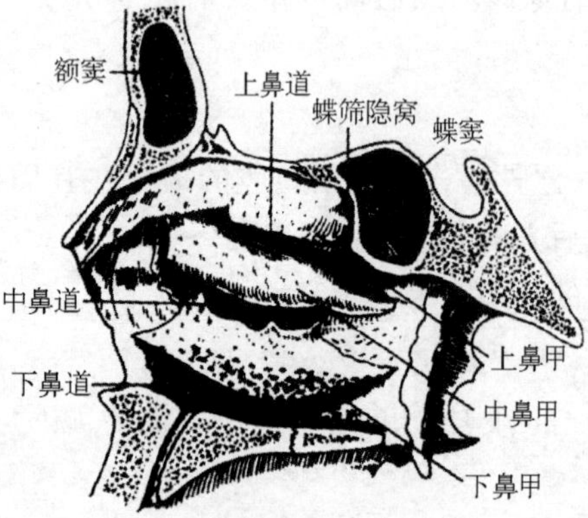

图4-16 骨性鼻腔外侧壁

5. 颅的前面观

颅的前面中部有一对容纳眼球的眶和位于其间的骨性鼻腔。

(1) 眶 为四面锥体形,尖朝向后内,经视神经管通向颅内。

(2) 骨性鼻腔 其正中有骨性鼻中隔,将腔分为左、右两部分。在骨性鼻腔外侧壁自上而下有3个卷曲的骨片,分别称上鼻甲、中鼻甲和下鼻甲(图4-16)。

在鼻腔周围的部分颅骨内有与鼻腔相通的含气空腔,称鼻旁窦,也称副鼻窦,包括额窦、蝶窦、上颌窦和筛窦四种。

(三) 颅骨的连结

各颅骨之间大部分是由骨缝和软骨相连的，不能活动。惟有颞下颌关节能够活动。

颞下颌关节由下颌骨的髁突与下颌窝构成。两侧颞下颌关节联合运动，可使下颌骨上提、下降、向前、向后及向侧方运动。

四、四肢骨及其连结

(一) 上肢骨及其连结

1. 上肢骨

上肢骨每侧各有32块。

(1) 锁骨 位于颈、胸交界处，呈"S"形弯曲，其内侧端与胸骨柄相连，外侧端与肩胛骨相连（图4-17）。

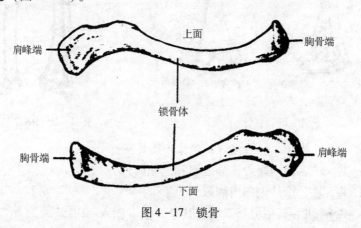

图 4-17 锁骨

(2) 肩胛骨 位于胸廓背面外上方，为三角形的扁骨。其后面有一向外上方伸出的骨嵴，称肩胛冈，冈的外侧端称肩峰。肩胛骨有三个角，上角、下角和外侧角，外侧角较肥大，有一朝向外侧的浅窝，称关节盂（图4-18）。

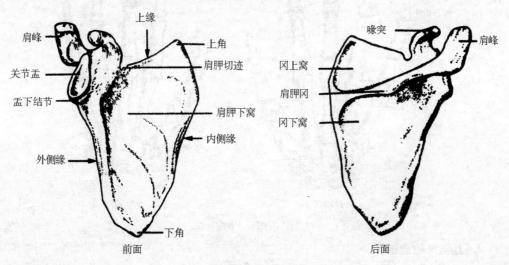

图 4-18 肩胛骨

(3) 肱骨　位于臂部，是典型的长骨。肱骨上端有呈半球形的肱骨头，与肩胛骨关节盂相关节。肱骨下端扁薄，有两个关节面，参与肘关节的构成（图4－19）。

(4) 尺骨和桡骨　位于前臂，尺骨在内侧，桡骨在外侧。其上、下端均有构成肘关节和腕关节的关节面（图4－20）。

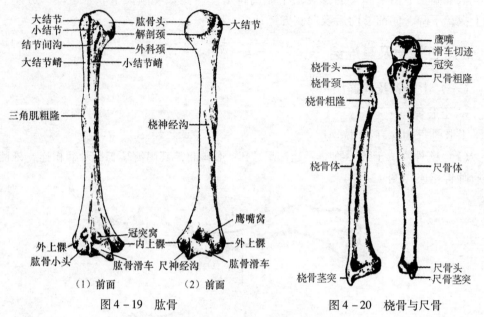

图4－19　肱骨　　　　图4－20　桡骨与尺骨

(5) 手骨　由近及远，包括腕骨、掌骨和指骨三部分。

① 腕骨：共8块，均为短骨，分近侧和远侧两列。

② 掌骨：共5块，由外侧向内侧依次为第1~5掌骨。

③ 指骨：共14块，其中拇指2节，其余3节（图4－21）。

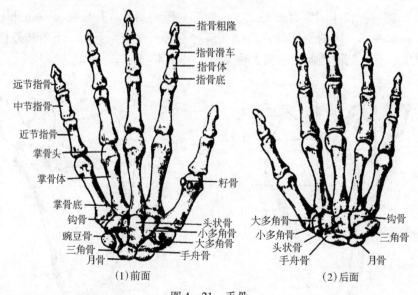

图4－21　手骨

2. 上肢骨的连结

(1) 肩关节　由肱骨头与肩胛骨的关节盂构成。

由于肱骨头较大，关节盂小而浅，且关节囊薄而松弛，故肩关节的运动幅度较大，但稳固性较差，尤以关节的下部最为薄弱，当上肢运动范围过大时，易发生肱骨头向下脱位。肩关节可作屈、伸、内收、外展、旋内、旋外和环转运动（图4-22）。

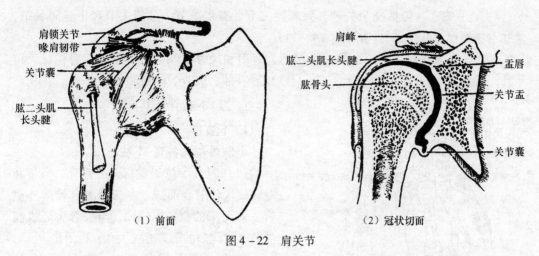

图4-22 肩关节

(2) 肘关节　由肱骨下端与尺、桡骨上端构成，包括三个关节，分别是肱桡关节、肱尺关节和桡尺近侧关节。三个关节共同包在一个关节囊内。肘关节可作屈、伸运动（图4-23）。

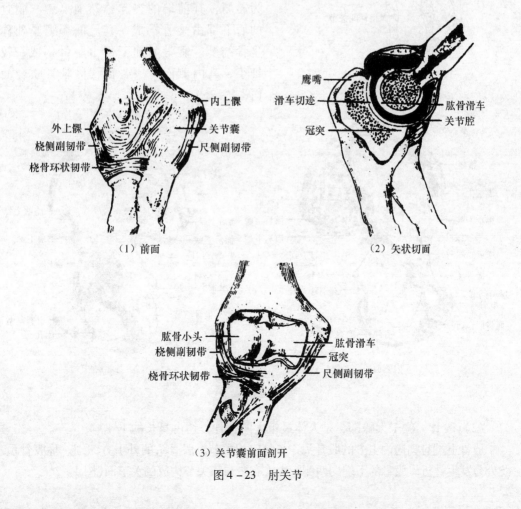

图4-23 肘关节

(3) 前臂骨的连结 桡、尺骨的骨干之间可借前臂骨间膜相连结。其上、下两端分别由桡尺近侧关节和桡尺远侧关节相连结。当两侧关节同时活动时，可使前臂旋前和旋后。

(4) 手关节 包括桡腕关节、腕骨间关节、腕掌关节、掌指关节和指骨间关节，均由与关节名称相应的骨构成（图4-24）。

桡腕关节又称腕关节，由桡骨下端的关节面和尺骨下端的关节盘与腕骨构成。可做屈、伸、内收、外展和环转运动。

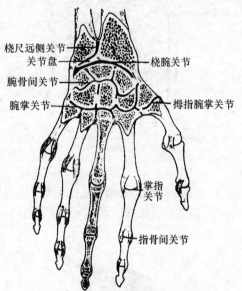

图4-24 手关节

（二）下肢骨及其连结

1. 下肢骨

下肢骨每侧各有31块。

（1）髋骨 位于盆部，由髂骨、坐骨和耻骨三块骨融合而成。在三骨融合处的外侧有一大而深的窝，称髋臼，与股骨头形成髋关节。在髋臼的下方有一大孔，称闭孔。

髋骨上部由髂骨构成，扁薄而宽阔，其内侧面有一浅窝，称髂窝。髂骨的上缘为髂嵴，其前端的突起称髂前上棘。髋骨的后下部由坐骨构成，其最低部肥厚处称坐骨结节。髋骨的前下部由耻骨构成，较细小，其内侧面有一骨面，称耻骨联合面（图4-25）。

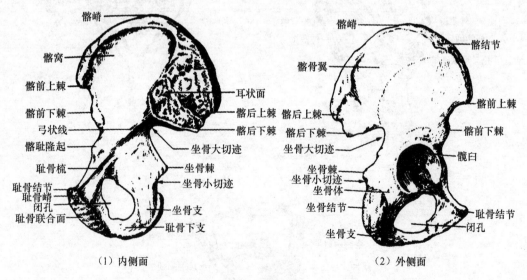

图4-25 髋骨

（2）股骨 位于大腿部，是人体最粗大的长骨，约占身长的1/4。

股骨上端有朝向内上方的股骨头，与髋臼相关节。股骨头的外下方缩细，称股骨颈，此处易发生骨折。股骨的下端向两侧膨大，有参与膝关节构成的关节面（图4-26）。

(3) 髌骨 位于股骨下端的前方，呈三角形。

(4) 胫骨和腓骨 位于小腿。胫骨在内侧，较粗大，上端向两侧膨大，上面有参与膝关节构成的关节面，下端内侧的突起称内踝。腓骨在外侧，细而长，下端有三角形的膨大，称外踝（图4-27）。

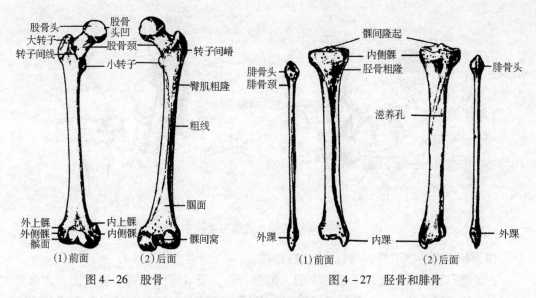

图4-26 股骨　　　　　　图4-27 胫骨和腓骨

(5) 足骨 由后向前，包括跗骨、跖骨和趾骨三部分。

① 跗骨 共7块，均为短骨，包括位于上部的距骨和后下部的跟骨等。跟骨是其中最大的一个，其后部有一向下的隆起，称跟结节。

② 跖骨 共5块，由内侧向外侧依次为第1~5跖骨。

③ 趾骨 共14块，其分布与手指骨相同（图4-28）。

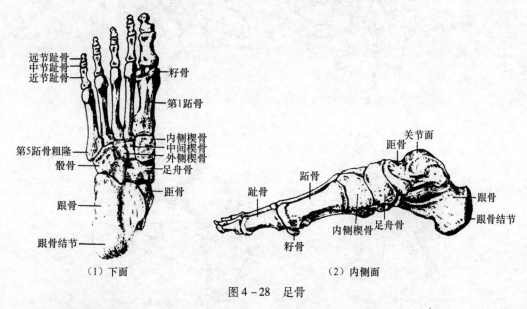

图4-28 足骨

2. 下肢骨的连结

(1) 髋骨的连结 两侧髋骨的前下部借耻骨联合相连结，后部借关节和韧带与骶骨相连结，连同尾骨共同构成一个盆状的结构，称骨盆。骨盆有保护盆腔脏器和传递重力等作用。

骨盆可分为上部的大骨盆和下部的小骨盆两部分。大骨盆构成了腹腔的一部分；小骨盆有上、下两口，其内腔为骨盆腔，容纳消化、泌尿和生殖系统的部分器官（图4-29）。

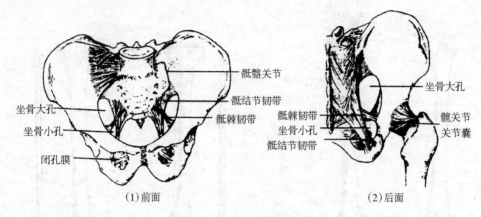

图4-29 髋骨的连结与骨盆

（2）髋关节 由股骨头与髋骨的髋臼构成。

由于髋臼较深，包裹住了股骨头的大部分，且关节囊厚而紧张，囊周围有许多韧带加强，故与肩关节相比，其稳固性较强，但活动度较小。髋关节的运动形式与肩关节相同，可作屈、伸、内收、外展、旋内、旋外和环转等运动（图4-30）。

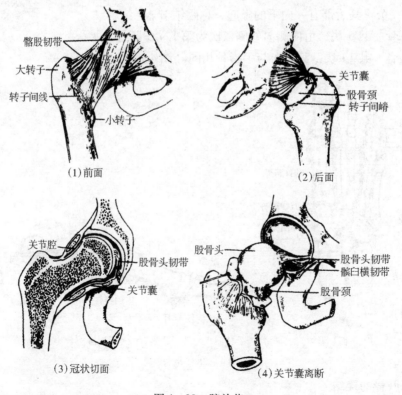

图4-30 髋关节

(3) 膝关节　由股骨下端，胫骨上端及髌骨构成。

膝关节的关节囊宽阔而松弛，但韧带较发达，有囊内韧带和囊外韧带两种。囊外韧带主要有髌韧带，位于膝关节的前方，由股四头肌的肌腱构成。囊内韧带由前、后两条交叉韧带构成。膝关节的关节囊内有两块呈半月形的关节盘，分别称内、外侧半月板。膝关节可做屈、伸运动（图4-31）。

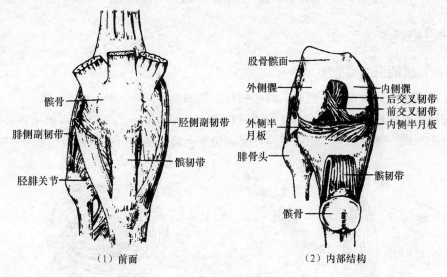

图4-31　膝关节

> **知识拓展**
>
> **半月板**
>
> 半月板是膝关节的重要辅助结构，起着使关节面相吻合、吸收震荡以及维持关节稳定等作用。由于半月板在膝关节运动中要承受约50%的负荷，故膝关节半月板的运动损伤比较常见。半月板的损伤与膝关节姿势和用力次序不正确直接相关。当膝关节由屈至伸时，半月板也要由后向前进行滑动，如果膝关节过于急骤并强力旋转，则半月板就会因暴力挤压而损伤。

(4) 胫、腓骨的连结　胫、腓骨之间上端以关节相连结，体和下端分别以骨间膜和韧带相连。

(5) 足关节　包括距小腿关节、跗骨间关节、跗跖关节、跖趾关节和趾间关节，均由与关节名称相应的骨组成（图4-32）。

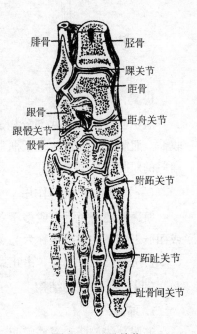

图4-32　足关节

距小腿关节又称踝关节，由胫、腓骨的下端与距骨构成。踝关节可做背屈（伸）、跖屈（屈）以及足内翻和外翻运动。

（6）足弓　足骨通过关节和韧带紧密相连，在纵和横方向上都形成凸向上方的弓形，称足弓。足弓可增强运动时的弹性、缓冲震荡并能保护足底的神经血管。

第二节　骨　骼　肌

一、概述

（一）肌的形态与分类

肌按形态可分为长肌、短肌、扁肌和轮匝肌四类。

长肌呈长梭形，多分布于四肢。短肌较短小，位于躯干的深部。扁肌扁薄而宽阔，主要分布在胸、腹壁浅层。轮匝肌呈环形，位于孔裂周围，可关闭孔裂（图4-33）。

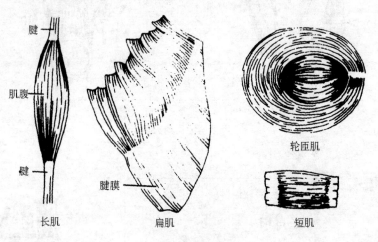

图4-33　肌的形态

（二）肌的结构

肌由肌腹与肌腱两部分构成。肌腹呈红色，位于肌的中央，由肌组织构成，可以收缩。肌腱呈银白色，位于肌腹的两侧，由致密结缔组织构成，坚韧，起固定作用。扁肌的肌腱又称腱膜。

（三）肌的起止与作用

肌通常要跨过一个或多个关节，附着在不同的骨上。通常将肌在靠近身体正中线或四肢近侧端的附着点称为起点，将远离身体正中线或四肢远侧端的附着点称为止点。一般情况下，肌收缩时，由止点向起点靠拢。

（四）肌的辅助结构

1. 筋膜

筋膜分浅筋膜和深筋膜两种。

（1）浅筋膜　位于皮肤的深面，较厚，主要由疏松结缔组织构成，内含大量脂肪，对肌和深部的器官起保护作用。

(2) **深筋膜** 由致密结缔组织构成。在浅筋膜的深面,也可深入到肌和肌群之间,形成肌间隔等。

2. 腱鞘

为套在长肌腱外面的双层鞘,外层由致密结缔组织构成,内层由滑膜构成。腱鞘可对肌腱起固定作用,并可减少肌腱滑动时产生的摩擦。

二、躯干肌

躯干肌包括背肌、颈肌、胸肌、膈、腹肌和会阴肌等。

(一) 背肌

背肌位于躯干背部,分浅、深两群。浅群主要有斜方肌和背阔肌,深群主要有竖脊肌(图4-34)。

1. 斜方肌

斜方肌位于项背部,为三角形的扁肌。起于颈、胸椎的棘突,止于肩胛骨和锁骨。斜方肌可使肩胛骨向脊柱靠拢。

2. 背阔肌

背阔肌位于背的下部。起于腰椎和下部胸椎的棘突,止于肱骨上端的前方。背阔肌可使上肢内收、内旋和后伸。

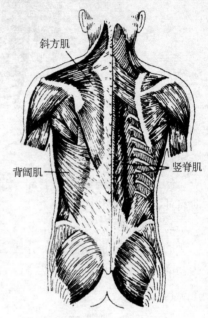

图4-34 背肌

3. 竖脊肌

竖脊肌位于躯干后面正中线的两侧,起自骶骨,止于椎骨、肋骨和枕骨。竖脊肌可使脊柱后伸和仰头,并维持躯干直立。

(二) 颈肌

颈肌位于颅与胸廓之间,主要有胸锁乳突肌和舌骨上、下肌群(图4-35)。

1. 胸锁乳突肌

胸锁乳突肌位于颈外侧部的浅层,起于胸骨和锁骨,止于乳突。一侧胸锁乳突肌收

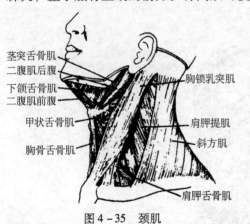

图4-35 颈肌

缩使头向同侧倾斜,面转向对侧;两侧同时收缩,头后仰。

2. 舌骨上、下肌群

舌骨上、下肌群分别位于舌骨的上方与下方,可下拉下颌骨和运动喉。

(三) 胸肌

胸肌参与胸壁的构成,主要包括胸大肌和肋间肌等(图4-36)。

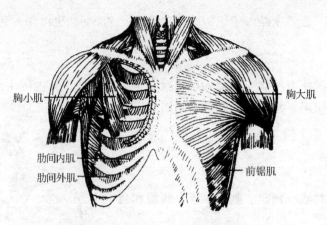

图 4-36 胸肌

1. 胸大肌

胸大肌位于胸壁的前上部,起于胸骨和上部肋软骨,止于肱骨上端的外侧。胸大肌可使上肢内收和内旋。

2. 肋间肌

肋间肌位于肋间隙内,分浅、深两层。浅层为肋间外肌,可提肋,助吸气;深层为肋间内肌,可降肋,助呼气。

(四)膈

膈位于胸、腹腔之间,为一个向上膨隆的扁肌。膈的周围为肌腹,附着于胸廓下口,中央为腱膜,称中心腱。膈上有三个裂孔,位于脊柱前方的为主动脉裂孔,通过主动脉;主动脉裂孔的左前方为食管裂孔,通过食管;食管裂孔右前方的中心腱内有腔静脉孔,通过下腔静脉(图4-37)。

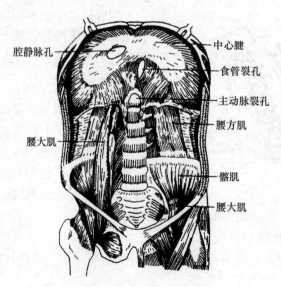

图 4-37 膈和腹后壁肌

膈是主要的呼吸肌,收缩时膈的顶部下降,使胸腔容积扩大,引起吸气;舒张时恢复原位,引起呼气。

（五）腹肌

位于腹部，主要包括腹前壁的腹直肌和腹前外侧壁的三块扁肌（图4-38）。

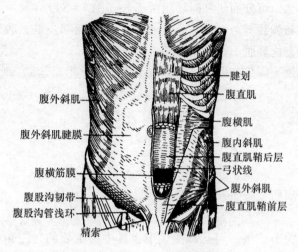

图4-38 腹前外侧壁肌

1. 腹直肌

腹直肌呈带状，位于腹前壁正中线的两侧，肌束纵行，并被腹直肌鞘包绕。

2. 腹外斜肌

腹外斜肌位于腹前外侧壁的浅层，肌束斜向前下方，并移行为腹外斜肌腱膜。腹外斜肌腱膜的下部增厚，形成腹股沟韧带。

3. 腹内斜肌

腹内斜肌位于腹外斜肌的深方。肌束斜向前上方，也移行为腱膜。

4. 腹横肌

腹横肌位于腹内斜肌的深方。肌束横行向前，同样移行为腱膜。

腹肌有保护腹腔脏器、增加腹压和运动脊柱等作用。

5. 腹股沟管

腹股沟管在腹股沟韧带内侧半的上方，是腹肌之间的一条斜行裂隙，长约4~5cm。腹股沟管在男性有精索通过，女性有子宫圆韧带通过。

> **知识链接**
>
> 腹股沟管是腹壁下部的薄弱区。在病理情况下，腹腔内容物可进入到腹股沟管内，形成腹股沟斜疝，严重的情况下，腹腔内容物还可穿经腹股沟管，向下降入阴囊。

（六）会阴肌

位于小骨盆的下口处。会阴肌与其上面和下面的筋膜一起，共同构成盆膈与尿生殖膈。盆膈位于后部，构成盆底的大部分，有直肠穿过。尿生殖膈位于前部，男性有尿道穿过，女性有尿道和阴道穿过。

三、头肌

头肌分布于头部，可分面肌和咀嚼肌两部分（图4-39）。

面肌位于面部和颅顶等处，大多起自颅骨，止于面部皮肤，收缩后可牵拉皮肤产生表情。面肌主要有枕额肌、眼轮匝肌和口轮匝肌等。

咀嚼肌配布在颞下颌关节周围，可牵拉下颌骨产生咀嚼运动。咀嚼肌主要有咬肌、颞肌等。

四、四肢肌

（一）上肢肌

上肢肌可分为肩肌、臂肌、前臂肌和手肌。

1. 肩肌

肩肌配布在肩关节周围，可运动肩关节，其中最主要的是三角肌。三角肌略呈三角形，起于肩胛骨和锁骨，从前、外、后三面包被肩关节后止于肱骨，其作用是使肩关节外展（图4-40）。

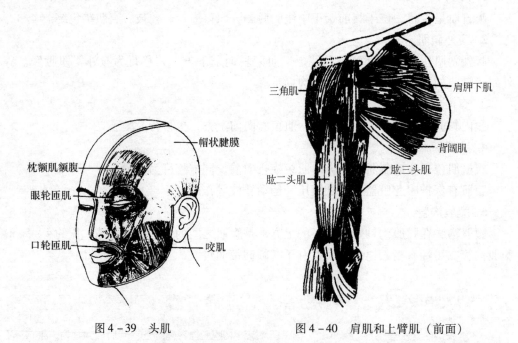

图4-39 头肌　　　　图4-40 肩肌和上臂肌（前面）

三角肌的外上2/3部肌质丰厚，且无重要的神经和血管，是临床肌内注射的常用部位。

2. 臂肌

臂肌位于肱骨周围，分前、后两群。

（1）前群　位于肱骨的前面，主要有肱二头肌。肱二头肌上端有二个头，均起于肩胛骨，向下止于桡骨上端的内侧，主要作用是屈肘关节和使前臂旋后（图4-40）。

（2）后群　位于肱骨的后面，主要有肱三头肌。肱三头肌上端有三个头，起于肩胛骨和肱骨，止于尺骨的上端，主要作用为伸肘关节。

3. 前臂肌

前臂肌分前、后两群，多数为长肌，肌腹位于前臂的近侧部，向远侧移行为细长的肌腱，止于前臂骨和手骨。前群肌位于尺、桡骨前面，可屈桡腕关节、掌指关节、指间关节和使前臂旋前。后群肌位于尺、桡骨后面，能伸桡腕关节、掌指关节、指间关节和使前臂旋后（图4－41）。

4. 手肌

手肌位于手掌，分外侧，中间和内侧三群。外侧群较发达，可运动拇指。内侧群可运动小指。中间群可运动第2~5指（图4－41）。

（二）下肢肌

下肢肌可分为髋肌、大腿肌、小腿肌和足肌。

1. 髋肌

髋肌大多位于骨盆的内面和外面，分前、后两群。

（1）前群　主要有髂腰肌。髂腰肌由髂肌和腰大肌构成，分别位于髂窝和脊柱的两侧，两部分肌腹合并后向下止于股骨上端的内侧，可屈髋关节和使髋关节旋外（图4－37）。

（2）后群　主要有臀大肌。臀大肌位于臀部的浅层，呈四边形，大而肥厚。臀大肌起于髂骨的外侧面和骶骨，止于股骨体的上部后面，可使髋关节后伸和旋外（图4－42）。

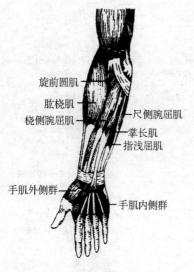

图4－41　前臂肌和手肌（前面）

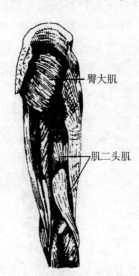

图4－42　臀肌和大腿肌后群

在臀部的外上1/4区域肌质肥厚，且血管和神经较少，是临床肌内注射常选用的部位。

2. 大腿肌

大腿肌位于股骨的周围，分前群、内侧群和后群三群。

（1）前群　位于股骨的前面，主要有股四头肌。股四头肌上端有四个头，分别为股直肌、股内侧肌、股中间肌和股外侧肌，起于髋骨和股骨，肌束向下汇合并移

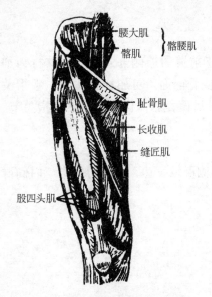

图4-43 大腿肌前群和内侧群

行为肌腱,包绕髌骨,形成髌韧带,止于胫骨上端的前面。股四头肌的作用是伸膝关节和屈髋关节(图4-43)。

(2)内侧群 又称内收肌群,位于股骨的内侧,起于髋骨,止于股骨和胫骨,可使髋关节内收(图4-43)。

(3)后群 位于股骨后面,均起于髋骨,止于胫骨和腓骨上端,可伸髋关节和屈膝关节(图4-42)。

3. 小腿肌

小腿肌位于胫、腓骨周围,分前群、外侧群和后群三群。

(1)前群 位于小腿前部,起于胫、腓骨的上端,肌腱向下止于足骨,可使踝关节背屈、足内翻及伸足趾(图4-44)。

(2)外侧群 位于小腿的外侧部,起于腓骨,肌腱向下经外踝的后方止于足底,可使踝关节跖屈和足外翻(图4-44)。

(3)后群 位于小腿后部,分浅、深两层。

浅层为强大的小腿三头肌。小腿三头肌由腓肠肌和比目鱼肌构成,起于股骨的下端和胫、腓骨的后面,两肌汇合形成粗大的跟腱,止于跟骨。小腿三头肌可使踝关节跖屈,维持直立(图4-45)。

深层肌起于胫、腓骨的上端,肌腱向下止于足骨,可使踝关节跖屈,足内翻及屈足趾。

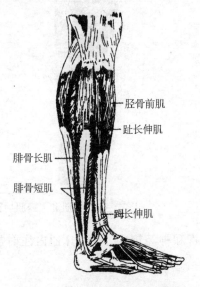

图4-44 小腿肌前群和外侧群

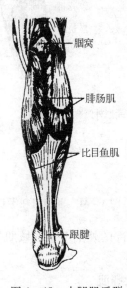

图4-45 小腿肌后群

4. 足肌

大多位于足底,可运动足趾并参与维持足弓。

第三节 骨骼肌的收缩

一、骨骼肌神经-肌接头处的兴奋传递

骨骼肌的收缩是在躯体神经的控制之下进行的。躯体神经通过神经-肌接头，将神经冲动传递给骨骼肌纤维，使骨骼肌纤维发生收缩。

（一）神经-肌接头的结构

运动神经元轴突末梢接近骨骼肌纤维时，裸露的轴突先形成爪样的分支，各分支末端再形成纽扣样膨大，附着在肌纤维的肌膜上，构成神经-肌接头，又称运动终板。神经-肌接头包括接头前膜、接头后膜和接头间隙三个部分。

1. 接头前膜

接头前膜为躯体神经末梢膨大的部分，内含大量的囊泡，称接头小泡，小泡内含有乙酰胆碱，属于神经递质。

2. 接头后膜

接头后膜是与接头前膜相对应的肌细胞膜，在接头后膜上存在胆碱能受体。

3. 接头间隙

接头间隙为接头前膜与接头后膜之间的狭窄间隙（图4-46）。

（二）神经-肌接头的兴奋传递过程

当神经冲动沿着神经纤维到达轴突末梢时，末梢细胞膜出现去极化，使接头小泡与接头前膜相接触并融合，释放出乙酰胆碱。乙酰胆碱通过接头间隙向接头后膜扩散，并与接头后膜表面的胆碱能受体相结合，从而改变了接头后膜对离子的通透性，使接头后膜去极化而产生终板电位。当终板电位达到一定阈值时，使肌细胞膜爆发动作电位。动作电位通过局部电流沿着肌细胞膜进行传递，最终使肌纤维出现兴奋，从而完成神经纤维-肌细胞之间的兴奋传递。

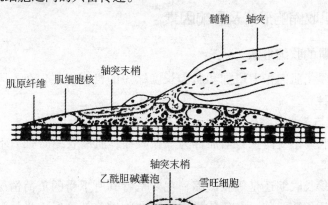

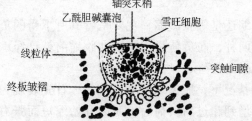

图4-46 神经-肌接头模式图

二、骨骼肌的兴奋-收缩耦联

(一) 肌丝滑行学说

肌细胞的收缩机制目前公认的是肌丝滑行学说。肌丝滑行学说的主要内容是肌纤维收缩时粗、细肌丝并没有缩短,而是细肌丝在横桥扭动的作用下向粗肌丝内滑行,由于粗肌丝与细肌丝的相对运动,使相邻Z线相互靠拢,肌节缩短(图4-47)。

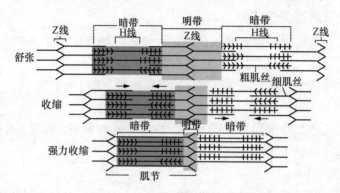

图4-47 骨骼肌收缩过程示意图

(二) 兴奋-收缩耦联

兴奋-收缩耦联是指将肌细胞膜的动作电位与肌细胞的机械收缩联系起来的中介过程。

当神经冲动经运动终板传至肌细胞时,肌细胞膜产生动作电位。动作电位从肌细胞膜沿着横小管传入到三联体,使终池膜上Ca^{2+}通道开放,终池内的Ca^{2+}释放入胞浆中,导致胞浆中Ca^{2+}浓度迅速增高,从而启动了上述的肌丝滑行过程,使肌纤维收缩。

当神经冲动停止时,终池膜上的Ca^{2+}通道关闭,同时膜上的Ca^{2+}泵将Ca^{2+}泵回到终池中储存,从而导致胞浆内Ca^{2+}浓度降低,肌纤维舒张。

三、骨骼肌收缩的形式及影响因素

(一) 骨骼肌的收缩形式

骨骼肌收缩是指肌肉张力增加和肌肉长度缩短的机械变化,在不同情况下,其收缩形式有以下几种。

1. 等长收缩与等张收缩

肌肉收缩时长度不变而张力增加称为等长收缩;肌肉收缩时张力不变而长度缩短称为等张收缩。

决定肌肉是等长收缩还是等张收缩,主要是看其所承受的负荷情况。肌肉承受的负荷分前负荷和后负荷两种,前负荷是指肌肉在收缩前就已经承受的负荷;后负荷是指肌肉开始收缩后所承受的负荷。

在有后负荷存在的情况下,肌肉不能立即缩短,首先表现为张力增加,即处于等长收缩情况下,当张力增到超过后负荷时,肌肉开始缩短而张力不再增加,即处于等张收缩状态。

2. 单收缩和强直收缩

骨骼肌受到一次短促的刺激，先是产生一次动作电位，紧接着出现一次机械收缩，称为单收缩。如骨骼肌受到连续不断的刺激，则可出现连续而持久的收缩，称为强直收缩。

由于刺激的频率不同，强直收缩又可分为以下两种。

（1）不完全强直收缩　由于连续刺激相对频率较低，新的刺激落在前一次收缩的舒张期内所形成的。表现为舒张不完全，记录曲线呈锯齿状。

（2）完全强直收缩　由于连续刺激的频率较高，新的刺激落在前一次收缩的收缩期内所形成的。表现为收缩的叠加，记录曲线呈一条平线。正常体内骨骼肌收缩几乎都属于完全强直收缩（图4-48）。

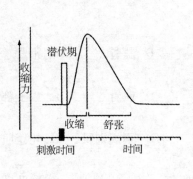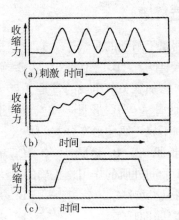

图4-48　骨骼肌的收缩形式

（二）骨骼肌收缩的影响因素

骨骼肌的收缩主要受到前负荷、后负荷和肌肉收缩能力的影响。

1. 前负荷

在一定范围内，增加骨骼肌的前负荷和初长度，可增加骨骼肌的收缩强度。实验结果分析表明，对于每一块肌肉，都存在一个最适前负荷或最适初长度，肌肉在这样的条件下收缩时，可以产生最大的收缩效果。在达到最适前负荷以前，肌肉的收缩强度将随着前负荷的增大而增大，但在超过此限度以后，收缩强度将随着前负荷的增加而减小。

2. 后负荷

实验表明，在一定程度上增加骨骼肌的后负荷，肌肉最后达到的收缩张力相应增加，但开始出现收缩的时间延长，且缩短的速度和长度也逐渐减小。骨骼肌的后负荷越小，肌肉收缩产生的张力越小，缩短出现的时间越短，而缩短的速度和长度却越大。因此要想达到骨骼肌最大的收缩效果，后负荷过大或过小皆非所宜，以中等量的后负荷较为理想。

3. 肌肉收缩能力

不依赖前负荷、后负荷而影响肌肉收缩效能的肌肉内在特性，称为肌肉收缩能力。肌肉收缩能力主要取决于兴奋-收缩耦联过程Ca^{2+}浓度和横桥的ATP酶活性。肌肉收缩能力增强，则肌肉收缩的张力增加、速度加快、做功效率增加。神经递质、体液环境、疾病的病理变化及药物都是通过调节肌肉收缩能力来影响肌肉收缩效能的。如Ca^{2+}、肾上腺素使肌肉收缩能力增加，酸中毒、缺氧则使肌肉收缩能力减弱。

目标检测

一、名词解释

1. 红骨髓 2. 胸骨角 3. 骨盆 4. 腹股沟管 5. 兴奋－收缩耦联 6. 等长收缩

二、选择题

1. 下列属于脑颅的是（　　）
   A. 颧骨　　B. 上颌骨　　C. 筛骨　　D. 腭骨　　E. 泪骨
2. 没有参加膝关节组成的骨是（　　）
   A. 股骨　　B. 胫骨　　C. 腓骨　　D. 髌骨　　E. 以上都不是
3. 下列不属于肌的形态分类的是（　　）
   A. 长肌　　B. 短肌　　C. 扁肌　　D. 不规则肌　　E. 轮匝肌
4. 关于肋间外肌的作用，正确的说法是（　　）
   A. 提肋助呼气　　B. 提肋助吸气　　C. 降肋助吸气
   D. 降肋助呼气　　E. 以上都不是
5. 能屈肘关节的肌是（　　）
   A. 肱二头肌　　B. 肱三头肌　　C. 背阔肌
   D. 三角肌　　E. 斜方肌

三、简答题

1. 骨的化学成分是什么？各有何作用？老年人与小儿各有何特点？
2. 脊柱的生理弯曲有哪几个？各凸向何方？
3. 膝关节是如何组成的？有哪些主要结构？可产生什么运动？
4. 膈的裂孔有哪几个？分别位于何处？各通过哪些结构？
5. 简述肌丝滑行学说的主要内容。

实训一　骨与骨连结标本观察

【实训目的】

通过观察骨标本和骨连结标本，进一步明确骨和骨连结的形态和结构，对骨和骨连结有一个感性认识，验证理论课所讲授的理论知识并对骨和骨连结的形态结构加深印象。

【实训要求】

在教师的指导下，观察各个关节的组成、结构特点，亲手触摸骨标本并在骨标本上指认出主要的骨性结构，

【实训内容】
1. 骨标本观察
(1) 骨的分类和结构
① 在人体骨骼标本上辨认各类骨的形态及构造。取肱骨及纵切骨标本,以辨认长骨的骨干、骨骺及髓腔。
② 取骨结构标本,观察骨质、骨髓、骨膜、关节软骨等。
(2) 躯干骨标本　在人体骨骼标本和躯干骨分离标本上观察脊柱的外形和组成、椎骨、胸骨和肋骨的形态。
(3) 头颅骨标本　在整颅和分离颅骨标本上观察颅的组成及重要颅骨的形态和位置。在整颅、颅的水平切标本上分别观察颅的顶面、颅底内面、颅底外面、颅的侧面、颅的前面等重要结构。
(4) 四肢骨标本
① 上肢骨　取肩胛骨、锁骨、肱骨、桡骨、尺骨、手骨标本,观察各骨的主要形态。
② 下肢骨　取髋骨、股骨、髌骨、胫骨、腓骨、足骨标本,观察各骨的主要形态。

2. 骨连结标本观察
(1) 骨连结的构造
① 在肩关节标本上观察关节的基本结构,包括关节面的形态、关节囊的构造和特性、关节腔的构成。
② 在膝关节标本上观察韧带、半月板的位置、形态。
(2) 躯干骨的连结
① 脊柱　取脊柱水平切和矢状切标本,观察椎间盘及韧带的外形、位置和结构。
② 胸廓　在胸廓标本上观察胸廓的外形和组成。
(3) 上肢骨的连结　在肩关节、肘关节、桡腕关节标本上观察各关节的组成和构造特点,并在活体上验证其各关节的运动。
(4) 下肢骨的连结　在骨盆、髋关节、膝关节、距小腿关节标本上观察骨盆的形态及各关节的组成和构造特点。

【实训评价】
1. 对骨标本观察的评价
教师取肩胛骨、肱骨、髋骨、股骨与整颅标本,要求学生在标本上辨认出主要骨结构名称,可根据学生观察到的结构名称数量和准确性做出评价。
2. 对骨连结标本观察的评价
教师取肩关节、肘关节、髋关节和膝关节的标本,要求学生辨认出各关节的组成和关节中的主要结构,教师可根据学生辨认结构的正确性进行评价。

实训二　骨骼肌标本观察

【实训目的】
通过观察骨骼肌标本,进一步明确骨骼肌的名称、位置与形态,验证理论课所讲授的理论知识并对各骨骼肌的作用加深理解。

【实训要求】

在人体骨骼肌标本上观察各个部位骨骼肌的名称和形态，并且能够说出各个骨骼肌的作用。

【实训内容】

1. 肌的形态分类与构造

在分离肌肉标本上观察长肌、短肌、扁肌和轮匝肌的形态，辨认肌腹、肌腱和腱膜。

2. 躯干肌标本

在全身骨骼肌标本上辨认胸锁乳突肌、斜方肌、背阔肌、竖脊、胸大肌、肋间肌、腹外斜肌、腹内斜肌、腹横机、腹直肌，观察各个腹肌的位置和肌束走行方向，辨认腹股沟管的位置和通过内容，观察膈的形态及各裂孔位置与通过的结构。

3. 四肢肌标本

在全身骨骼肌标本上观察三角肌、肱二头肌、肱三头肌、前臂前群肌、前臂后群肌、臀大肌、股四头肌、小腿三头肌的位置和起止点，并在活体上验证它们的功能。

【实训评价】

教师要求学生在人体骨骼肌标本上指认出各个部位主要肌肉的名称，并且说出各肌肉的主要作用。教师可根据学生指认出的骨骼肌名称和描述骨骼肌作用的正确性进行评价。

（孟庆鸣）

第五章 神经系统

学习目标

通过本章的学习，使学生了解神经系统的组成、结构及主要功能，为后续各章节的学习奠定基础。

知识目标

1. 掌握中枢神经系统的组成及周围神经系统的分类，突触生理及神经递质与受体，特异性投射系统和非特异性投射系统的特点与功能，神经系统对内脏功能的调节。
2. 熟悉被膜、脑室、脑脊液和脑屏障，脑和脊髓的传导通路，各部分脑的功能，神经系统对骨骼肌运动的调节。
3. 了解脊神经、脑神经的分布概况，条件反射的形成和意义，脑的高级功能和脑电图。

技能目标

1. 能够在标本上观察确认脊髓、脑的位置和外形结构。
2. 能够在标本上观察确认脑、脊髓被膜的分层和硬膜外隙、蛛网膜下隙的位置。

第一节 神经系统的组成与结构

一、神经系统的组成与常用术语

神经系统是人体内起主导作用的调节系统。神经系统的主要功能是：①控制和协调人体内部各系统的功能活动，使人体成为一个统一的整体。②借助于感受器接受体内、外环境的刺激，引起各种反应，使各器官、系统相互制约、相互协调，以适应机体代谢的需要，维持机体与内、外界环境的统一。③人类的神经系统经过漫长的生物进化，特别是生产劳动、语言功能和社会生活的发生和发展，推动大脑皮质发生了质的变化；人脑作为高级神经活动的器官，反过来进一步推动了劳动和语言的发展；因此，人类不仅能适应外界环境的变化，并能主动地认识和改造客观世界。人类神经系统最突出的特点是：不仅含有感觉和运动中枢，而且出现了语言中枢，脑成为思维意识活动的重要器官。

神经系统活动表现极为复杂，其基本活动方式是反射。

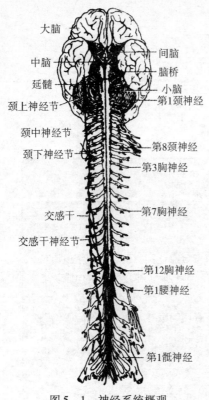

图 5-1 神经系统概观

（一）神经系统的组成

神经系统是人体结构和功能最为复杂的系统，通常将其分为中枢神经系统和周围神经系统。中枢神经系统包括脑和脊髓，分别位于颅腔和椎管内。周围神经系统包括与脑和脊髓相连并分布于全身各部的神经（图 5-1）。

周围神经系统根据相连部位分为与脑相连的 12 对脑神经和与脊髓相连的 31 对脊神经。根据分布对象的不同，又可分为躯体神经和内脏神经，它们均含有感觉纤维和运动纤维，分别管理感觉和运动。躯体神经分布于皮肤、骨、关节和骨骼肌，内脏神经主要分布于内脏、心血管和腺体。由于内脏运动神经支配不受人主观意识所支配的心肌、平滑肌、和腺体的活动，故又称为自主神经或植物神经。内脏运动神经按其形态结构和生理功能特点分为交感神经和副交感神经（表 5-1）。

表 5-1 神经系统的组成

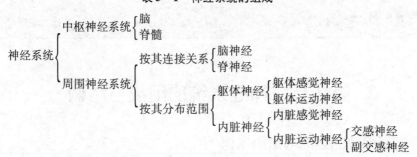

（二）神经系统的常用术语

在神经系统中，常根据神经元胞体和突起的配布及所在的部位给予不同的名称。

1. 灰质与白质

中枢神经系统内，由神经元的胞体和树突集聚的部位色泽灰暗，称为灰质；中枢神经系统内，由神经纤维聚集的部位色泽亮白，称为白质；白质因多数纤维具有髓鞘呈白色而成。位于大脑和小脑表面的灰质称为皮质，位于大脑和小脑深部的白质称为髓质。

2. 神经核与神经节

中枢神经系统内，功能相似的神经元的胞体集聚成的团块称神经核；周围神经系统内，功能相似的神经元的胞体集聚成的团块称神经节。

3. 纤维束与神经

中枢神经系统内，起止、行程和功能基本相同的神经纤维集聚成束，称纤维束；

周围神经系统中,神经纤维聚集而成的粗细不等的条索状结构,称神经。

4. 网状结构

中枢神经系统内,神经纤维交织成网,灰质团块散在其中的区域,称为网状结构。网状结构只存在于中枢神经系统内,由灰质和白质混合而成。

二、中枢神经系统

(一) 脊髓

脊髓是脑与脊髓低级中枢和周围神经联系的通道。人体的躯干和四肢各部感受的信息,经脊髓向上传导至脑,脑对躯干和四肢活动的控制和调节也都要经下行传导束下达到脊髓。脊髓中的灰质是反射活动的低级中枢,可完成一些简单的反射。

1. 脊髓的位置和外形

脊髓位于椎管内,上端在枕骨大孔处与延髓相接,下端在成人平第1腰椎体下缘,新生儿平第3腰椎。

脊髓为前后略扁的圆柱状,长约42~45cm。全长有两处膨大,位于上部的称颈膨大,连有支配上肢的神经;位于下部的称腰骶膨大,连有支配下肢的神经。在胚胎发育过程中,脊髓生长的速度比椎管慢,致使成人的脊髓与脊柱的长度不相等,在第一腰椎以下无脊髓。脊髓末端变细,呈圆锥状,称为脊髓圆锥。脊髓圆锥下端延续无神经组织的细丝,称终丝,向下止于尾骨的背面(图5-2)。

脊髓表面有6条纵行的沟裂,在脊髓前、后面分别有较深的前正中裂和较浅的后正中沟;前正中裂和后正中沟的两侧,各有一条浅沟,分别称为前外侧沟和后外侧沟,前、后外侧沟中分别连有脊神经前根和后根(图5-3)。

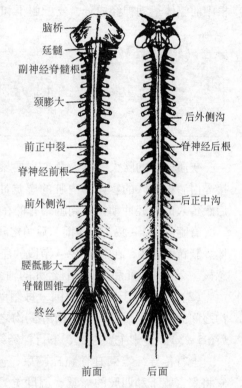

图5-2 脊髓的外形

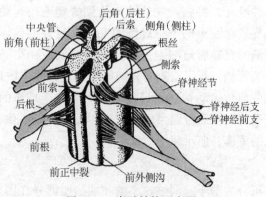

图5-3 脊髓结构示意图

每对脊神经前、后根相连的一段脊髓，称为一个脊髓节段。脊神经共31对，因此脊髓也分为31个节段，即颈髓8节（$C_{1~8}$），胸髓12节（$T_{1~12}$），腰髓5节（$L_{1~5}$），骶髓5节（$S_{1~5}$），尾髓1节（C_1）。

2. 脊髓的内部结构

脊髓由灰质和白质构成。脊髓中央的纵行小管，称中央管（图5-3）。中央管的周围是灰质，灰质周围是白质。

（1）灰质在横切面上呈H形，纵贯脊髓全长，左右对称。

灰质向前的膨大，称前角，内有运动神经元的胞体，其轴突出脊髓，构成脊髓前根中的躯体运动神经成分，支配躯干和四肢的骨骼肌运动。

知识链接

脊髓前角运动神经元受损（如脊髓灰质炎），其所支配的骨骼肌的随意运动障碍，张力低下，反射消失，肌萎缩，临床上称为弛缓性瘫痪（软瘫）。

灰质向后的膨大，称后角，主要聚集与传导感觉有关的联络神经元的胞体，它们接受由后根传入的躯体和内脏的感觉冲动，其轴突有的进入白质形成上行纤维束，将后跟传入的神经冲动传导到脑，有的在脊髓的不同节段起联络作用。

脊髓的胸1~腰3节段前、后角之间还有向外突出的侧角，侧角内有交感神经元的胞体。骶髓无侧角，在骶髓2~4节段的前、后角之间，有副交感神经元的胞体，称骶副交感核。交感神经元和副交感神经元的轴突加入前根，支配平滑肌、心肌和腺体。

（2）白质位于灰质的周围，每侧借脊髓的沟、裂分为3个索。后正中沟与后外侧沟之间为后索，后外侧沟与前外侧沟之间为外侧索，前外侧沟与前正中裂之间为前索（图5-3）。各索主要由上、下行神经纤维束组成。

上行传导纤维束有脊髓丘脑束、薄束和楔束。脊髓丘脑束位于外侧索和前索中，它将来自躯干和四肢的痛觉、温度觉、粗触觉和压觉的冲动上传到脑；薄束和楔束位于后索中，传导躯干和四肢的本体感觉（来自肌、腱、关节等处的位置觉、运动觉和振动觉）和精细触觉（如辨别两点的距离和物体的纹理粗细等）的冲动。

下行纤维束主要有皮质脊髓束，位于外侧索和前索中。皮质脊髓束起自大脑皮质躯体运动中枢的运动神经元，将脑发放的冲动传到脊髓前角运动神经元，支配躯干和四肢骨骼肌的运动。皮质脊髓束的下行纤维大部分在延髓的锥体处交叉，下行于脊髓外侧索后部，止于该侧的脊髓前角细胞，称皮质脊髓侧束；小部分不交叉，下行于同侧脊髓前索的前正中裂两侧，止于双侧的脊髓前角细胞，称皮质脊髓前束。

支配上、下肢肌的前角运动神经元只接受对侧大脑半球来的纤维，而支配躯干肌的前角运动神经元接受双侧皮质脊髓束的支配。因此，脊髓一侧的皮质脊髓束损伤后，只出现上肢、下肢肌的瘫痪，躯干肌不瘫痪。

（二）脑

脑位于颅腔内，可分为脑干、间脑、小脑和端脑四部分（图5-4）。

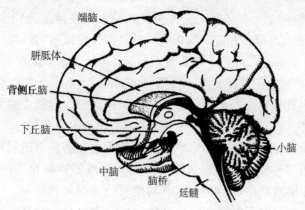

图 5-4 脑的正中矢状面

1. 脑干

脑干自下而上由延髓、脑桥、中脑组成。延髓在枕骨大孔处下续脊髓，中脑向上接间脑，延髓和脑桥的背侧与小脑相连。脑干具有传导功能、反射功能和网状结构的一些功能。大脑皮质、间脑与小脑、脊髓相互联系的上、下行纤维束都经过脑干，因此脑干成为大脑、间脑与小脑、脊髓和周围神经系统的重要通路。脑干内具有多个反射的低级中枢。

（1）脑干的外形分腹侧面和背侧面 延髓腹面的下半部与脊髓外形相似，沿中线两旁，有一对纵行隆起，称为锥体，内有皮质脊髓束通过。锥体下方皮质脊髓束的大部分纤维左右交叉，称为锥体交叉。脑桥下缘借延髓脑桥沟与延髓分界，上缘与中脑相连。脑桥的腹面膨隆，向两侧逐渐缩细，并与背侧的小脑相连。膨隆部的正中有一纵行浅沟，称基底沟。在中脑腹面有一对柱状结构，称大脑脚。两脚之间的凹窝，称脚间窝（图 5-5）。

延髓背面下部后正中沟的两侧，各有两个纵行隆起，内侧的称薄束结节，外侧的称楔束结节，两者深面分别有薄束核和楔束核。延髓上部与脑桥背侧共同形成第四脑室底。中脑背侧面有两对圆形隆起，上方一对为上丘，是视觉反射中枢；下方一对为下丘，是听觉反射中枢（图 5-6）。

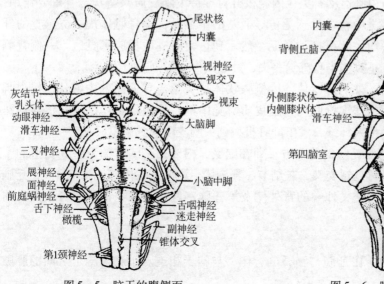

图 5-5 脑干的腹侧面

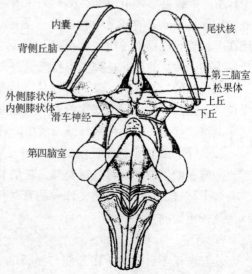

图 5-6 脑干的背侧面

人的脑神经共有12对,除第1对嗅神经和第2对视神经分别连于端脑和间脑外,其余后10对脑神经均与脑干相连。其中第3对动眼神经和第4对滑车神经与中脑相连;第5对三叉神经、第6对展神经、第7对面神经和第8对前庭蜗神经与脑桥相连;第9对舌咽神经、第10对迷走神经、第11对副神经和第12对舌下神经与延髓相连。

(2)脑干的内部结构由灰质、白质和网状结构组成。脊髓中央管到延髓、脑桥背面与小脑之间扩展,形成第4脑室,在中脑内则为中脑水管。

脑干中的灰质与脊髓不同,不形成连续的灰质柱,而是被纵横的纤维所贯穿,分散成团块,称神经核。脑干的神经核,与第3~12对脑神经相连的,称为脑神经核,多位于中脑水管和第四脑室的腹侧,按其功能可分为躯体感觉核、内脏感觉核、内脏运动核及躯体运动核。脑干内部各脑神经核的位置大致与各脑神经根在脑干附着的高低顺序相对应。第3~4对脑神经核位于中脑;第5~8对脑神经核位于脑桥;第9~12对脑神经核位于延髓。脑干的灰质除了脑神经核以外,还有很多与上、下行的传导束相关联的神经核,称为非脑神经核,具有特定的功能或在传导通路中起中继作用。如延髓中的薄束核、楔束核,中脑中的红核、黑质等。

脑干的白质中有重要的上行、下行传导束,白质多位于脑干腹侧与外侧,上行传导束如脊髓丘脑束、内侧丘系将感觉神经冲动自脊髓向上经脑干、间脑传至大脑皮层;下行传导束将神经冲动由上向下传至效应器,其传导方向与上行传导束相反。

在脑干内除了上述脑神经核、中继核和传导束外,还有很多纵横交错的神经纤维和散在的神经核团,此种灰、白质交织区称为脑干网状结构。

2. 间脑

间脑位于中脑与端脑之间,大部分被大脑半球所覆盖。间脑内的腔隙称为第三脑室,其下通中脑水管,前上方两侧借室间孔与左右大脑半球的侧脑室相通。间脑主要分背侧丘脑和下丘脑(图5-4)。

(1)背侧丘脑又称丘脑,位于间脑背侧部,为一对卵圆形的灰质块,内邻第三脑室,外邻内囊,内部被白质纤维形成的内髓板分隔为前核群、内侧核群和外侧核群三个核群。前核群与调节内脏运动有关;内侧核群对维持大脑皮质兴奋状态有重要作用;外侧核群是皮质下的感觉中枢,是感觉传导通路的中继站,全身躯体浅、深感觉的纤维在上行传导过程中,均在此更换神经元,然后到达大脑皮质相应感觉区。一侧背侧丘脑损伤,常见的症状是对侧半身感觉丧失、过敏或伴有激烈的自发疼痛。

在丘脑的后面有内、外侧膝状体。内侧膝状体是听觉传导通路的中继站,接受听觉传导通路的纤维,发出纤维投射到大脑皮质听觉中枢;外侧膝状体是视觉传导通路的中继站,接受视束的传入纤维,发出纤维投射到大脑皮质视觉中枢(图5-7)。

(2)下丘脑位于背侧丘脑的前下方,即在脑底,构成第三脑室的下壁和侧壁的下部。从脑底面由前向后可见视交叉、灰结节、乳头体、漏斗及垂体(图5-8)。下丘脑含有多个核群,其中在视交叉外端的背外侧及第三脑室两旁的视上核和室旁核是目前认为比较重要的核团。

3. 小脑

小脑位于颅后窝内,在延髓与脑桥的背侧,与脑干相连。小脑与脑干之间的腔隙为第四脑室。

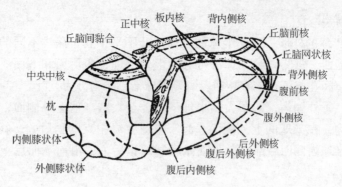

图5-7 背侧丘脑核团的立体示意图

小脑两端膨大的部分称为小脑半球；中间较窄的部分称为小脑蚓；在小脑半球下面，靠近小脑蚓的两侧，有一对隆起，称小脑扁桃体（图5-9）。根据小脑的发生、功能和纤维联系，把小脑分三叶：绒球小结叶（古小脑）、前叶（旧小脑）；后叶（新小脑）。

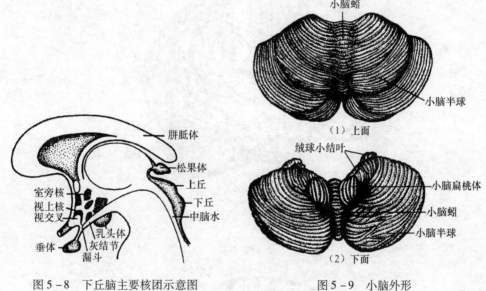

图5-8 下丘脑主要核团示意图　　　图5-9 小脑外形

> **知识链接**
>
> 　　小脑扁桃体紧靠枕骨大孔，腹侧邻近延髓，一旦颅内压增高，小脑扁桃体可被挤入枕骨大孔内，压迫延髓，危及生命，临床上称为枕骨大孔疝或小脑扁桃体疝。
> 　　小脑的内部结构与脊髓和脑干不同。小脑的表层是灰质，称小脑皮质；深部为白质，称髓体。髓体内又含有数对灰质团块，总称小脑核。

4. 端脑

端脑又称大脑，由左、右大脑半球构成。端脑覆盖于间脑、中脑和小脑的上面，两侧大脑半球借胼胝体连接，其间的裂隙称为大脑纵裂。大脑半球后部与小脑之间的横行裂隙称为横裂。

（1）大脑半球的外形　大脑半球的表面凹凸不平，满布深浅不同的大脑沟。沟之间的隆起称大脑回。每侧大脑半球都可分为上外侧面、内侧面和下面。半球内的腔室称侧脑室，借室间孔与第三脑室相通。每侧半球借三条沟分为五叶。

三条沟为：①外侧沟，起于大脑半球下面，至大脑半球上外侧面，自前下向后上斜行；②中央沟，在半球的上外侧面，起于半球上缘中点的稍后方，斜向前下方；③顶枕沟，位于半球内侧面后部，自胼胝体后端的稍后方，由前下向后上，并略转至半球后外侧面。

五叶为：①额叶，外侧沟上方、中央沟前方的部分；②顶叶，外侧沟上方、中央沟和顶枕沟之间的部分；③枕叶，顶枕沟以后的部分；④颞叶，外侧沟下方的部分；⑤岛叶，在外侧沟底的深处（图5－10，11）。

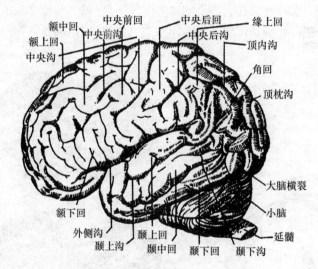

图5－10　大脑半球上外侧面

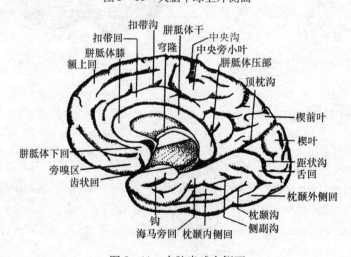

图5－11　大脑半球内侧面

大脑半球有许多重要的沟回。在上外侧面，紧靠中央沟前面有中央前回，中央前回前有中央前沟。紧靠中央沟后面有中央后回，中央后回后为中央后沟。中央前回支配对侧半身躯体随意运动；中央后回接受对侧半身躯体的感觉。在颞叶外侧沟内有颞横回，为听觉中枢。在枕叶内侧面有距状沟，为视觉中枢。在内侧面和下面，围绕胼胝体的上方，有弓状的扣带回。从胼胝体后端，向前延续到脑下面的回，称海马旁回，其前端弯成钩状称海马旁回钩，钩附近的皮质，是嗅感觉的主要区域。扣带回、海马旁回及钩等相连接成为围绕胼胝体呈穹隆形的脑回，合称为边缘叶，参与组成边缘系统。

（2）大脑半球的内部结构　大脑半球表面为灰质，称大脑皮质；深部为白质，称大脑髓质。在大脑半球的基底部，髓质内埋有灰质团块，称基底核。大脑半球内的腔隙，称侧脑室（图5－12）。

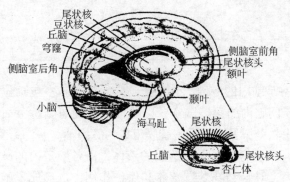

图5－12　基底核

大脑皮质是神经系统的高级中枢，主要由大量的神经元及神经胶质细胞所构成。大脑半球各部皮质厚薄不一，内侧面皮质较薄只有三层结构；外侧面的皮质较厚，共有六层结构。

基底核在大脑半球白质中，含有尾状核、豆状核和杏仁核等灰质核团。尾状核呈马蹄形，头部较大，尾端连接杏仁体。豆状核可分为内侧的苍白球，外侧的壳。豆状核和尾状核合称为纹状体，其中苍白球由大量神经纤维所构成，称为旧纹状体，尾状核和壳合称为新纹状体。纹状体的主要功能是调节肌的张力和协调肌的运动。

大脑髓质的纤维可分为三种。联络纤维是联系同侧半球各部分之间的纤维；连合纤维是连接左右两半球皮质的纤维，其最主要的是胼胝体；投射纤维由联系大脑皮质和皮质下结构的上下行纤维构成。

内囊是位于背侧丘脑、尾状核与豆状核之间的投射纤维。内囊中的纤维主要是背侧丘脑到大脑皮质的感觉纤维束和大脑皮质到脑干、脊髓的运动纤维束。此处损伤后，常导致严重的对侧感觉和运动障碍。

5. 脑和脊髓的被膜、脑室、脑脊液循环及血脑屏障

（1）脑和脊髓的被膜　脑和脊髓的被膜共有三层，由外向内依次为硬膜、蛛网膜和软膜。硬膜厚而坚韧，可保护脑、脊髓并防止细菌的入侵。包在脊髓和脑表面的硬膜分别称为硬脊膜和硬脑膜。硬脊膜与椎管内面的骨膜之间有狭窄腔隙为硬膜外隙，不与颅内相通。硬脑膜由颅骨内膜和硬膜合成，两层在某些部位分开，内衬内皮细胞，构成颅内静脉管道，称硬脑膜窦。蛛网膜由很薄的结缔组织构成，是一层无血管的透明薄膜。蛛网膜与软膜之间有宽阔的蛛网膜下隙，内充满脑脊液。脑蛛网膜在颅顶部形成颗粒状突入硬脑膜窦内，称蛛网膜粒。脑脊液通过这些颗粒渗入硬脑膜窦内，回流入静脉。软膜薄而富有血管,紧贴脑和脊髓的表面,脑软膜伸入脑的沟裂中。

> **知识链接**
>
> 　　硬膜外隙内含疏松结缔组织、脂肪组织、淋巴管、静脉丛和脊神经根等,临床上把麻醉药注入硬膜外隙内,阻止脊神经根内神经冲动的传导,称硬膜外麻醉。脊髓蛛网膜下隙在脊髓末端与第二骶椎水平之间扩大,称为终池,内有马尾、终丝和脑脊液而无脊髓,临床上在第3、4或第5、6腰椎之间行腰椎穿刺时,将穿刺针刺入蛛网膜下隙的终池,抽取脑脊液或注入药物而不会损伤脊髓。
> 　　硬脑膜与颅盖骨连接疏松与颅底骨连接紧密,当颅底骨折时,易将硬脑膜与脑蛛网膜同时撕裂,导致脑脊液外漏,脑脊液鼻漏即为颅前窝骨折导致的脑脊液流入鼻腔;颅顶骨折时,若硬脑膜血管破裂,可在硬脑膜与颅顶之间形成硬膜外血肿。

　　(2) 脑室　脑室是脑内的腔隙,其中充满脑脊液。脑室包括位于左右大脑半球内的左右侧脑室,位于间脑内的第三脑室,以及位于延髓与脑桥背面和小脑之间的第四脑室。脑室内都有由软脑膜及血管和室管膜组成的脉络丛。

　　(3) 脑脊液循环　脑脊液是无色透明的液体,由各脑室内的脉络丛产生,充满于脑室及蛛网膜下隙内,对脑和脊髓有营养和保护作用,也形成了脑和脊髓的水垫,起缓冲震动及分散压力的作用。

　　脑脊液循环:左右侧脑室脉络丛产生的脑脊液,经左右室间孔流入第三脑室,向下流过中脑水管到第四脑室,经第四脑室正中孔和侧孔流入蛛网膜下隙,最后通过蛛网膜颗粒渗入硬脑膜窦,回归静脉(图5-13)。脑脊液的循环,可带走代谢产物和调整颅内压。

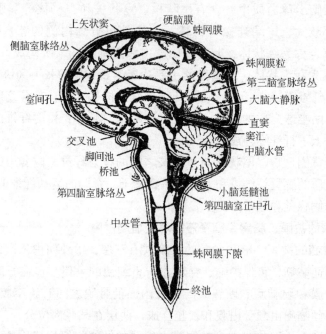

图5-13　脑脊液循环模式图

　　(4) 血脑屏障　在中枢神经系统内,毛细血管内的血液与脑组织之间具有一层有选择通透作用的结构，称为血-脑屏障。血-脑屏障的结构基础是脑和脊髓的毛细血管内皮、毛细血管的基膜及神经胶质细胞突起形成的胶质膜，有阻止有害物质进入脑组织，维持脑细胞内环境相对稳定的作用。许多分子较大药物不能穿透脑屏障进入脑组织，临床上选用药物治疗脑的疾病时，应注意考虑药物透过脑屏障的能力，以达到预期的疗效。

三、周围神经系统

按与中枢神经的连接部位和分布范围不同，周围神经分为三部分：与脊髓相连的脊神经，主要分布于躯干和四肢；与脑相连的脑神经，主要分布于头颈部；作为脑神经和脊神经纤维成分的内脏神经，分别与脑和脊髓相连，分布于内脏、心血管和腺体。

（一）脊神经

共 31 对，包括：颈神经 8 对、胸神经 12 对、腰神经 5 对、骶神经 5 对、尾神经 1 对。每对脊神经都由脊神经前根和后根在椎间孔处合并而成，是含有运动和感觉两种神经纤维的混合性神经。脊神经的前根含运动神经纤维，发自前角；后根含有感觉神经纤维，膨大部分称脊神经节，内含有假单极神经元。脊神经出椎间孔后就分为细小的后支和较粗大的前支。后支分布于躯体背侧的皮肤和肌。前支除胸神经前支外，均相互交织形成神经丛，有颈丛、臂丛、腰丛和骶丛（图 5-14）。前支和后支都是混合性神经。

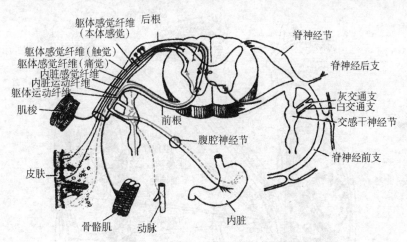

图 5-14 脊神经的纤维成分及分布模式图

1. 颈丛

由第 1~4 颈神经的前支组成。位于胸锁乳突肌的深面。主要分支有皮支、肌支和膈神经。膈神经的运动纤维支配膈肌，感觉纤维分布于胸膜、心包和膈下面中央部的腹膜。其他分支分布于枕部、耳廓、颈前部及肩部的皮肤和部分颈肌。

2. 臂丛

由第 5~8 颈神经的前支和第 1 胸神经前支的大部分纤维组成。经锁骨后方进入腋窝。主要分支有肌皮神经、正中神经、尺神经、桡神经、腋神经等。分布于上肢的皮肤、肌及部分胸、背的浅肌群。

3. 胸神经前支

胸神经前支共 12 对，不形成丛。第 1~11 对胸神经的前支走行于肋间隙内，称肋间神经,第12对位于肋下方,称肋下神经。胸神经前支分布于胸、腹壁的肌及皮肤,有明显的节段性分布。

4. 腰丛

由第12胸神经前支一部分、第1~3腰神经前支和第4腰神经前支的一部分共同组成。位于腰大肌的深面。其分支主要分布到腹壁下部、大腿前内侧的肌和皮肤。重要分支为股神经,支配大腿前群肌及大腿前面与小腿内侧的皮肤。

5. 骶丛

由第4~5腰神经的前支、全部骶神经和尾神经前支组成。位于盆腔侧壁。分支分布于盆壁和会阴、臀部、小腿及足的肌和皮肤。重要分支为坐骨神经,在臀大肌深面由盆腔穿出后,分布于大腿后肌群及后面皮肤,在腘窝上方分为胫神经和腓总神经。胫神经在小腿三头肌深面下行,其分支分布于小腿后面及足底的肌肉和皮肤。腓总神经向外侧绕过腓骨上端至小腿前外侧面,分支分布于小腿前外侧及足背的肌肉和皮肤。

(二) 脑神经

脑神经是连于脑的神经,共12对,它们的顺序名称是:Ⅰ嗅神经、Ⅱ视神经、Ⅲ动眼神经、Ⅳ滑车神经、Ⅴ三叉神经、Ⅵ展神经、Ⅶ面神经、Ⅷ前庭蜗神经、Ⅸ舌咽神经、Ⅹ迷走神经、Ⅺ副神经、Ⅻ舌下神经(图5-15)。

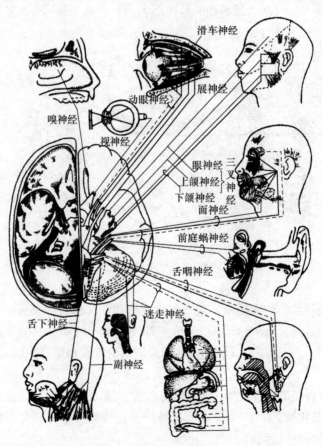

图5-15 脑神经示意图

脑神经中的纤维成分较为复杂,按其所含神经的纤维成分可分为:第Ⅰ、Ⅱ、Ⅷ对为感觉性神经;第Ⅲ、Ⅳ、Ⅵ、Ⅺ、Ⅻ对为运动性神经;第Ⅴ、Ⅶ、Ⅸ、Ⅹ对为混合性神经。脑神经主要分布于头面部,其中第Ⅹ对还分布到胸腹腔脏器。脑神经的运动纤维发自脑干的运动性的脑神经核;感觉纤维由脑神经节发出,内有假单极神经元,其中枢突走向脑干内的感觉性脑神经核,周围突沿脑神经走至所分布的感受器。第Ⅲ、Ⅶ、Ⅸ、Ⅹ对脑神经还含有副交感纤维,由内脏性神经的副交感核发出。12对脑神经的分布及主要功能列表如下(表5-2)。

表5-2 脑神经一览表

名　称	性　质	连脑部位	分布及功能	损伤后症状
嗅神经(Ⅰ)	感觉性	端脑	鼻腔上部黏膜、嗅觉	嗅觉障碍
视神经(Ⅱ)	感觉性	间脑	视网膜、视觉	视觉障碍
动眼神经(Ⅲ)	运动性	中脑	眼的提上睑肌,上、下、内直肌和下斜肌使眼睑和眼球运动;瞳孔括约肌使瞳孔缩小;睫状肌调节晶状体凸度	眼外斜视,上睑下垂,瞳孔开大,对光反射消失
滑车神经(Ⅳ)	运动性	中脑	眼上斜肌使眼球转向下外方	眼不能向外下方斜视
三叉神经(Ⅴ)	混合性	脑桥	咀嚼肌运动;面部皮肤、上颌黏膜、牙龈、角膜等的浅感觉、舌前2/3一般感觉	咀嚼肌瘫痪,分布区感觉障碍
展神经(Ⅵ)	运动性	脑桥	眼外直肌使眼球外转	眼内斜视
面神经(Ⅶ)	混合性	脑桥	面部表情肌运动;舌前2/3黏膜的味觉;泪腺、下颌下腺、舌下腺的分泌	面肌瘫痪,表现为额纹消失、不能闭目、鼻唇沟变浅、口角偏向健侧
前庭蜗神经(Ⅷ)	感觉性	延髓、脑桥	内耳蜗管螺旋器的听觉,椭圆囊斑、球囊斑及三个壶腹嵴的平衡功能	眩晕、眼球震颤,耳聋
舌咽神经(Ⅸ)	混合性	延髓	咽肌运动;咽部感觉、舌后1/3味觉和一般感觉、颈动脉窦的压力感受器和颈动脉体的化学感觉器的感觉	咽反射消失,舌后1/3味觉消失,吞咽困难
迷走神经(Ⅹ)	混合性	延髓	咽喉肌运动和咽喉部感觉;心脏活动;支气管平滑肌;横结肠以上消化道平滑肌的运动和消化腺的分泌	吞咽困难、发音困难、声音嘶哑,心动过速
副神经(Ⅺ)	运动性	延髓	胸锁乳突肌、斜方肌	一侧损伤,头向健侧转动无力,患肩下垂,耸肩无力
舌下神经(Ⅻ)	运动性	延髓	舌肌的运动	舌肌瘫痪、萎缩,伸舌时舌尖偏向患侧

(三)内脏神经

内脏神经主要分布于内脏、心血管和腺体。内脏神经和躯体神经一样,按性质可分为内脏运动神经和内脏感觉神经两种。

1. 内脏运动神经

内脏运动神经根据其形态和生理功能特点分为交感神经和副交感神经。

(1)交感神经　交感神经的低级中枢部位于脊髓胸1至腰3节段的灰质侧角内,周围部包括交感神经节、交感神经节前和节后纤维。

交感神经节因位置不同,分为椎旁节和椎前节。椎旁节位于脊柱两侧,每侧19～24个,借节间支连成左右交感干。交感干分颈、胸、腰、骶、尾五段,借交通支与相应的脊神经相连，交通支内有节前、节后纤维通过。椎前节位于脊柱前方，有腹腔神经节、主动脉肾神经节、肠系膜上神经节及肠系膜下神经节，分别位于同名动脉根部附近（图 5-16）。

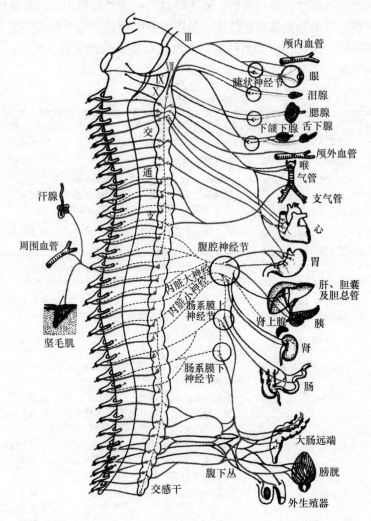

图 5-16　内脏运动神经概况

脊髓侧角内的神经元即节前神经元，发出的轴突为交感神经节前纤维。节前纤维进入相应的交感干后，终止于椎旁节或椎前节。交感神经节内的神经元即节后神经元，发出的轴突为交感神经节后纤维，分布于所支配的器官或头颈部、躯干和四肢的血管、汗腺和立毛肌。

（2）副交感神经　副交感神经的低级中枢部位于脑干的内脏运动核和骶髓第 2～4 节的骶部副交感核（相当于脊髓灰质侧角部位），周围部包括副交感神经节、副交感神经节前和节后纤维。

副交感神经节位于器官的附近或器官内，也称为器官旁节和器官内节。副交感神经中枢部位内的神经元即节前神经元，发出的轴突为副交感神经节前纤维。副交感神经节内的神经元即节后神经元，发出的轴突为副交感神经节后纤维。从脑干发出的节前纤维沿第Ⅲ、Ⅶ、Ⅸ、Ⅹ四对脑神经行走至器官附近或器官壁内的副交感神经节，在节内更换神经元后，节后纤维分布于所支配的器官。从骶段发出的节前纤维沿骶神经前根行走，后离开骶神经构成盆内脏神经，至所支配的器官附近或器官壁内，如在子宫、膀胱等处的副交感神经节，在节内更换神经元，节后纤维支配结肠左曲以下消化道、盆腔器官和外生殖器等。

内脏运动神经的功能在于调节内脏活动，这些内脏一般都接受交感神经和副交感神经的双重支配，二者在结构特征上的差别列表如下（表5-3）：

表5-3　内脏运动神经的结构特征

	交感神经	副交感神经
低级中枢部位	T_1～L_3灰质侧角	脑干神经核、骶髓2～4节副交感核
周围神经节	远离效应器，节前纤维短，节后纤维长，效应弥散	靠近效应器，节前纤维长，节后纤维短，效应局限
分布范围	广泛，几乎所有脏器	有些脏器无

与躯体运动神经相比，内脏运动神经在形态结构、分布范围等方面的差异列表如下（表5-4）：

表5-4　内脏运动神经与躯体运动神经比较表

	内脏运动神经	躯体运动神经
支配器官	平滑肌、心肌和腺体，一定程度不受意志控制	骨骼肌，受意志控制
神经元数目	自低级中枢到其支配的器官需要两个神经元	自低级中枢到其支配的骨骼肌只有一个神经元
纤维成分	交感神经和副交感神经两种	一种
分布形式	节后纤维多沿血管或攀附脏器形成神经丛	以神经干的形式发布

2. 内脏感觉神经

内脏器官除由交感和副交感神经支配外，也有感觉神经分布。内脏感觉冲动进入中枢后，经过一定途经传至背侧丘脑及大脑皮质，但确切的通路尚不十分清楚。正常内脏活动一般不引起感觉，较强烈的内脏活动才能引起感觉。由于内脏感觉传入途径较分散，因此，内脏的感觉往往是弥散的，而且定位亦不准确。

第二节　神经系统活动的一般规律

神经系统是人体内起主导作用的调节系统。在神经系统主导的调节活动中，中枢神经系统的功能主要是处理信息，周围神经系统的功能是传递信息。

一、神经元间的信息传递

神经系统完成任何一种复杂而又精细的调节功能，都是通过众多的神经元进行密切而又广泛的信息联系，共同协调来完成的。一个神经元与另一个神经元相互接触并能传递信息的部位称为突触，它是实现神经元之间信息传递的重要结构，是神经元与神经元之间的一种特化的细胞连接。

依据突触间信息传递方式的不同,可将其分为化学性突触和电突触。前者的信息传递以化学物质为媒介;后者则实际上是一种缝隙连接,信息传递的方式是局部电流从一个神经元通过缝隙连接到达另一个神经元。在人体神经系统内,实现神经元之间的信息传递主要依靠化学性突触,因此,通常所说的突触即指化学性突触。

(一) 突触的结构与类型

1. 突触的结构

经典的化学性突触由突触前膜、突触间隙以及突触后膜三部分组成。一个神经元的轴突末梢分出许多小支,每个小支末端膨大呈球状而称为突触小体,突触小体末梢的膜称为突触前膜;与之相对的胞体膜或突起膜,称为突触后膜;两膜之间的缝隙为突触间隙。突触小体内含有大量的线粒体和突触小泡,突触小泡内含有高浓度的化学物质即神经递质;突触后膜上含有与突触小泡内递质相应的受体或化学门控通道;突触间隙内充满细胞外液(图5-17)。

2. 突触的类型

按神经元与神经元之间接触部位的不同,可将突触分为轴突–胞体式突触、轴突–树突式突触、轴突–轴突式突触等(图5-18)。按突触传递产生的效应不同,可将突触分为兴奋性突触和抑制性突触。

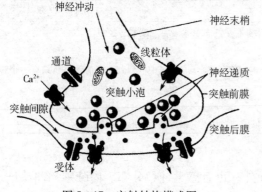

图5-17 突触结构模式图

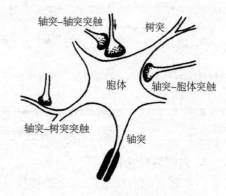

图5-18 突触类型示意图

(二) 突触传递

突触传递是指突触前神经元的信息抵达突触后神经元,引起突触后神经元活动的过程。神经冲动即动作电位到达轴突末梢时,引起突触前膜去极化,使突触前膜对Ca^{2+}通透性增加,细胞外的Ca^{2+}进入突触小体;Ca^{2+}的进入促使一定数量的突触小泡向前膜靠近,通过出胞作用,小泡内所含的化学递质释放到突触间隙中;递质经突触间隙扩散到突触后膜,与其上的特异性受体结合,引起受体蛋白质分子内部发生变构,突触后膜上某些离子通道开放,某些离子得以跨突触后膜转移,突触后膜发生电位变化,信息即从突触前神经元传递到突触后神经元,引起突触后神经元的活动改变。突触小泡释放递质的量与进入神经末梢的Ca^{2+}量呈正相关,细胞外的Ca^{2+}浓度增高递质释放将增多,反之将受到抑制。

1. 兴奋性突触后电位

突触前神经元的兴奋传到轴突末梢后,突触小体释放兴奋性递质,递质与受体的结合引起突触后膜对 Na^+、K^+、Cl^-,特别是 Na^+ 的通透性增加。Na^+ 从细胞外通过突触后膜扩散到细胞内的量大于 K^+ 外流的量,引起突触后膜发生去极化的电位变化,这种电位变化称为兴奋性突触后电位(excitatory post synaptic potentials,EPSP)。

2. 抑制性突触后电位

突触前神经元的兴奋传到轴突末梢后,突触小体释放抑制性递质,递质与受体结合主要引起突触后膜对 Cl^- 的通透性增加。Cl^- 从细胞外通过突触后膜扩散到细胞内,使突触后膜产生超极化的电位变化,这种电位变化称为抑制性突触后电位(inhibitory ypostsynaptic potential,IPSP)。它使得突触后神经元兴奋性降低,即对突触后神经元产生抑制作用。

一个突触后神经元常与多个突触前神经末梢构成突触,产生的突触后电位既有 EPSP,也有 IPSP,因此突触后膜上电位改变的总趋势取决于同时产生的 EPSP 和 IPSP 的代数和。当总趋势为超级化时,突触后神经元表现为抑制,当总趋势为去极化时,则突触后神经元的兴奋性增高,当去极化达到阈电位水平时,便可在突触后神经元诱发动作电位,引起突触后神经元发放神经冲动。

(三)神经递质与受体

突触传递是通过神经递质作用于相应的受体实现的,因此神经递质和受体是化学性突触传递最重要的物质基础。

1. 神经递质

神经系统内含有多种化学物质,只有符合或基本符合以下几个条件的化学物质才能确认为神经递质:①突触前神经元内含有合成该递质的前体与酶系统,能够合成该递质;②递质储存于突触小泡内,当兴奋冲动抵达末梢时,小泡内递质能释放入突触间隙;③递质通过突触间隙扩散,作用于突触后膜受体而发挥其生理作用,人为施加递质至突触后神经元或效应器细胞旁,应能引起相同的生理效应;④突触部位有使该递质失活的酶或摄取回收该递质的环节;⑤有特异的受体激动剂和拮抗剂,能分别模拟或阻断该递质的突触传递效应。

除递质外,有些神经元合成和释放的化学物质只能增强或削弱递质信息传递效应,并不在神经元之间直接起信息传递作用,这类对递质信息传递起调节作用的物质称为神经调质。因递质和调质在有些情况下可以互相转变,因此两者之间并无明显的界线。

(1)外周神经递质 外周神经递质包括内脏运动神经和躯体运动神经末梢所释放的递质,主要有乙酰胆碱(Acetylcholine,ACh)、去甲肾上腺素(Norepinephrine,NE 或 NA)和肽类三类。凡是以 ACh 作为递质的神经纤维皆称为胆碱能纤维,它包括所有内脏运动神经的节前纤维、绝大部分副交感神经节后纤维、以及交感神经的小部分节后纤维(如支配汗腺、胰腺的交感节后纤维和支配骨骼肌和腹腔内脏的交感舒血管纤维)。此外,还有躯体运动神经纤维。凡是以 NE 作为递质的神经纤维皆称为肾上腺素能纤维,它包括绝大部分交感神经节后纤维。

近年来还发现,除上述两种神经纤维外,还有第三种纤维,其末梢释放的递质为肽类化合物。例如，一部分支配消化管的迷走神经纤维就被认为是肽能神经纤维。

（2）中枢神经递质 在中枢神经系统内参与突触传递的化学递质，称为中枢神经递质。中枢神经递质和调质比较复杂，已达 100 多种，大致可归纳为胆碱类、胺类、氨基酸类、肽类和嘌呤类，此外近年来还发现，气体分子一氧化氮（NO）和一氧化碳（CO）、属于脂类的神经类固醇及花生四烯酸和其衍生物，也具有某些神经递质的特征。中枢内主要神经递质的分布及其功能特点如表 5-5。

表 5-5 中枢主要递质的分布和功能特点

分类	名称	主要分布区域	功能特点
胆碱类	乙酰胆碱	脊髓、脑干网状结构、丘脑、纹状体边缘系统等	与感觉、运动、学习和记忆、觉醒与睡眠以及情绪等活动有关
	多巴胺	黑质-纹状体中脑边缘系统、结节-漏斗	参与躯体运动、情绪、垂体内分泌等调节
	去甲肾上腺素	低位脑干的网状结构内	与心血管活动、体温、摄食、觉醒、睡眠、情绪活动有关
胺类	肾上腺素	延髓	参与心血管活动的调节
	5-羟色胺	低位脑干的中缝核	与镇痛、睡眠、自主神经功能有关
	组胺	下丘脑的结节乳头核内	觉醒、性行为、腺垂体分泌有关
氨基酸类	γ-氨基丁酸	大脑、小脑皮质、纹状体-黑质	抑制性神经递质
	甘氨酸	脊髓（闰绍细胞）、脑干	抑制性神经递质
	谷氨酸	广泛，尤其在大脑皮质和感觉传入纤维	兴奋性神经递质
肽类	下丘脑调节肽	下丘脑	调节腺垂体功能
	阿片肽	广泛	痛觉传入的调制有关
	脑-肠肽	胃肠和脑内	与摄食活动调节有关
嘌呤类	腺苷		抑制性递质

知识拓展

ACh 的发现

ACh 的发现是神经科学史上最精彩的故事之一。1921 年，复活节后的第一个星期天晚上，Otto Loewi 在梦中醒来，打开灯后在一小片纸条上草草的写下了一些注释，然后睡去。次日起床时，他想看看晚上在纸条上写过的东西，却发现因笔迹太潦草而无法认清，非常懊恼。第二天凌晨 3 点，他又醒来，并且想起了什么。这次他再也不敢大意，马上起床去了实验室，做了证明神经和心脏之间的突触传递是化学介导的最关键的实验：收集浸泡过心脏的溶液，将它们施加到另一个分离的蛙心，蛙心搏动减慢。

Loewi 通过多年的工作证实，心脏有两类神经支配，一种加快心脏搏动，另一种减慢心脏搏动，后一种是由迷走神经支配的。Loewi 分离了具有完整迷走神经支配的蛙的心脏，通过电刺激迷走神经，观察到了预期的结果：心脏搏动的减慢。这种被 Loewi 称作迷走神经物质的活性成分，即是神经递质-ACh，而这个实验的思路其实来自于一个梦境。

2. 受体

能与某些化学物质（如递质、调质、激素）发生特异性结合，并诱发生物效应的特殊生物分子，称为受体。位于突触后膜与效应器细胞膜上的受体称为突触后受体；位于突触前膜与轴突末梢上的受体称为突触前受体。

体内的受体很多，如可以与多巴胺结合的多巴胺受体，可以与 5－羟色胺结合的 5－羟色胺受体，可以与组胺结合的组胺受体，以兴奋效应为主的谷氨酸受体和门冬氨酸受体，以抑制效应为主的 γ－氨基丁酸受体和甘氨酸受体，以及许多的神经肽类受体、嘌呤类受体等，它们都可以与特点的递质结合产生特定的生理效应。本章仅介绍两种在体内分布最为广泛的受体。

（1）胆碱能受体　存在于突触后膜或效应器细胞膜上，能与 ACh 结合而发挥生理效应的受体称为胆碱能受体。根据药理特性，胆碱能受体分为毒蕈碱型受体（muscarinic receptor，M 受体）和烟碱型受体（nicotinic receptor，N 受体）两种类型，它们因分别能与天然植物中的毒蕈碱和烟碱这两种生物碱结合产生两类不同生物效应而得名。

在外周，M 受体分布于大多数副交感神经节后纤维（除少数释放肽类或嘌呤类递质的纤维外）所支配的效应器细胞、交感节后纤维所支配的汗腺，以及骨骼肌血管的平滑肌细胞膜上。ACh 与 M 受体结合后，产生的效应称为毒蕈碱样作用（M 样作用），包括心脏活动抑制，支气管平滑肌、胃肠道平滑肌、膀胱逼尿肌、虹膜环行肌收缩，汗腺、消化腺分泌增加和骨骼肌血管舒张等。阿托品是 M 受体阻断剂，可阻断 ACh 的 M 样作用。

外周的 N 受体存在于自主神经节的突触后膜和神经－骨骼肌接头的终板膜上。ACh 与 N 受体结合产生的效应称为烟碱样作用（N 样作用）。小剂量 ACh 能兴奋自主神经节后神经元，也能引起骨骼肌收缩，大剂量 ACh 则可阻断自主神经节的突触传递。筒箭毒能阻断 N 样作用。N 受体可再分为 N_1 和 N_2 受体两种亚型。N_1 受体分布于中枢神经系统和周围神经系统的自主神经节突触后膜上，六烃季铵可阻断其功能；N_2 受体位于神经－骨骼肌接头的终板膜上，十烃季铵可阻断其功能。

（2）肾上腺素能受体　肾上腺素（adrenaline，Adr 或 E）和去甲肾上腺素（NE）都是含有邻苯二酚基本结构的胺类，都属于儿茶酚胺。能与儿茶酚胺结合的受体称为肾上腺素能受体。肾上腺素能受体可分为 α 型和 β 型两种。α 受体又可分为 $α_1$ 和 $α_2$ 受体两个亚型，β 受体则能分为 $β_1$、$β_2$ 和 $β_3$ 受体 3 个亚型。肾上腺素能受体广泛分布于中枢和周围神经系统。

在外周，多数交感神经节后纤维末梢支配的效应器细胞膜上都有肾上腺素能受体，在一个效应器官上，有的仅有 α 受体，有的仅有 β 受体，也有的两种都有。如，心脏主要存在 β 受体；在血管平滑肌上有 α 和 β 两种受体，但在皮肤、肾、胃肠的血管平滑肌上以 α 受体为主，骨骼肌和肝脏的血管平滑肌上则以 β 受体为主。NE 对 α 受体的作用较强，对 β 受体的作用较弱；E 对 α 和 β 受体的作用都很强；异丙肾上腺素主要对 β 受体有强烈作用。NE 与 α 受体（主要是 $α_1$ 受体）结合后产生的平滑肌效应多为兴奋性的，包括血管、子宫、虹膜辐射状肌的收缩，但与小肠平滑肌上的 $α_2$ 受体结合却表现为抑制性的舒张；NE 与 β 受体（主要是 $β_2$ 受体）结合后产生的平滑肌效应是抑制性的，包括血管、子宫、小肠、支气管等的舒张，但与心肌 $β_1$ 受体结合产生的效应却是兴奋性的。$β_3$ 受体主要分布在脂肪组织，与脂肪分解有关。

酚妥拉明能阻断 $α_1$ 和 $α_2$ 受体，但主要是 $α_1$ 受体，哌唑嗪可选择性阻断 $α_1$ 受体，育亨宾可选择性阻断 $α_2$ 受体。普萘洛尔（心得安）能阻断 β 受体，对 $β_1$ 和 $β_2$ 受体无选择性，阿提洛尔和美托洛尔可选择性阻断 $β_1$ 受体，丁氧胺（心得乐）主要阻断 $β_2$ 受体。

二、反射中枢活动的一般规律

反射中枢即反射弧的中枢部分，是中枢神经系统内调节某一特定生理功能的神经元群。反射中枢在完成反射的过程中通过对传入信息的整合，表现为中枢的兴奋或抑制过程，经传出神经引起效应器的活动或使其活动减弱甚至消失。

（一）中枢神经元的联系方式

在中枢神经系统中，神经元的数目众多，联系方式复杂多样，主要有：

1. 辐散式

一个神经元通过其轴突分支与许多神经元建立突触联系，此种联系方式称辐散式联系（图5-19）。此联系以传入通路为多见，可能使一个神经元的兴奋或抑制引起许多神经元同时兴奋或抑制，形成兴奋或抑制的扩散。

2. 聚合式

许多神经元的轴突末梢与同一个神经元建立突触联系的方式称为聚合式联系（图5-19）。此联系在传出通路上多见，可以使来自许多不同神经元的兴奋和抑制作用在同一神经元上，以利于反射活动的协调进行。这也是中枢神经系统实现其整合作用的一种重要联系方式。

3. 链锁式与环式联系

神经元之间通过侧支依次连接而形成的信息传递链接，称为链锁式联系（图5-19）。一个神经元通过其轴突的侧支与中间神经元相连，中间神经元反过来再与该神经元发生突触联系，构成闭合环路，称为环式联系。兴奋通过链锁式联系，可以在空间上扩大其作用范围。兴奋通过环式联系时，可因环路中中间神经元的性质不同而产生不同的效应。若环路内各神经元的生理效应一致，则兴奋通过环路的传递将得到加强和延续，产生正反馈效应。若环路内存在抑制性中间神经元，则兴奋通过环状联系将使原来的神经元的活动减弱或及时终止，即产生负反馈效应。

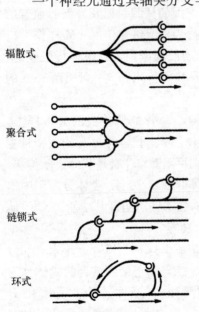

图5-19 中枢神经元的联系方式模式图

（二）中枢兴奋传播的特征

兴奋在反射弧中枢部分传播时，往往需要通过一次以上的突触接替。当兴奋通过化学性突触传递时，主要表现为以下几方面的特征。

1. 单向传递

在反射活动中，兴奋通过化学性突触传递，只能向一个方向传播，即从突触前神经元末梢传向突触后神经元。这是因为神经递质通常由突触前膜释放作用于突触后膜。

2. 中枢延搁

兴奋通过化学性突触传递时需经历前膜释放递质，递质在间隙内扩散并作用于突触后膜受体，以及突触后膜离子通道开放等多个环节，因而兴奋通过反射中枢时往往较慢，这一现象称为中枢延搁。

3. 总和

在反射活动中，单根神经纤维的传入冲动引起的 EPSP 是局部电位，一般不能使中枢发出传出效应，而若干神经纤维引起的多个 EPSP 可发生总和，如果去极化总和达到阈电位，即可爆发动作电位。

4. 后发放

在反射活动中，当对传入神经的刺激停止后，传出神经仍继续发放冲动，使反射活动仍继续一段时间，这种现象称为后发放。神经元之间的环式联系及中间神经元的作用是产生后发放的主要原因之一。

5. 兴奋节律的改变

由于突触后神经元往往同时接受多个突触前神经元的信号传递，加之其自身的功能状态会发生改变，且反射中枢常经过多个中间神经元接替。因此，传出神经最后传出的节律不仅仅取决于传入神经，还取决于各种因素的综合影响。

6. 易疲劳性、易受内环境变化和某些药物影响

因突触间隙与细胞外液相通，因此内环境理化因素的变化，如缺氧、CO_2 过多、麻醉剂以及某些药物等，均可影响突触传递。用高频电脉冲连续刺激突触前神经元，突触后神经元的放电频率会逐渐降低，说明突触传递相对容易疲劳，其原因可能是递质的耗竭。

（三）中枢抑制

在任何反射活动中，中枢内既有兴奋活动，又有抑制活动。中枢抑制可分为突触后抑制与突触前抑制两类。

1. 突触后抑制

在反射活动中，一个兴奋性神经元兴奋时，使一个抑制性中间神经元兴奋并释放抑制性递质，导致另一个突触后神经元产生 IPSP 而受到抑制。突触后抑制可分为两类：

（1）传入侧支性抑制　传入神经纤维兴奋一个中枢神经元的同时，其侧支与抑制性中间神经元发生联系，兴奋该抑制性中间神经元转而抑制另一神经元，这类抑制即称为传入侧支性抑制。其生理意义在于使不同中枢（尤其是功能上相拮抗的中枢）的活动相互配合，使反射活动更为协调。例如，屈肌反射的完成是通过伸肌舒张配合屈肌收缩完成的（图5-20）。

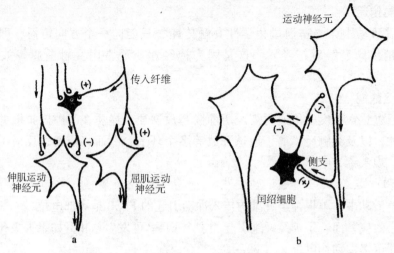

图 5-20 突触后抑制示意图
a：传入侧支性抑制；b：回返性抑制
黑色星形细胞为抑制性中间神经元 （+）兴奋 （-）抑制

（2）回返性抑制 某一中枢的神经元兴奋时，其传出冲动沿轴突外传的同时，还经其轴突的侧支兴奋抑制性中间神经元，该抑制性中间神经元通过其轴突返回抑制原先发动兴奋的神经元。这是一种负反馈控制形式，它的意义在于防止神经元过度和过久的兴奋，促使同一中枢内许多神经元之间相互制约和协调一致。脊髓前角运动神经元的轴突支配骨骼肌并发动运动，同时其轴突发出侧支与闰绍细胞构成突触联系，闰绍细胞兴奋时释放甘氨酸，反过来抑制原先发生兴奋的运动神经元和同类的其他运动神经元的活动（图 5-20b）。

2. 突触前抑制

通过减少突触前神经元末梢兴奋性递质的释放，从而使突触后神经元兴奋活动减弱，这种抑制称为突触前抑制。如图5-21，轴突1与运动神经元3构成轴突-胞体式突触，为兴奋性突触；轴突2与轴突1构成轴突-轴突式突触，亦为兴奋性突触，轴突2与运动神经元3不发生直接联系。单独刺激轴突2时，可引起轴突1产生兴奋性突触后电位，而对神经元3无影响；单独刺激轴突1时，可在神经元3记录到一个幅度约10mV

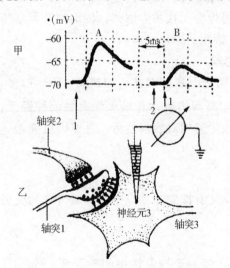

图 5-21 突触前抑制产生机制示意图
图甲为神经元3的突触电位变化
1：表示刺激轴突1；2：表示刺激轴突2；
A：中只刺激轴突1；B：中先刺激轴突2
后立即刺激轴突1
图乙表示产生突触前抑制的结构

的兴奋性突触后电位。如果先刺激轴突2引起轴突1末梢去极化，然后刺激轴突1使之兴奋，结果在神经元3记录到的兴奋性突触后电位幅度明显变小，只有5mV左右，即导致神经元3不易兴奋，呈现了抑制效应。其机制为：轴突2兴奋时，其末梢释放的递质是γ-氨基丁酸，通过与轴突1末梢膜上的γ-氨基丁酸受体结合，阻滞轴突1末梢膜上的Ca^{2+}通道，减少了轴突1末梢的Ca^{2+}内流，从而减少其兴奋性递质的释放，产生抑制效应。突触前抑制广泛存在于中枢神经系统内，尤其多见于感觉传入途径中，对调节感觉传入活动具有重要意义。

> **知识拓展**
>
> 受惊反应突变体是一种遗传疾病，其表现为：正常的轻微的刺激，比如握手或摸鼻子，都有可能诱发身体产生不可控制的僵硬、不自觉的大叫、手和脚的收缩及跌倒在地，当刺激重复时，这些过度的反应并不产生适应。
>
> 这种疾病的分子基础是甘氨酸受体的缺乏。由于甘氨酸受体的缺乏，导致甘氨酸递质在脊髓和脑干不能有效抑制神经元的活动，个体受到刺激时会产生一个过量的和超兴奋状态，即产生过度的受惊。

第三节 神经系统的感觉机能

感觉是客观事物在人脑中的主观反映，感觉的形成首先要通过各种感受器接受内外环境的刺激，并转化为神经冲动经特定的传入途经传至特定的中枢加以分析。因此，各种感觉都是由感受器、特定的传入神经及相应中枢的共同活动完成的。

一、感受器及其生理特性

（一）感受器的概念与分类

生物体内能感受内、外环境变化并产生神经冲动的结构或装置称为感受器。感受器的结构基础为感觉神经末梢或高度分化的感受细胞。感受器种类很多，根据所感受刺激的性质可分为机械感受器、化学感受器、光感受器和温度感受器等。根据感受器所存在的部位和接受刺激的来源，可分为外感受器、内感受器和本体感受器三类。

外感受器分布于皮肤与黏膜内，主要接受来自体外环境的痛、温、触（粗）和压觉的刺激。内感受器分布在身体内部的器官或组织中，接受来自内环境的压力、温度、渗透压、离子及化合物浓度变化的刺激。本体感受器分布于肌、肌腱、骨膜和关节等处，接受躯体运动、肌张力等刺激。

（二）感受器的一般生理特性

1. 感受器的适宜刺激

一种感受器通常只对一种刺激最敏感，这种刺激就是该感受器的适宜刺激，如视网膜感光细胞的适宜刺激是一定波长的光波，耳蜗毛细胞的适宜刺激是一定频率的声波。而适宜的刺激必须具有一定的强度才能引起感觉，引起某种感觉的最低刺激强度称为感觉阈值。

2. 感受器的换能作用

感受器能将感受到的各种刺激的能量转化为神经干上的动作电位，称为换能作用。

3. 感受器的编码功能

感受器在把外界刺激转化为动作电位时,不仅是发生了能量形式的转换,同时是把刺激所包含的各种信息编排成神经冲动的不同的序列,称为编码功能。

4. 感受器的适应现象

当某一恒定强度的刺激持续作用于感受器时,其传入神经上的动作电位频率已开始逐渐下降,这种现象称为适应现象。适应是所有感受器的一个功能特点。

二、感觉传导通路

感受器感受刺激后所产生的神经冲动传导到大脑皮质的通路,称感觉(上行)传导通路,主要包括浅感觉和深感觉两条传导通路。传导通路一般由两个以上神经元组成,传导特定的神经冲动,且在传入过程中左右交叉到对侧,经过间脑的背侧丘脑和内囊,最后投射到大脑皮质相应区域。

(一)浅感觉传导通路

皮肤与黏膜的痛、温、触(粗)、压等感觉,由于它们的感受器位置较浅,其上行感觉传导系统称为浅感觉传导系统。一般由三级神经元组成。

1. 躯干、四肢的浅感觉传导通路

第一级神经元为位于脊神经节内的假单级神经元,其周围突随脊神经分布至皮肤内相应的感受器,中枢突经脊神经后根入脊髓,上升1~2脊髓节段后进入脊髓灰质后角更换神经元。第二级神经元位于脊髓灰质后角,它发出的纤维交叉到对侧,在脊髓白质内上行到背侧丘脑,这段纤维束称为脊髓丘脑束。第三级神经元的胞体在背侧丘脑,其发出的纤维经内囊投射到大脑皮质中央后回的上2/3部及中央旁小叶后部(图5-22)。

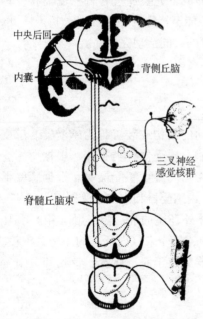

图5-22 躯干、四肢浅感觉传导通路

2. 头面部的浅感觉传导通路

分布到头面部的感觉性神经主要是三叉神经,也是由三级神经元组成。第一级神经元为位于三叉神经节内的假单级神经元,其周围突随三叉神经分支分布至头面部相应的感受器,中枢突组成三叉神经感觉根入脑干;第二级神经元是脑干内三叉神经感觉核,其发出的纤维交叉到对侧,组成三叉丘系上升到背侧丘脑;第三级神经元胞体在背侧丘脑,其发出的纤维经内囊投射到大脑皮质中央后回的下1/3部。

(二)深感觉(本体感觉)传导通路

深感觉传导通路传导来自肌、腱、关节的位置觉、运动觉、振动觉和精细触觉。精细触觉是指能辨别物体形状和性质,以及两点之间距离的感觉等。躯干、四肢的深感觉(本体感觉)传导通路也是由三级神经元所组成。第一级神经元的胞体位于

脊神经节内,其周围突随脊神经分布于躯干和四肢的肌、腱、关节等处的相应感受器,中枢突进入脊髓后索,来自第5胸节段以下的形成薄束,来自第4胸节段以上的形成楔束上升至延髓。第二级神经元胞体位于延髓的薄束核和楔束核,发出的纤维左右交叉到对侧,上行到背侧丘脑。第三级神经元胞体位于背侧丘脑,发出纤维经内囊到大脑皮质中央后回的中、上部及中央旁小叶后部(图5-23)。

三、丘脑与感觉投射系统

丘脑是感觉传导的接替站,除嗅觉外,各种感觉的传导通路均在丘脑内更换神经元,然后投射到大脑皮质。丘脑向大脑皮质的投射分为两大系统(图5-24)。

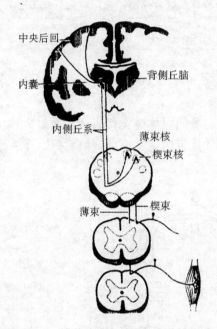

图5-23 本体感觉和精细触觉传导通路

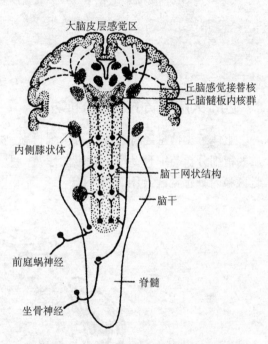

图5-24 感觉投射系统示意图
实线代表特异投射系统 虚线代表非特异投射系统

(一)特异投射系统

丘脑特异感觉接替核(包括腹后核、外侧膝状体、内侧膝状体等)及其投射至大脑皮质特定感觉区的神经通路称为特异投射系统。经典感觉传导通路的传导束和神经元序列是固定的,它们经脊髓或脑干上传到丘脑特异感觉接替核换元,再发出纤维投射到大脑皮质的特定感觉区,引起特定的感觉,并激发大脑皮质发出神经冲动。每一种感觉的传导途径都是专一的,具有点对点的关系,投射纤维终止于皮层的第4层。丘脑的联络核也与大脑皮质有特定投射关系,所以也属于特异投射系统,但它不引起特定的感觉,主要参与感觉功能的联系与协调。

(二)非特异投射系统

由丘脑的髓板内核群发出并弥散地投射到大脑皮质广泛区域的神经通路称为非特异投射系统。经典感觉传导通路的第2级神经元的轴突上行通过脑干时,发出侧支与脑干网状结构的神经元发生突触联系，在脑干网状结构内反复换元后，上行抵达丘脑中线的髓板内核群，最后弥散地投射到大脑皮质广泛区域，维持和改变大脑皮质的兴奋状态。这一投射系统与大脑皮质之间不具有点对点的关系，上行纤维进入皮质后分布于各层内，没有专一的感觉传导功能，不能引起特定的感觉，又称为脑干网状结构上行激动系统。

> **知识链接**
>
> 巴比妥类药物的催眠作用及一些全身麻醉药（如乙醚）的麻醉作用是通过阻断上行激动系统的传导或抑制上行激动系统和大脑皮质的活动而发挥作用的。其作用原理是因为脑干网状结构上行激动系统是多突触接替的上行传导系统，易受药物影响而发生传导阻滞。

四、大脑皮质的感觉分析功能

躯体感觉信息经特异性投射系统投射到大脑皮质的躯体感觉代表区，通过大脑皮质的精细分析与综合，产生特定的感觉。躯体感觉代表区主要有体表感觉区、本体感觉区和内脏感觉区（图5-25）。

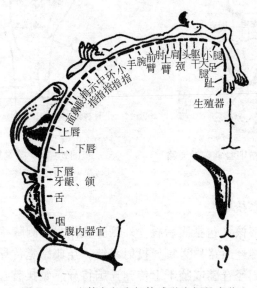

图5-25 人体各部在躯体感觉中枢的定位

（一）体表感觉区

全身体表感觉在大脑皮质的投射区主要位于中央后回，又称第一体表感觉区。其投射规律有：①交叉投射，即一侧体表的感觉传入，投射到对侧大脑皮质中央后回的相应区域，但头面部感觉的投射是双侧性的；②躯体各部位感觉投射区域的空间分布呈倒立，即下肢的感觉区在顶部，上肢感觉区在中间，头面部感觉区在底部，但头面部感觉区的内部分布仍是正立的；③投射区的大小与不同体表部位的感觉灵敏程度有关，感觉灵敏度高的拇指、示指和唇的感觉皮质代表区大，感觉迟钝的背部的皮质代表区小。

> **知识拓展**
>
> 　　大脑皮质感觉代表区的大小具有可塑性。实验表明，若截去猴的一个手指，被截手指的皮质感觉区将会被其邻近手指的代表区占据；而切除皮质上某手指的代表区，则该手指的感觉会移向此被切除代表区的周围皮质；训练猴的手指，使之具有良好的辨别振动的感觉，则该手指的皮质代表区将扩大。人类的感觉皮质也有类似的可塑性改变。如盲人在接受触觉和听觉刺激时，其视皮层的代谢活动增加；而聋人对刺激视皮层周边区域的反应比正常人更为迅速和准确。
> 　　人脑在中央前回与岛叶之间还有第二体表感觉区。全身体表感觉在此区的投射是正立的，而且投射具有双侧性。此区仅能对感觉信息作比较粗糙的分析。

（二）本体感觉区

本体感觉来自肌、肌腱、骨膜和关节等组织结构，主要是对身体的空间位置、姿势、运动状态和运动方向的感觉。目前认为中央前回是运动区也是本体感觉区。

（三）内脏感觉区

内脏感觉来自内脏感受器的传入冲动，其适宜刺激是体内的自然刺激，如肺的扩大与缩小、血压的升降等。内脏中有痛觉感受器，无本体感受器，温度觉和触－压觉感受器很少，因此内脏感觉主要是痛觉。内脏感觉的投射区混杂于体表第一、第二感觉区、运动辅助区和边缘系统等皮质部位。

五、痛觉

痛觉是指机体某处受到伤害性刺激时产生的一种不愉快的感觉，常伴有情绪变化、自主神经反应和防御性反应，是机体受伤害时的一种报警信号，具有保护性意义。长期剧烈的疼痛，伴发不愉快的情绪反应，并影响食欲与睡眠，必须及时使之缓解。

痛觉感受器广泛地分布于皮肤、肌肉、关节和内脏等处。当各种刺激达到一定强度造成组织伤害时，局部组织即释放出某些致痛物质，如 K^+、H^+、组织胺、5－羟色胺、缓激肽、前列腺素等，这些致痛物质再作用于痛觉感受器，引起痛觉传入冲动。临床上可根据需要，采用普鲁卡因等局部麻醉药封闭神经，来阻断痛觉冲动的传入；也可采用吗啡等镇痛药作用于中枢内镇痛系统，以达到镇痛的效果。

（一）皮肤痛觉

当伤害性刺激作用于皮肤时，可先后出现快痛与慢痛两种性质的痛觉。快痛是一种定位清楚而尖锐的刺痛，在刺激时很快发生，撤除刺激后又很快消失。慢痛是一种定位不明确的烧灼痛，于刺激作用 0.5～1.0s 后产生，持续时间较长，并伴有心率加快、血压升高以及呼吸和情绪等方面的变化。

（二）内脏痛与牵涉痛

1. 内脏痛

伤害性刺激作用于内脏器官引起的疼痛称为内脏痛，是临床上常见的症状。因为痛觉感受器在内脏的分布比在躯体要稀疏很多，故内脏痛的定位不准确。内脏痛觉与皮肤痛觉比较，有以下特点：①定位不准确、定性不清楚，这是内脏痛最主要的特点；②缓慢、持续，即主要表现为慢痛，常呈渐进性增强；③对机械牵拉、痉挛、缺血、炎症等刺激敏感，而对切割、烧灼等通常易引起皮肤痛的刺激不敏感；④特别能引起不愉快的情绪活动，并伴有恶心、呕吐和心血管及呼吸活动改变；⑤可伴有牵扯痛。

2. 牵涉痛

某些内脏疾病常引起一定的体表部位发生疼痛或痛觉过敏，此种现象称为牵涉痛。例如，心绞痛患者常感到心前区、左肩和左上臂内侧区疼痛；胆囊炎、胆石症发作时可感觉右肩区疼痛；阑尾炎早期发生腹上区或脐区痛；患胃溃疡或胰腺炎时，会出现左上腹和肩胛间疼痛；肾结石时则可引起腹股沟区疼痛。了解牵涉痛的规律有助于临床诊断。

第四节　神经系统对躯体运动的调节

躯体运动是以骨骼肌的收缩和舒张活动为基础的生命活动，是人类生活和从事劳动的重要手段。躯体的各种运动往往由多个肌群相互协调和配合完成的，而这种协调与配合则是在神经系统调节下进行的，从脊髓至大脑皮质的各级中枢神经系统都发挥着重要作用。

一、脊髓对躯体运动的调节

躯体运动最基本的反射中枢在脊髓。在脊髓灰质前角中存在着大量的运动神经元，它们末梢释放的递质都是 ACh，主要功能包括引起它所支配的全部肌纤维兴奋，以及调节肌梭对牵张刺激的敏感性。

脊髓对躯体运动的调节主要有屈肌反射和牵张反射。

（一）屈肌反射和对侧伸肌反射

当皮肤受到伤害性刺激时，受刺激一侧肢体关节的屈肌收缩而伸肌舒张，称为屈肌反射。屈肌反射的生理学基础是传入侧支性抑制，具有保护性意义，其反射强度与刺激强度有关。

当刺激强度加大到一定值时，则在同侧肢体发生屈肌反射的基础上出现对侧肢体伸肌反射。对侧伸肌反射是一种姿势反射，当一侧肢体屈曲造成身体失衡时，对侧肢体伸直以支持体重，这对保持身体平衡同样具有重要的生理意义。

（二）牵张反射

骨骼肌受到外力牵拉而伸长时，受牵拉的同一肌肉会产生反射性收缩，此种反射称为牵张反射。牵张反射可分为肌紧张和腱反射两种类型。

1. 肌紧张

缓慢而持续牵拉肌腱所引起的牵张反射称为肌紧张。肌紧张表现为骨骼肌轻度而持续地收缩。人体的肌紧张主要表现在伸肌，其生理意义在于维持一定的躯体姿势，尤其是维持站立姿势。肌紧张只是抵抗肌肉被牵拉，其收缩力量较小，不表现为明显的动作，但能持久进行不易疲劳。

2. 腱反射

快速牵拉肌腱时引起的牵张反射称为腱反射，它表现为被牵拉肌肉迅速而明显地缩短。临床上常通过检查腱反射来了解神经系统的功能状况。如果腱反射减弱或消失，常提示反射弧的传入、传出通道或者脊髓反射中枢受损；而腱反射亢进，则说明控制脊髓的高级中枢作用减弱，提示各级中枢的病变。

（三）脊休克

脊髓可以完成很多反射，但因其经常处在高位中枢的控制下，其本身的功能往往不易表现出来。人和动物在脊髓与高级中枢之间离断后，反射活动的能力暂时丧失而进入无反应状态的现象称为脊休克。脊髓与高位中枢离断的动物称为脊动物。

脊休克的主要表现为：横断面以下脊髓所支配的躯体反射和内脏反射活动均减弱甚至消失，如骨骼肌的紧张性减弱甚至消失，外周血管扩张，发汗反射不能进行，直肠和膀胱中分别有粪和尿的储留。

脊休克是暂时的现象，经过一段时间，以脊髓为基本中枢的反射活动可以逐渐恢复。反射恢复的速度与不同动物脊髓反射对高位中枢的依赖程度有关。蛙在脊髓离断后数分钟即可恢复，犬要数天，人类一般需数周至数月。

> **知识链接**
>
> 脊休克恢复过程中，较简单和原始的反射如屈肌反射和腱反射等先恢复，较复杂的反射如对侧伸肌反射等恢复较迟，血压可恢复到一定水平，排便、排尿反射也有一定程度的恢复。但恢复的反射功能不完善，且不能很好地适应生理功能的需要，如基本的排尿反射可以进行，但不受意识控制，而且排不干净；伸肌反射往往减弱而屈肌反射往往增强。离断水平以下的知觉和随意运动能力将永久丧失。

二、脑干对躯体运动的调节

脑内具有加强肌紧张和肌运动作用的部位称为易化区，具有抑制肌紧张及肌运动作用的部位称为抑制区。脑干对肌紧张的重要调节作用，主要通过网状结构易化区和抑制区的活动而实现。

（一）脑干网状结构易化区

脑干网状结构易化区分布较广，包括延髓网状结构的背外侧部分、脑桥的被盖、中脑的中央灰质及被盖等处。其主要作用是加强伸肌的肌紧张和肌运动。前庭核、小脑前叶两侧部等部位，也通过脑干网状结构易化区参与易化肌紧张的作用（图5-26）。

（二）脑干网状结构抑制区

脑干网状结构抑制区较小，位于延髓网状结构腹内侧部分（图5-26）。大脑皮质运动区、纹状体、小脑前叶蚓部等部位通过脑干网状结构抑制区来实现其抑制作用，而脑干网状结构抑制区的正常活动也依赖于这些部位传来的冲动。

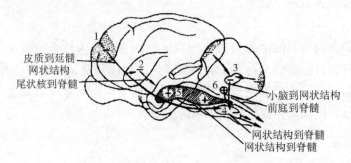

图5-26　猫脑干网状结构下行抑制和易化系统示意图
＋表示易化区　－表示抑制区
1. 大脑皮层；2. 尾状核；3. 小脑；
4. 为网状结构抑制区；5. 网状结构易化区；6. 延髓前庭核

（三）去大脑僵直

正常情况下，肌紧张易化区的活动较强，抑制区的活动较弱，两者在一定水平上保持相对平衡，以维持正常的肌紧张。动物实验中，在动物的中脑上、下丘之间横断脑干，动物将立即出现四肢伸直、头尾昂起、脊柱挺硬的角弓反张状态，这种现象称为去大脑僵直。

去大脑僵直是由于脑干网状结构抑制区失去了与大脑皮质、纹状体等部位的联系后，活动明显减弱，使易化区的活动占有较大的优势，而表现出伸肌紧张性亢进的现象。人类在中脑疾患出现去大脑僵直时，表现为头后仰，上下肢均僵硬伸直，上臂内旋，手指屈曲。出现去大脑僵直往往提示病变已严重侵犯脑干。

三、小脑对躯体运动的调节

小脑参与运动的设计和程序编制、运动的协调、肌紧张的调节及本体感受器传入信息的处理等。小脑不仅与大脑皮质形成回路，还与脑干和脊髓有大量纤维联系。因此，小脑除参与运动的设计外，还参与运动的执行，在运动进行过程中发挥作用。目前认为，小脑在维持身体平衡、调节肌紧张及协调和形成随意运动中起重要作用。

（一）维持身体平衡

主要是前庭小脑的功能，前庭小脑主要由绒球小结叶构成（图5-27）。切除绒球小结叶的猴，或第四脑室附近患肿瘤而压迫绒球小结叶的病人，都有步基宽、站立不稳、步态蹒跚和容易跌倒等症状，但在躯体得到支持物扶持时，其随意运动仍然能协调进行。

（二）调节肌紧张

主要是脊髓小脑的功能，脊髓小脑包括小脑前叶和后叶的中间带区（图5-27）。它对肌紧张的调节包括易化和抑制双重作用，这些作用都是通过脑干网状结构的易化区和抑制区实现的。人类小脑损伤后主要表现出肌紧张降低、肌无力等症状。

(三) 协调随意运动

主要是脊髓小脑后叶中间带及皮层小脑的功能（图5-27）。后叶中间带接受脑桥纤维的投射，并与大脑皮质存在着双向性联系，对大脑皮质发动的随意运动具有重要的调节作用。当小脑后叶中间带受损伤时，患者在随意运动的力量、速度、方向以及稳定性等方面产生缺陷，出现指物不准、动作摇摆不定、动作不是过度就是不及、不能做迅速的交替运动等，这种随意运动的失调称为共济失调。还可出现做动作时抖动不已，即发生震颤，静止时震颤消失，此称为意向性震颤。

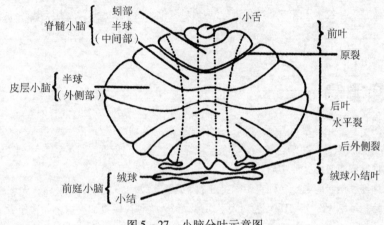

图5-27 小脑分叶示意图

四、基底神经核对躯体运动的调节

基底神经节主要包括纹状体（包括尾状核、壳核、苍白球）、丘脑底核、中脑的黑质和红核。迄今为止，人们对基底神经节功能的认识不十分清楚，目前多认为：基底神经节可能参与运动的设计和程序编制，将一个抽象的设计转换为随意运动；基底神经节对随意运动的产生和稳定、肌紧张的调节、本体感受器传入冲动信息的处理等可能都有关；基底神经节中某些核团参与自主神经活动的调节、感觉传入、行为和学习记忆等功能活动。基底神经节的损害主要表现为肌紧张异常和动作过分增减。临床上常见的基底神经节损害疾病有两大类：一类表现为运动过少而肌紧张增强，如帕金森病；另一类表现为运动过多而肌紧张降低，如亨廷顿病。

> **知识拓展**
>
> 帕金森病又称震颤麻痹，其主要症状是全身肌紧张增高、肌肉强直、随意运动减少、动作缓慢、面部表情呆板，常伴有静止性震颤（多见于手部）等。其病因可能主要是双侧黑质病变，多巴胺能神经元变性，多巴胺递质合成受损。临床上用多巴胺的前体左旋多巴或M受体拮抗剂如东莨菪碱或安坦来缓解症状。

亨廷顿病又称舞蹈病，其主要症状是不自主的上肢和头部的舞蹈样动作，伴肌张力降低等症状。其病因是双侧新纹状体病变，其中的胆碱能神经元和γ-氨基丁酸能神经元变性，而黑质多巴胺能神经元功能相对亢进。临床上用利血平来缓解症状。

亨廷顿病是一种由显性基因的突变而导致的疾病，这种基因编码的脑蛋白触发了神经元的死亡。帕金森病主要发生在60岁以后的老人。1976年和1982年，在美国马里兰州和加利福尼亚州发现了几例因药物滥用而出现严重帕金森病症状的年轻患者，其原因是这些年轻的患者都吸食了一种"地下工厂"合成的致幻毒品，这种毒品中含有一种化学物质能杀死多巴胺能神经元，它通过破坏线粒体的能量合成而导致细胞凋亡。这个结果提醒人们，帕金森病可能是由于神经元长期接触环境中一种缓慢挥发作用的有毒物质引起的，但这种物质是什么人们并不清楚。随着我国人口老龄化进程的加快，帕金森病的发病率在逐年提高。

知识链接

当你向前举手并尽量保持不动时，手指有轻微的颤动。这种微小的、频率大约是8~12Hz的节律性震颤，叫生理性震颤，是完全正常的。紧张、焦虑、饥饿、疲劳、发热、饮用太多的咖啡等都能增加这种震颤。

某些神经性疾病能导致多种有明确特征的不自主运动。帕金森病患者通常表现出明显的静止性震颤，频率大约3~5Hz，当病人不想运动时，这种震颤更加严重，而在随意运动期间这种震颤却会立即消失。小脑受损的病人静止时没有异常震颤，运动时常常表现出意向性震颤，小脑性震颤是共济失调，即运动时肌肉收缩不协调的一种表现。亨廷顿病引起的舞蹈症表现为迅速的、不规则的、不自主的但相对协调的肢体、躯干、头、脸部的运动。另一种类型的基底神经节疾病导致手足徐动症，患者的颈部和躯干非常缓慢地蠕动。

五、大脑皮质对躯体运动的调节

大脑皮质是调节躯体运动的最高级中枢。其对躯体运动的调节作用，是通过锥体系和锥体外系的下传冲动完成的。

（一）大脑皮质的主要运动区

人类大脑皮质运动区主要位于中央前回。此外，还有辅助运动区和第二运动区，前者位于大脑皮质内侧面，后者与第二体表感觉区重叠。

大脑皮质运动区（中央前回）调节躯体运动具有下列功能特征：①交叉支配，指一侧皮质运动区控制对侧躯体骨骼肌的运动。但头面部肌的运动，如咀嚼、喉及脸上部的运动则受双侧皮质运动区控制；②具有精细的功能定位，其定位安排大体上呈倒立的人体投影分布，即下肢代表区在中央前回顶部（膝关节以下代表区在皮质的内侧面），上肢代表区在中间部，头面部代表区在底部，但头面部内部的排列仍为正立位；③各运动代表区的大小与运动的精细程度有关，运动越精细代表区越大。例如，手部运动代表区与整个下肢运动代表区的大小几乎相等（图5-28）。

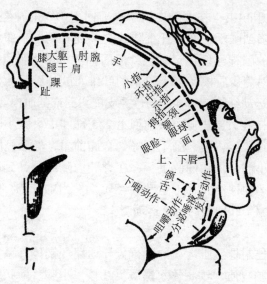

图 5-28 人体各部在躯体运动中枢的定位

(二) 运动传导通路

运动传导通路是从大脑皮质发出神经冲动到达骨骼肌的通路,分锥体系和锥体外系。

1. 锥体系

锥体系是管理骨骼肌随意运动的传导通路,由上、下两级神经元组成。上运动神经元在大脑皮质中央前回和中央旁小叶前部,其轴突组成下行的锥体束。下运动神经元在脑干的脑神经运动核或脊髓前角运动核中,其纤维也交叉到对侧。由此,锥体系分皮质核束和皮质脊髓束(图5-29,30)。

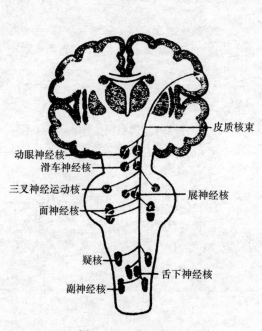

图 5-29 皮质核束

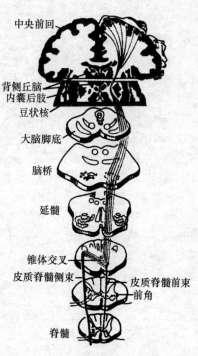

图 5-30 皮质脊髓束

(1) 皮质核（脑干）束　在大脑皮质中央前回下 1/3 的神经元（上运动神经元）发出的纤维经内囊下降到脑干，部分纤维陆续交叉到对侧，小部分不交叉仍在同侧下行，分别终止于双侧的脑神经躯体运动核，但面神经核的下部（支配睑裂以下面肌）和舌下神经核只接受对侧皮质核（脑干）束的纤维。脑神经运动核的神经元（下运动神经元）发出的躯体运动纤维随脑神经到达并支配头面部的肌肉。

(2) 皮质脊髓束　在大脑皮质中央前回上 2/3 部和中央旁小叶前部的神经元（上运动神经元）发出的纤维经内囊、脑干下降到脊髓前角，经延髓时大部分纤维在锥体交叉处交叉到对侧，小部分仍在同侧下行，在脊髓内陆续交叉到对侧，终止于脊髓前角运动神经元。前角运动神经元（下运动神经元）发出的纤维，随脊神经到达躯干或四肢的骨骼肌，支配躯干和四肢的随意运动。

2. 锥体外系

是锥体系以外的控制骨骼肌运动的下行传导通路。锥体外系并不是一个简单独立的结构系统，包括大脑皮质、纹状体、黑质、红核、小脑、网状结构等以及它们的联络纤维，这些结构共同组成复杂的多级神经元。经多次换神经元后，到达脊髓前角或脑神经运动核，其主要功能是调节肌张力，协调肌群活动、维持和调整体态姿势和进行习惯性的节律性动作等。

知识链接

锥体系的任何部位损伤都可引起其支配区的骨骼肌随意运动障碍，出现瘫痪。上、下运动神经元受损时，瘫痪所表现的体征不同。

上运动神经元（大脑皮质躯体运动中枢、锥体束）受损出现的瘫痪，称为中枢性瘫痪（痉挛性瘫痪或硬瘫），表现为肌张力增高，腱反射亢进，瘫痪的肌呈痉挛状态，同时出现病理反射（如 Babinski 征），肌肉不萎缩。

下运动神经元（脊髓前角运动神经元、脑干的脑神经躯体运动核、脊神经、脑神经）受损出现的瘫痪，称为周围性瘫痪（弛缓性瘫痪或软瘫），表现为肌张力降低，腱反射减弱或消失，瘫痪的肌松弛变软，不出现病理反射，肌肉萎缩。

一侧大脑皮质中央前回下部或皮质核束损伤（上运动神经元损伤）出现的面肌或舌肌的瘫痪，临床上称为面神经核上瘫或舌下神经核上瘫。面神经核上瘫导致病灶对侧眼裂以下面肌瘫痪，表现为病灶对侧鼻唇沟变浅或消失，口角低垂并向病灶侧偏斜，流涎，不能做鼓腮、露齿等动作，额纹存在，眼睑闭合正常。舌下神经核上瘫表现为病灶对侧舌肌瘫痪，伸舌时舌尖偏向病灶的对侧。

脑神经躯体运动核（面神经核、舌下神经核）或脑神经（面神经、舌下神经）损伤（下运动神经元损伤）出现的面肌或舌肌的瘫痪，临床上称为面神经核下瘫或舌下神经核下瘫。面神经核下瘫导致患侧所有面肌瘫痪，表现为除面神经核上瘫的症状外，还有额纹消失，不能皱眉，眼睑不能闭合等。舌下神经核下瘫为病灶侧舌肌瘫痪，伸舌时舌尖偏向病灶侧。

第五节 神经系统对内脏活动调节

一、自主神经系统的功能

自主神经系统是调节内脏活动的神经系统,也称内脏神经系统。该系统包括传入神经和传出神经,但习惯上仅指支配内脏器官的传出神经,即交感神经和副交感神经两部分。

(一)自主神经系统的功能

自主神经系统对内脏器官的作用是通过神经末梢释放神经递质与相应的受体结合而实现的,其释放的递质和结合的受体主要是 ACh 和 NE 及其相应的受体。自主神经系统胆碱能和肾上腺素能受体的分布及生理功能见表 5-6。

表 5-6 自主神经系统胆碱能和肾上腺素能受体的分布及其生理功能

效应器		胆碱能系统		肾上腺素能系统	
		受体	效应	受体	效应
内脏神经节		N_1	节前-节后兴奋传递		
眼	虹膜环行肌	M	收缩(缩瞳)		
	虹膜辐射状肌			α_1	收缩(扩瞳)
	睫状体肌	M	收缩(视近物)	β_2	舒张(视远物)
心	窦房结	M	心率减慢	β_1	心率加快
	房室传导系统	M	传导减慢	β_1	传导加快
	心肌	M	收缩力减弱	β_1	收缩力加强
血管	冠状血管	M	舒张	α_1	收缩
				β_2	舒张(为主)
	皮肤黏膜血管	M	舒张	α_1	收缩
	骨骼肌血管	M	舒张	α_1	收缩
				β_2	舒张(为主)
	脑血管	M	舒张	α_1	收缩
	腹腔内脏血管			α_1	收缩(为主)
				β_2	舒张
	唾液腺血管	M	舒张	α_1	收缩
支气管	平滑肌	M	收缩	β_2	舒张
	腺体	M	促进分泌	α_1	抑制分泌
				β_2	促进分泌
胃肠	胃平滑肌	M	收缩	β_2	舒张
	小肠平滑肌	M	收缩	β_2	舒张
	括约肌	M	舒张	α_1	收缩
	腺体	M	促进分泌	α_2	抑制分泌
胆囊和胆道		M	收缩	β_2	舒张
膀胱	逼尿肌	M	收缩	β_2	舒张
	三角区和括约肌	M	舒张	α_1	收缩

续表

效应器		胆碱能系统		肾上腺素能系统	
		受体	效应	受体	效应
输尿管平滑肌		M	收缩	α_1	收缩
子宫平滑肌		M	可变	α_1	收缩（有孕）
				β_2	舒张（无孕）
皮肤	汗腺	M	促进温热性发汗	α_1	促进精神性发汗
	竖毛肌			α_1	收缩
唾液腺		M	分泌大量稀薄唾液	α_1	分泌少量黏稠唾液
代谢	糖酵解			β_2	加强
	脂肪分解			β_2	加强

（二）自主神经系统的功能特征

1. 双重支配

人体多数器官都接受交感和副交感神经的双重支配。但交感神经几乎支配全身所有内脏器官，而副交感神经则分布较局限。一般认为大部分血管、汗腺和竖毛肌、肾上腺髓质等无副交感神经分布，其余器官都接受双重神经（即交感神经和副交感神经）的支配。

2. 拮抗作用

交感和副交感神经对同一器官的作用往往相反。例如，交感神经兴奋可引起心跳加强加快，而副交感神经兴奋时，则引起心跳变慢减弱。但某些器官有例外，如唾液腺，这两类神经对它的作用却具有协同性。

3. 紧张性作用

交感和副交感神经持续地发放低频神经冲动，使其支配的效应器官经常维持一定程度的活动状态，这种作用即称为紧张性作用。在动物实验中，切断心迷走神经，心率即明显加快；切断心交感神经，心率则减慢。

4. 对整体生理功能的调节

交感神经系统的活动比较广泛，常以整个系统来参加反应。当机体遇到各种紧急情况如剧烈运动、窒息、冷冻、失血、紧张、恐惧和寒冷时，交感神经系统的活动明显增加，肾上腺髓质激素分泌量剧增，这一反应系统称为交感－肾上腺髓质系统，常表现为心跳加快、皮肤与腹腔内脏血管收缩、贮备血量动用、红细胞计数增加、支气管扩张、肝糖原分解加速而血糖浓度上升等。交感神经系统的这种动员机体许多器官的潜在力量，促使机体迅速适应内外环境剧烈变化的反应称为应急反应。

副交感神经系统的活动相对比较局限。整个副交感神经系统活动的生理意义在于保护机体，促进机体的调整恢复，促进消化，积蓄能量以及加强排泄和生殖功能等。例如，机体在安静时副交感神经活动往往加强，此时心脏活动减弱，瞳孔缩小，消化管的运动加强与消化液分泌增加以促进营养物质的吸收和能量补给，促进糖原、蛋白质和脂肪的合成以及血糖的利用等。一般，迷走神经活动增强时，常伴有胰岛素分泌的增多，这一反应系统常称为迷走－胰岛素系统。

此外，交感神经与副交感神经的作用与其所支配的效应器的功能状态有关。例如，刺激交感神经可抑制未孕子宫的运动，而对有孕子宫的运动却有加强作用；又例如，胃幽门处于收缩状态时，刺激迷走神经可使胃幽门舒张；而处于舒张状态时，刺激迷走神经反而使胃幽门收缩。

二、内脏活动的中枢调节

（一）脊髓对内脏活动的调节

脊髓是某些内脏反射活动的初级中枢，如以脊髓为初级中枢参与调节的血管张力反射（维持血管紧张性以保持一定的外周阻力）、排便反射、排尿反射、发汗反射和阴茎勃起反射等。平时这些反射活动受高位中枢的控制，当仅依靠脊髓本身的反射活动（如脊休克）时，则不能很好适应正常的生理功能。

（二）脑干对内脏活动的调节

脑干中存在着许多调节内脏活动的重要中枢，如心血管运动、呼吸运动、胃肠运动、消化腺分泌等的基本反射中枢都位于延髓。延髓由于受压、穿刺等因素受到损伤时，可迅速造成死亡，以致长期以来延髓就被认为是生命的基本中枢。此外，中脑是瞳孔对光反射中枢的所在部位。

（三）下丘脑对内脏活动的调节

下丘脑是大脑皮质下调节内脏活动的高级中枢，它把内脏活动与人体的其他生理过程联系起来，使内脏活动与其他生理过程得以协调。下丘脑的主要功能有以下几个方面。

1. 调节体温

下丘脑存在着调节体温的基本中枢。下丘脑前部存在大量对温度变化敏感的神经元，是下丘脑的温度感受装置；下丘脑后部则是将机体各处温度感受装置的传入信息进行综合处理，从而调节机体的产热与散热过程，使体温得以维持相对稳定的整合部位。在哺乳动物，若于间脑以上水平切除大脑皮质，动物体温基本能保持相对稳定，而在下丘脑以下部分横断脑干，动物则不能维持其体温。

2. 调节摄食行为

实验表明，下丘脑外侧区存在摄食中枢，而腹内侧核存在饱中枢。摄食中枢与饱中枢可以相互制约，动物饥饿时前者的放电频率较高而后者的放电频率较低，静脉注入葡萄糖后，前者放电频率减少而后者放电频率增多。

3. 调节水平衡

水平衡包括水的摄入与排出两个方面，损毁下丘脑可导致动物烦渴和多尿。下丘脑内控制水的区域与摄食中枢靠近，破坏摄食中枢动物除拒食外，饮水也明显减少；刺激下丘脑外侧区某些部位，可引起饮水增多。下丘脑的视上核和室旁核还存在一些可影响尿量的神经元。

4. 调节情绪变化和行为

下丘脑与情绪反应密切相关，其活动在正常情况下受大脑皮质的抑制而不易表现。切除大脑皮质仅保留有下丘脑以下结构的动物，给予轻微刺激即表现为甩尾、竖毛、扩瞳、张牙舞爪、呼吸加快和血压升高等"假怒"现象。下丘脑近中线两旁的腹内侧区存在所谓防御反应区，电刺激清醒动物的该区可引起防御性反应，慢性刺激该区可引起血压持续升高，有人认为该区的持续兴奋与原发性高血压的发生有关。电刺激下丘脑外侧区也可引致动物出现攻击行为，电刺激下丘脑背侧区则出现逃避行为。

5. 控制生物节律

人体的各种生命活动常按一定时间顺序发生变化，这种变化的节律称为生物节律。生物节律可分为日周期、月周期、年周期节律等，其中日周期是最重要的生物节律，如血细胞数、体温、促肾上腺皮质激素分泌等人体的许多生理功能都有日周期的变动。下丘脑视交叉上核是体内日周期节律活动的控制中心，能通过视网膜-视交叉上核束来感受外界环境光暗信号的变化，使机体的昼夜节律与外界环境同步。破坏视交叉上核，原有的一些日周期节律性活动即丧失。人为改变每日的光照和黑暗时间，可使一些机体功能的日周期位相发生移位。

6. 对腺垂体和神经垂体激素分泌的调节

下丘脑内的神经分泌细胞，能合成多种调节腺垂体激素分泌的肽类物质（下丘脑调节肽），对人体的内分泌功能起重要的调节作用（详见第十三章）。下丘脑视上核和室旁核的神经内分泌细胞能合成血管升压素和催产素，经下丘脑-垂体束运抵神经垂体储存，由下丘脑控制其分泌。

（四）大脑皮质对内脏活动的调节

大脑皮质对内脏活动的调节，目前了解不多。与内脏活动关系密切的皮质结构是新皮质和边缘系统。

新皮质主要指进化程度较新、分化程度最高的大脑半球外侧面结构，是内脏神经功能的高级中枢和高级整合部位。如果切除动物新皮质，除有感觉运动丧失外，很多内脏神经功能如血压、排尿、体温等调节均发生异常。

大脑皮质的边缘系统包括边缘叶及与其密切相关的皮质和皮质下结构。边缘叶是指大脑半球内侧面的新皮质下面，呈环形包绕在脑干顶端周围的结构，边缘叶在结构和功能上与大脑皮质的岛叶、颞极、眶回等，以及皮质下的杏仁核、隔核、下丘脑、丘脑前核群以及中脑被盖内侧区等都有着密切的关系，因而有人将边缘叶连同这些结构统称为边缘系统。边缘系统的功能较为复杂，除嗅觉功能外，主要参与摄食行为、性行为、情绪活动、学习记忆及内脏活动等调节。边缘系统通过调节许多初级中枢的活动，来调节内脏的功能活动，是调节内脏活动的高级中枢。

知识拓展

20世纪30年代之前，人们已经认识到，边缘系统控制情绪，改变此系统对具情绪问题的人有所帮助。一些科学家认为脑损伤能改变情绪行为，额叶切除术对精神变态、抑郁症和各种神经症有益。于是，成千上万的人采用这项技术进行了切除手术，人们称之为"凿冰精神手术"。手术中，只需将手术刀从眼眶上部很薄的骨中插入，然后将刀柄内外转动，损毁细胞和相互之间的联系通路，造成额叶损伤，非常简单，甚至在门诊室就可进行。1949年还将诺贝尔医学奖授予了率先实施手术的人，以表彰其对额叶切除术的发展。

> 但是，不久就发现了该手术的副作用。额叶切除导致 IQ 和记忆轻度下降的同时还引起了其他明显的副作用，如情绪反应迟钝和思维的情绪成分消失。另外，很多人发现，额叶切除病人发展了"不受欢迎的行为"或礼貌标准明显降低，病人很难有计划朝一个目标工作，且不能集中精神。
>
> 　　随着我们对情绪和其他脑功能相关神经环路的最新了解，人们逐渐认识到切除一大块脑区的好坏很难判断，额叶切除术迅速被叫停，现在已用药物来实施对严重情绪疾病的治疗。

第六节　脑的高级功能

脑的高级功能包括学习、记忆、判断、语言和其他心理活动功能。它们与条件反射有着密切的联系。

一、条件反射

神经系统的调节功能是通过各种形式的反射来完成的。由种族遗传因素决定的，先天具有的反射称为非条件反射。在非条件反射的基础上，经过后天学习和训练后建立起来的反射称为条件反射。条件反射大大增强了机体活动的预见性、灵活性和精确性，使机体对环境具有更加广阔和完善的适应能力。

在关于条件反射形成的经典实验中，给狗食物可引起唾液分泌，这种反射为非条件反射，食物刺激为非条件刺激。给狗听铃声，则不会引起唾液分泌，这时铃声可称为无关刺激。但是，如果每次给食物之前先响铃，再给狗喂食，多次重复后，单独响铃也可引起狗的唾液分泌，这样建立的条件反射称为经典条件反射。此时，铃声不再是唾液分泌的无关刺激，而是进食的信号，即变成了条件刺激。条件反射形成的基本条件，是无关刺激与非条件刺激在时间上的结合，这个结合过程称为强化。

经典条件反射建立后，若反复应用条件刺激（铃声）而不给予非条件刺激（食物）的强化，这种条件反射就会逐渐减弱，直至最后完全消失，这种现象称为条件反射的消退。

在人类，可以由具体的信号如声、光、嗅、味、触等感觉作为条件刺激，建立条件反射；也可由抽象的词语代替具体的信号，形成条件反射。巴甫洛夫把现实具体的信号称为第一信号，而把相应的词语称为第二信号；并将人类大脑皮质对第一信号发生反应的功能系统称为第一信号系统，而对第二信号起反应的大脑皮质功能系统称为第二信号系统。因此，人脑功能有两个信号系统，而动物只有第一信号系统。第二信号系统是人类区别于动物的主要特征。

二、人类大脑皮质的语言功能

（一）大脑皮质语言中枢的分区

人类大脑皮质一定区域受损后可引起具有不同特点的语言功能障碍（图 5-31）。

①运动性失语症，中央前回底部前方受损，病人不会讲话，但能看懂文字，也能听懂别人的讲话，该现象首先由布罗卡发现，中央前回底部又称为布罗卡区；②失写症，额中回后部接近中央前回手指代表区部位受损，病人能听懂别人的讲话和看懂文字，会说话，手的功能也正常，但失去书写能力；③感觉性失语症，颞上回后部受损，病人能讲话、书写、看懂文字，也能听见别人的发音，但听不懂别人讲话的内容和含义；④失读症，角回受损，病人视觉正常，但不懂文字含义。

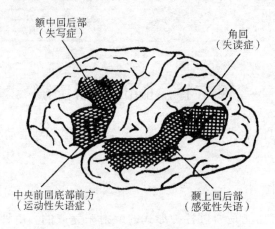

图 5-31 大脑皮质语言功能区域示意图

（二）大脑皮质语言功能的一侧优势

人类两侧大脑半球的功能是不对等的。在主要使用右手的成年人，语言活动功能主要由左侧大脑皮质管理。左侧皮质在语言活动功能上占优势，称为优势半球。一侧优势与遗传和后天的生活实践有关，人类的左侧优势自 10~12 岁逐步建立，成年后左侧半球受损，就很难在右侧皮质再建立语言中枢。

右侧半球在对空间的辨认、深度知觉、触-压觉认识、图像视觉认识、音乐欣赏分辨等方面占优势。

三、学习与记忆

学习是指人和动物依赖于经验来改变自身行为以适应环境的神经活动过程。记忆则是将学习到的信息进行储存和"读出"的神经活动过程。

（一）学习形式

1. 非联合型学习

在刺激与反应之间不需要建立某种明确的联系，不同形式的刺激使突触活动发生习惯化、敏感化等可塑性改变。如人们对有规律出现的强噪音会逐渐减弱反应，即出现习惯化；在强伤害性刺激之后，对弱刺激的反应会加强，即表现为敏感化。

2. 联合型学习

在时间上很接近的两个事件重复地发生，最后在脑内逐渐形成联系，如条件反射的建立和消退。实际上学习的过程就是建立条件反射的过程。

（二）记忆的分类

进入大脑的信息大约只有1%左右能保留较长时间。根据记忆保留时间的长短，可将记忆分为三类。

1. 短时程记忆

保留的时间为几秒到几分钟，仅满足于完成某项极为简单的工作，如打电话时的拨号，拨完后记忆即消失。

2. 中时程记忆

保留时间为几分钟到几天，记忆在海马和其他脑区内进行处理，并能转变为长时程记忆。

3. 长时程记忆

保留时间几天到数年，有些内容可终身保持记忆。

（三）遗忘

遗忘是一种正常的生理现象，是指部分或完全失去回忆和再认识的能力。遗忘在学习后就开始，最初遗忘的速度很快，以后逐渐减慢。遗忘并不意味着记忆痕迹的消失，遗忘的材料经过复习总是比学习新的材料容易。产生遗忘的原因一是条件刺激长久不予强化所引起的消退，二是后来信息的干扰。

知识拓展

阿尔茨海默病

阿尔茨海默病由德国医生 A. Alzheimer 发现，他在1907年发表的题为"一种大脑皮质的特征性疾病"中首次描述："一个51岁妇女的最先病症之一是对丈夫表现出强烈的嫉妒。不久就出现日益严重的记忆力损伤，她找不到回家的路，来来回回地拖东西，把自己藏起来，有时认为有人要杀她，于是开始大声尖叫。她搞不清时间、地点，理解不了任何东西，很糊涂甚至丧失了理智，……精神退变进行得非常平稳。病了四年后，她变得彻底麻木，像胎儿一样缩在床上。最后，这个妇女死了。"

她死后，Alzheimer 在显微镜下检查了她的脑。在用银溶液染色的细胞中发现了神经纤维变得粗厚、坚固，这种变化逐渐扩展到细胞表面，最后，核和细胞质消失，仅仅留下一束纤维缠结，有这样变化的大脑皮质神经元大约占1/4～1/3。许多神经元，特别是皮质上层的细胞已完全消失。

目前认为，保持神经微管挺直并平行排列的是 Tau 蛋白，在阿尔茨海默病患者脑中 Tau 蛋白离开微管聚集于胞体。这种细胞骨架的破坏导致轴突衰亡，从而阻碍了受损神经元正常的信息流动。迄今为止，大多数人认为神经元淀粉样蛋白的异常分泌是导致神经纤维缠结形成和痴呆过程的第一步。目前，治疗策略主要集中在降低脑内淀粉样蛋白的沉积。

四、大脑皮质的电活动

大脑皮质的电活动有两种形式，一种是在无明显刺激情况下，大脑皮质能经常自发地产生节律性的电位变化,这种电位变化称为自发脑电活动。另一种是感觉传入系统或脑的某一部位受刺激时,在皮质某一局限区域引起的电位变化,这种电位变化称为皮质诱发电位。在头皮表面记录到的自发脑电活动称为脑电图（electroencephalogram, EEG）（图5-32）。打开颅骨后直接从皮质表面记录到的电位变化,称为皮质电图。

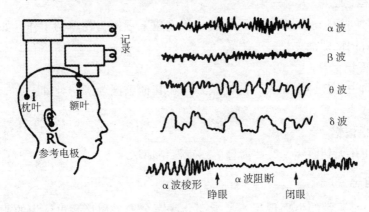

图 5-32 脑电图记录方法与正常脑电图波形
Ⅰ、Ⅱ. 引导电极放置位置（分别为枕叶和额叶）；R. 无关电极放置位置（耳廓）

根据自发脑电活动的频率,可将脑电波分为α、β、θ和δ波形（表5-7）。一般情况下,脑电波随大脑皮质不同的生理情况发生变化。当许多皮质神经元的电活动趋于一致时,就出现低频率高振幅的波形,称为同步化；当皮质神经元的电活动不一致时,就出现高频率低振幅的波形,称为去同步化。一般认为,高振幅、低频率时兴奋性较低,而低振幅、高频率时兴奋性较高。

表 5-7 正常脑电图各种波形的特征、常见部位和出现条件

脑电波	频率（Hz）	幅度（μV）	常见部位	出现条件
α	8~13	20~100	枕叶	成人清醒、安静、闭目时
β	14~30	5~20	额叶、顶叶	皮质紧张活动时（如睁眼、兴奋、集中思考）
θ	4~7	100~150	颞叶、顶叶	少儿正常电脑或成人困倦时
δ	0.5~3	20~200	颞叶、枕叶	婴幼儿正常电脑或成人熟睡时

五、觉醒与睡眠

觉醒与睡眠是一种昼夜节律性生理活动。成人每天一般需要7~9小时睡眠,老年人需要5~7小时,儿童需要10~12小时,新生儿需要18~20小时。

（一）觉醒

觉醒状态有脑电觉醒状态和行为觉醒状态之分。行为觉醒状态指动物出现觉醒时的各种行为表现；脑电觉醒状态指脑电波呈同步化快波的状态,而行为上不一定呈觉醒状态。

一般认为,脑干网状结构上行激动系统对觉醒状态的维持起重要作用,其递质为ACh。新的研究表面,黑质的多巴胺递质系统可能参与行为觉醒状态的维持。

（二）睡眠

睡眠可分为慢波睡眠（同步化睡眠）和异相睡眠（快波睡眠或快速眼球运动

睡眠)。

慢波睡眠期间，人体的听、视、嗅、触等功能减退，骨骼肌反射活动减弱，心率、血压、代谢率、体温、呼吸、尿量、唾液分泌都减少，胃液分泌增多，发汗功能增强，生长激素分泌增多。慢波睡眠有利于促进生长和体力恢复。

异相睡眠期间，人体的各种感觉功能进一步减退，骨骼肌反射活动进一步降低，肌肉更加松弛。异相睡眠还会出现阵发性的部分肢体抽动、心率加快、呼吸快而不规则，特别是出现眼球快速运动。异相睡眠与幼儿神经系统的成熟有密切关系，有利于建立新的突触联系，促进学习记忆和精力恢复。做梦是异相睡眠的特征之一。

在整个睡眠过程中两个时相互相交替。成人进入睡眠后，首先是慢波睡眠，持续80～120min后转入异相睡眠，维持20～30min后，又转入慢波睡眠，整个睡眠过程中一般交替4～5次。一般睡眠后期，异相睡眠时间较长。两种睡眠时相可直接转为觉醒状态，但在觉醒状态下，一般只能进入慢波睡眠。

知识链接

梦游症

睡眠时我们的内心并不总是平静的，身体也不一定是静止不动的。在睡眠时讲话、行走和尖叫是正常的，通常发生在慢波睡眠阶段。在异相睡眠阶段整个身体几乎都是瘫软的，即使在梦境的驱使下也不会进行走动和说话。

睡眠时行走，也叫梦游症，在11岁左右最多见。大约有40%的人在儿童期曾经梦游，成年人很少。梦游通常在夜里慢波睡眠最深的睡眠阶段发生。梦游时包括睁开双眼并在房间内、外走动，甚至还知道攀爬楼梯和避开物体，但此时的认知功能和判断能力严重削弱，也很难把他叫醒。第二天早晨醒来，梦游者通常不记得前一晚上发生的事情。对待梦游者最好的处理方法是牵着他们的手让他们回到床上。

几乎每个人都偶尔有在睡眠中讲话或说梦话现象。可是，梦话经常是杂乱无章的或毫无意义的。

睡眠恐怖现象在5～7岁的儿童中最常见。孩子可能在半夜突然尖叫，但说不清楚为什么，在尖叫和乱蹬了十几分钟后，会安静地睡去。第二天早上孩子仍然那么欢快和兴高采烈，不见留下任何阴影。睡眠恐怖出现在慢波睡眠的较深睡眠阶段，其经历与梦不同，而是一种难以控制的恐惧感并伴随着心率加快和血压升高，这种症状通常随着年龄的增长而消失，不是精神疾病的一种症状。

知识拓展

1963年，一名叫Randy Gardner的17岁高中学生，在不使用任何药物，甚至连咖啡都没有喝的前提下，连续11天（264h）使自己保持觉醒，打破了持续保持觉醒的世界纪录。

> 最初，连续2天不睡觉后，他变得急躁并感到恶心、记忆力减退，甚至不能看电视。到了第4天，出现了轻度的错觉并感到极度疲劳。第7天开始出现颤动，言语含糊不清，EEG的α节律开始消失。但他并没有如某些"专家"预言的那样出现精神失常，在第11天的晚上，还在棒球电子游戏中赢了一位正常的实验者，并且在新闻发布会上作了合理的解释。
>
> 当他最后上床睡觉时，一直睡了近15h。经过第一次睡觉，他的那些症状就基本消失了，一周内睡眠和行为都恢复至正常，没有出现长期的不良反应。
>
> 动物实验却并非如此。如果大鼠长时间地保持清醒，尽管食量增加很多，但体重却进行性地减轻；它们变得虚弱、胃部不断生出溃疡和内出血，最后甚至死亡。实验表明，只要长时间地剥夺异相睡眠就可造成这些伤害。这些结果似乎表明睡眠的确是生理上所必需的。

目标检测

一、名词解释

1. 脑屏障 2. 突触 3. 神经递质 4. 受体 5. 锥体外系 6. 突触前抑制 7. 脊休克 8. 牵张反射 9. 牵涉痛 10. 去大脑僵直

二、选择题

1. 脊髓节段（　　）
   A. 共31节　　B. 颈髓7节　　C. 腰髓6节　　D. 骶髓4节　　E. 以上都不对
2. 将大脑半球分为五叶的沟是（　　）
   A. 中央沟、外侧沟和距状沟　　　　B. 中央沟、外侧沟和顶枕沟
   C. 中央沟、外侧沟和海马沟　　　　D. 中央沟、顶枕沟和中央后沟
   E. 中央前沟、中央沟和中央后沟
3. 组成脑干的结构包括（　　）
   A. 丘脑、中脑和脑桥　　　　B. 间脑、中脑和脑桥
   C. 间脑、中脑和延髓　　　　D. 中脑、脑桥和延髓
   E. 丘脑、脑桥和延髓
4. 关于兴奋性突触传递的叙述，哪一项是错误的（　　）
   A. 突触前轴突末梢去极化　　　　B. Ca^{2+}进入突触前膜内
   C. 突触前膜释放递质是ACh　　　　D. 突触后膜Na^+通透性增高
   E. 突触后膜去极化达阈电位时，突触后神经元发放冲动
5. 特异性投射系统的主要功能是（　　）
   A. 引起特定感觉并激发大脑皮层发出神经冲动
   B. 维持和改变大脑皮层的兴奋状态
   C. 协调肌紧张　　　　D. 调节内脏功能　　　　E. 维持醒觉

6. 躯体感觉的皮层代表区主要位于（　　）
   A. 中央前回　　　　　　B. 中央后回　　　　　　C. 岛叶皮层
   D. 颞叶皮层　　　　　　E. 边缘系统皮层
7. 脊髓突然横断后，断面以下的脊髓所支配的骨骼肌紧张性（　　）
   A. 暂时性增强　　　　　B. 永久性增强
   C. 暂时性减弱甚至消失　D. 永久性消失　　　　　E. 不变
8. M型胆碱受体的阻断剂是（　　）
   A. 阿托品　　　　　　　B. 箭毒　　　　　　　　C. 酚妥拉明
   D. 心得安　　　　　　　E. 毒蕈碱
9. 交感和副交感神经节前纤维释放的递质是（　　）
   A. 乙酰胆碱　　　　　　B. 去甲肾上腺素　　　　C. 多巴胺
   D. 去甲肾上腺素或乙酰胆碱　E. 5-羟色胺
10. 交感神经系统兴奋时，引起（　　）
    A. 胃肠运动增强　　　　B. 支气管平滑肌收缩
    C. 瞳孔开大肌收缩　　　D. 促进胰岛素的分泌
    E. 膀胱逼尿肌收缩

三、简答题

1. 试述神经系统的组成。
2. 简述脑脊液的产生与排出途径。
3. 请比较兴奋性突触与抑制性突触传递原理的异同。
4. 什么是特异性和非特异性投射系统？它们在结构与功能上各有何特点？
5. 什么是自主神经系统？它的结构和功能有何特征？
6. 什么是胆碱能纤维和肾上腺素能纤维？哪些外周神经纤维分别属于这两类？

实训一　中枢神经系统的观察

【实训目的】

通过观察脑和脊髓标本，进一步明确中枢神经系统的形态和结构，对脑和脊髓有一个感性认识，验证理论课所讲授的理论知识并对脑和脊髓的形态结构加深印象。

【实训要求】

在教师的指导下，观察中枢神经系统组成的形态、结构和位置，并且亲手触摸标本并在标本上指认出主要的结构。

【实训内容】

（一）脊髓标本观察

1. 在切除椎管后壁的脊髓标本上，观察脊髓的位置，脊髓节段与椎管的对应关系。
2. 在离体脊髓标本上，观察脊髓的外形和脊神经前、后根的附着部位。

3. 在脊髓切片上，用放大镜观察脊髓表面的 6 条纵沟和中央管的位置，灰质和白质的配布及分部。

4. 在脊髓横切面模型上，观察薄束、楔束、脊髓丘脑束、皮质脊髓前束和皮质脊髓束的位置。

（二）脑标本观察

1. 在整脑标本上和脑正中矢状面标本上，观察脑的分部以及脑干、小脑、间脑和端脑的位置。

2. 在脑干和间脑标本上，观察脑干的组成（延髓、脑桥和中脑）、外形，第 3～12 对脑神经的连脑部位。

3. 在电动透明脑干模型上，观察脑干内脑神经核的配布、性质，识别动眼神经副核、三叉神经运动核、三叉神经感觉核群、面神经核、舌下神经核以及红核和黑质的位置。

4. 在离体小脑标本上和小脑水平面标本上，观察小脑的外形、分部和内部结构。

5. 在脑正中矢状面标本上，观察第四脑室的位置、形态和连通关系。

6. 在脑干和间脑标本上以及脑正中矢状面标本上，观察间脑的位置和分部；第三脑室的位置和连通关系；背侧丘脑的位置和外形，内、外侧膝状体的位置；下丘脑的组成和位置。

7. 在整脑标本上，观察端脑的外形。

8. 在脑正中矢状面标本上，观察大脑半球的外形、分叶、各面主要的大脑沟和大脑回以及嗅球和嗅束的位置。

9. 在端脑水平面（经纹状体和内囊）标本上以及基底核和脑室模型上，由浅入深观察大脑皮质的厚度，大脑髓质的三类纤维（注意识别内囊的位置和形态），基底核（尾状、豆状核、杏仁体）的形态和位置以及侧脑室的位置和连通关系。

10. 在切除椎管后壁的脊髓标本上和包有被膜的离体脊髓标本上，观察硬脊膜的形态和硬膜外隙的位置，脊髓蛛网膜的形态，蛛网膜下隙及终池的位置以及软脊膜的形态。

11. 在头部正中矢状面标本上和硬脑膜标本上，观察硬脑膜与颅盖、颅底的连结情况，上矢状窦、横窦、乙状窦和海绵窦的位置，蛛网膜的位置以及脉络丛的位置。

12. 在包有蛛网膜的整脑标本上，观察脑蛛网膜的形态，蛛网膜下隙及小脑延髓池的位置。

【实训评价】

1. 中枢神经系统模型观察的评价

教师取脊髓、脑模型，要求学生在标本上辨认出脊髓和脑的形态，可根据学生辨认的准确性做出评价。

2. 中枢神经系统标本观察的评价

在标本上寻认脊髓、脑各部分，并观察各部分的位置、形态、行程，根据学生辨认的准确性做出评价。

实训二 周围神经的观察

【实训目的】

通过观察周围神经系统以及脑和脊髓传导通路的标本及模型,进一步明确周围神经系统的形态和结构以及脑和脊髓的传导通路,对周围神经系统以及脑和脊髓的传导通路有一个感性认识,验证理论课所讲授的理论知识并加深印象。

【实训要求】

在教师的指导下,观察周围神经系统组成的形态、结构和位置以及脑和脊髓的传导通路,并且亲手触摸标本、操作模型,并在标本和模型上指认出主要的结构。

【实训内容】

(一)周围神经系统标本观察

1. 在脊神经标本上,观察脊神经的数目,前支和后支的分布概况。
2. 在头颈部和上肢的血管神经标本上,观察颈丛浅支的行程和分布,颈丛的位置以及膈神经的起始段。
3. 在迷走神经和膈神经标本上,观察膈神经的行程和分布。
4. 在头部和上肢的血管神经标本上,观察臂丛的位置、组成及肌皮神经、正中神经、尺神经、桡神经和腋神经。
5. 在胸神经前支标本上,观察肋间神经和肋下神经的行程和分布。
6. 在躯干后壁的血管神经标本上,观察腰丛、骶丛的位置和组成。
7. 在腹壁下部和下肢的血管神经标本上,观察髂腹下神经、髂腹股沟神经、股神经、闭孔神经;臀上神经、臀下神经、阴部神经、坐骨神经以及胫神经和腓总神经(腓浅神经和腓深神经)的行程和分布。
8. 在去脑的颅底标本上,从前向后观察12对脑神经出(入)颅腔的部位及行程。
9. 在躯干后壁的血管神经标本上,观察交感干的位置、组成(交感干神经节、节间支和交通支)、腹腔神经节、主动脉肾神经节、肠系膜上神经节和肠系膜下神经节的位置。
10. 在内脏大、小神经的标本上,观察内脏大神经和内脏小神经节的组成。

(二)脑和脊髓传导通路模型观察

1. 分别在本体感觉及精细触觉传导通路模型,痛觉、温度觉和粗略触觉传导通路模型以及视觉传导通路模型上,观察上述各传导通路的组成,各级神经元胞体所在的位置,纤维交叉部位以及投射到大脑皮质的部位。
2. 在锥体系模型上,观察皮质核束上、下运动神经元的所在位置;注意面神经核下部和舌下神经核只接受对侧皮质核束纤维。
3. 观察锥体束(皮质脊髓束)上运动神经元的所在部位;纤维交叉部位以及下运动神经元的所在位置。
4. 在锥体外系模型上,观察锥体外系的概况。

【实训评价】

1. 周围神经、脑和脊髓传导通路模型观察的评价

教师取周围神经系统、脑和脊髓传导通路模型，要求学生在标本上辨认出周围神经系统、脑和脊髓传导通路的形态，可根据学生辨认的准确性做出评价。

2. 周围神经、脑和脊髓传导通路标本观察的评价

在标本上寻认周围神经系统、脑和脊髓传导通路，并观察周围神经系统、脑和脊髓传导通路相关部位的位置、形态、行程，根据学生辨认的准确性做出评价。

（唐晓伟）

第六章 循环系统

学习目标

通过学习循环系统的结构和功能、理解循环系统的组成和生理机制，树立心血管系统与淋巴系统生理活动的整体观。为今后后续药理学、临床医学概要等课程的学习打好基础。

知识目标

1. 掌握心血管系统的组成与功能，心的位置、形态、结构及体育锻炼对心的影响，体循环的途径与机能，主要大血管的名称与分布，淋巴系统的概念。
2. 熟悉肺循环的路径及重要大血管的名称和分布，动脉、静脉、毛细血管的结构特点及分布规律，心传导系的组成与功能、心的神经支配与心包，淋巴系统的结构及功能。
3. 了解淋巴液的生成，淋巴管、淋巴干、淋巴导管的分布、淋巴液的回流途径、淋巴器官的种类、淋巴结和脾的位置、形态和功能。

技能目标

通过实验学会观察和辨认循环系统器官的形态结构，能够将循环系统器官的形态结构与血液、淋巴液循环的生理功能结合起来分析问题、处理问题，重点掌握循环生理功能。

第一节 概述

循环系统是血液在体内流动的通道，分为心血管系统和淋巴系统两部分。淋巴系统是静脉系统的辅助装置。而一般所说的循环系统指的是心血管系统。

一、循环系统的组成

循环是指各种体液（如血液、淋巴液）不停地流动和相互交换的过程。循环系统是进行血液循环的动力和管道系统，由心血管系统和淋巴系统组成。循环系统的功能是不断地将O_2、营养物质和激素等运送到全身各组织器官，并将各器官、组织所产生的CO_2和其他代谢产物带到排泄器官排出体外，以保证机体物质代谢和生理功能的正常进行。如血液循环一旦停止，则机体所有器官和组织将失去氧及营养供应，新陈代谢将不能正常进行，造成体内一些重要器官的损害而危及生命。

心血管系统包括心脏、动脉、毛细血管和静脉。心脏是血液循环的动力器官。动脉将心脏输出的血液运送到全身各器官，是离心的管道。静脉则把全身各器官的血液带回心脏，是回心的管道。毛细血管是位于小动脉与小静脉间的微细管道，管壁薄，有通透性，是进行物质交换和气体交换的场所。

淋巴系统包括淋巴管和淋巴器官，是血液循环的支流，协助静脉运回体液入循环系统，属循环系的辅助部分。

根据血液在心血管系中的循环途径和功能不同，可将血液循环分为体循环（大循环）与肺循环（小循环）二部分（图6-1）。

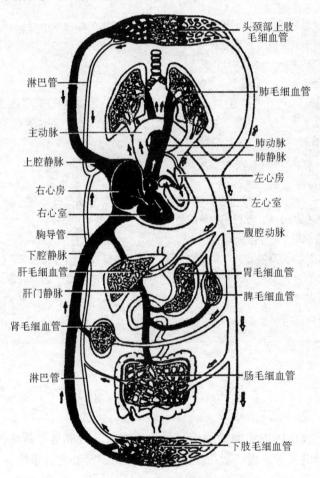

图6-1　全身血液循环模式图

二、体循环和肺循环

1. 体循环

血液由左心室射出，经主动脉及其各级分支流向全身毛细血管网，然后流经小静脉、大静脉，汇集成上、下腔静脉，最后回流到右心房。血液在体循环中，把O_2和营养物质运送到身体各部组织，同时又把各部组织在新陈代谢中所产生的CO_2和代谢产物回收进入血液。由此可见，血液在体循环的过程中，由含O_2较多的动脉血变成含O_2较少而含CO_2较多的静脉血。

2. 肺循环

血液由右心室射出，经肺动脉及其各级分支，再经肺泡壁毛细血管网，最后经肺静脉回流到左心房。在肺循环中，血液中的 CO_2 经肺泡排出体外，而吸入肺内的 O_2 则经肺泡进入血液，因此，血液由静脉血变为动脉血。

体循环
左心室→主动脉及其分支──→组织内的毛细血管→各级静脉→上、下腔静脉→右心房
↑
左心房←──肺静脉←──肺泡周围的毛细血管←──肺动脉及分支←肺动脉←右心室
肺循环

第二节 心 脏

一、心脏的结构

心脏是血液循环的动力器官，终生有节律地收缩和舒张，保证血液的正常活动。

（一）心脏的位置和形态

心脏位于胸腔纵隔内，两肺之间。其 2/3 偏于正中线的左侧，1/3 在中线的右侧（图 6-2）。

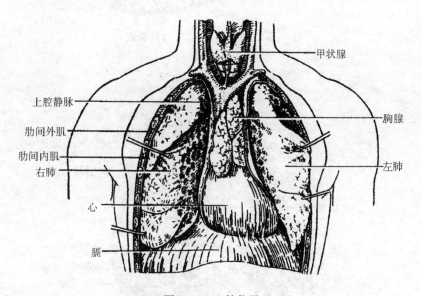

图 6-2 心的位置

心脏象倒置的圆锥形，前后略扁，大小约如其本人的拳头。其外形包括心尖、心底、两个面，三个缘和三条沟（图 6-3、图 6-4）。心尖钝圆，朝向左前下方，位于左侧第 5 肋间隙，左锁骨中线内侧 1~2cm 处可看到或摸到心尖搏动。心底较宽，有大血管由此出入，朝向右后上方。故心脏的纵轴是斜行的，约与正中矢状平面成 45°角。心脏的前面有胸骨和肋软骨，称胸肋面；下面与膈相邻，称膈面。心脏

的右缘由右心房构成；左缘由左心室和左心耳构成；下缘较锐，由右心室和心尖构成。近心底处，心脏表面一条环形的浅沟，称冠状沟，是心房和心室的表面分界线。心脏的胸肋面和膈面各有一纵形的浅沟，分别称前、后室间沟，为左右心室的表面分界。

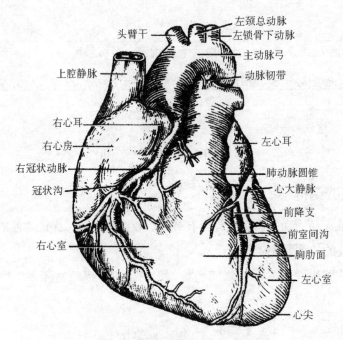

图 6-3　心的外形和血管（前面观）

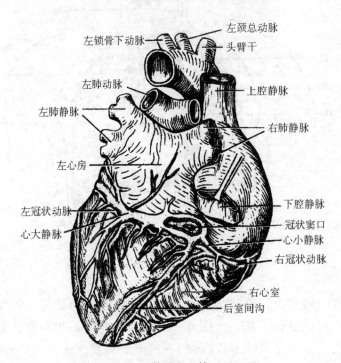

图 6-4　心和外形和血管（后面观）

> **知识链接**
>
> 临床心内注射多在胸骨左缘第4肋间进针,可不伤及肺和胸膜。

(二) 心腔的结构

心脏是一中空的肌性器官,共有4个腔,即左心房、左心室、右心房、右心室(图6-5)。左、右心房之间的中隔称房间隔;左、右心室之间的中隔称为室间隔。同侧的房室之间有房室口相通,房室口位置相当于冠状沟的平面。

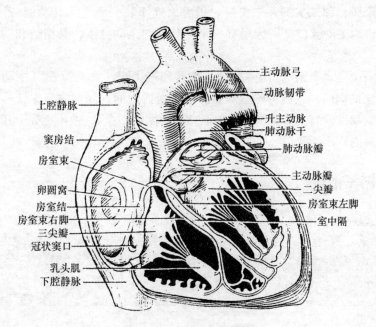

图6-5 心脏的内部结构

> **知识拓展**
>
> 心脏形状利于血液流动。心脏的形状人人熟悉。但人的心脏为何要长成这奇特的样子?旅英中国学者杨广中博士等人的一项研究发现,这种不对称的奇怪形状,在流体动力学方面具有独特优势,能使血液流动有条不紊、效率极高。

1. 右心房

有三个入口:上腔静脉口,下腔静脉口及冠状窦口。出口为右房室口,通右心室。

2. 右心室

室腔分流入道和流出道两部分。流入道的室壁不光滑,入口为右房室口,其周缘附有三个三角形的瓣膜,称三尖瓣,瓣膜垂向室腔,并借许多线样的腱索向下连于乳头肌。可防止三尖瓣翻向右心房,防止心室收缩时右心室的血逆流回右心房。

右心室的流出道管壁光滑，形如漏斗，称动脉圆锥。出口为肺动脉口，连通肺动脉干。口的周缘有3个半月形瓣膜，称肺动脉瓣。心室舒张时，瓣膜关闭，阻止血液倒流回右心室。

3. 左心房

左心房后部两侧各有2个肺静脉口，由肺回流的动脉血由此注入左心房。左心房的出口为左房室口，通向左心室。

4. 左心室

左心室肌最厚，分为流入道和流出道两部分。流入道的入口为左房室口，口的周缘附有两片瓣膜，称二尖瓣。二尖瓣也借腱索连于乳头肌上，其功能与三尖瓣相似。左心室的出口为主动脉口，周缘附有三个半月形的主动脉瓣，其构造和功能与肺动脉相似。

心脏象一个"动力泵"，房室瓣（二尖瓣和三尖瓣）和动脉瓣（主动脉瓣和肺动脉瓣）类似泵的阀门，它们可顺血液而开放，逆血液而关闭。故有保证心腔血液定向流动的作用。如果因病变引起瓣膜关闭不完全（闭锁不全），或不能完全开放（狭窄），则将导致心腔内血流紊乱。

> **知识链接**
>
> 为什么把心脏比作泵？心脏的作用类似于水泵，昼夜不停地将血液由静脉吸入心脏右侧（由右心房进入右心室），再将血液泵入肺内，血液在肺内接受氧气后流入心脏的左侧，经左心房至左心室再射入动脉血管内，通过主动脉及其全身动脉分支将血液输送到身体各个部位，为人体所有的活细胞提供氧气和营养成分。

（三）心壁的结构

心房壁比心室壁薄。心壁由内向外分3层：心内膜，心肌层和心外膜。心内膜含血管、神经和心传导系的分支。心房肌和心室肌不相连续，故心房和心室的收缩和舒张不是同时进行。营养心脏的血管行于心外膜内。

（四）心脏的传导系统

心脏的传导系统包括窦房结、房室结、房室束、左右束支、浦肯野氏纤维，最后连于心壁肌内（图6-6）。其位于心壁内，由特殊分化的心肌细胞构成，其功能是产生并传导兴奋冲动，维持心搏的正常节律，使心房肌和心室肌的收缩互相协调。

窦房结是心脏的正常起搏点，由窦房结发出的冲动引起心房肌收缩，同时冲动也传给房室结，在房室结内传导缓慢，约经0.04s的延搁，再沿房室束、左右束支及浦肯野纤维传至心室肌，引起心室肌收缩。因此，心房和心室的收缩并不同时发生。

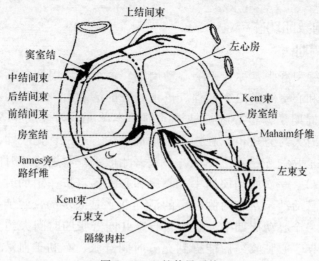

图 6-6 心的传导系统

知识链接

心脏为什么会夜以继日地跳动？平时，我们无论运动还是休息，都未曾有意识地指挥自己的心脏跳动，可是心脏却总是不知疲倦夜以继日地跳着。这是为什么呢？原来心脏内部存在着全身其他器官所不具备的一种自律性细胞。心脏的这种自律细胞集中在右心房的上腔静脉入口处，形成特殊小结，称为窦房结。窦房结像个脉冲发生器，不断地发出电信号，通过一套精细的传导系统下传，从而指挥和控制着心脏有节律地夜以继日地跳动。

（五）心脏的血管

营养心脏的动脉是左、右冠状动脉，均由主动脉升部的起始处发出，行于心外膜深面，分布于心壁。如冠状动脉或其分支发生阻塞，可引起心肌梗死，心律失常等。心的静脉经三条途径回流入心，心壁大部分静脉血经冠状窦注入右心房，冠状窦位于冠状沟后部，借冠状窦口开口于右心房；右心室前壁有 2~3 支较大的静脉，直接开口于右心房。

（六）心包

心包包被于心的外面，分纤维心包和浆膜心包，两层之间围成的腔隙称心包腔，内含少量浆液，能减少心搏动时的磨擦。

知识链接

美国科学家声称，他们不久将能在试验室培植新的人类心脏。华盛顿大学心脏移植外科医生艾伦说："医学将因此而改写。我们将利用病人自己的细胞培植人类心脏避免他们做换心手术"。

二、心脏的泵血功能

(一) 心动周期

心脏一次收缩和舒张，称为一个心动周期。每个心动周期包括心房收缩，心房舒张，心室收缩和心室舒张四个过程。正常心脏的活动由一系列的心动周期组合而成。因此，心动周期是分析心脏机械活动的基本单元。如果成年人心率每分钟75次，心动周期历时大约为0.8s。在一个心动周期中，心房首先收缩，持续0.1s，接着舒张0.7s。在心房收缩结束后不久，心室开始收缩。收缩持续时间0.3s。随后舒张0.5s（图6-7）。一次心动周期中，心房和心室各自按一定的时程和顺序先后进行收缩与舒张交替活动。左右两侧心房的活动几乎是同步的，两侧心室的活动也几乎是同步的。在一个心动周期中，心房、心室共同舒张的时间大约为0.4s，这一时间称为全心舒张期。心脏收缩后能得到充分时间舒张，有利于血液回流心室及心脏的持久活动。

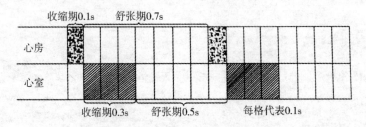

图6-7 心动周期图解

(二) 心脏的射（泵）血过程

血液在心脏中流动是单方向的，由心房流向心室，再由心室射入动脉。在心脏的射血过程中，心室舒缩活动所引起的心室内压力变化是血液流动的动力，而瓣膜的开放和关闭决定着血液流动的方向。现以左心为例说明心脏在射血过程中，心脏内压力、容积和瓣膜等变化。

1. 心房收缩期

心房开始收缩之前，整个心脏处于舒张状态，心房、心室内压力都比较低，约为0kPa（0mmHg），这时半月瓣（动脉瓣）关闭。由于静脉血液不断流入心房，心房内压力相对高于心室内压力，房室瓣处于开放的状态，血液由心房流入心室，使心室不断充盈。当心房收缩时，心房容积减小，内压升高，再将其中的血液挤入心室，使心室充盈血量进一步增加。心房收缩持续时间约为0.1s，随后进入舒张期。

2. 心室收缩期

心房进入舒张期后不久，心室就开始收缩，心室内压慢慢升高，当心室内压力超过心房内压力时，心室内血液即推动房室瓣膜使之关闭，血液不致倒流入心房。由于此时心室内压力仍低于主动脉压，半月瓣仍处于关闭状态，此时心室成为一个封闭腔，这时心肌的强烈收缩，心室容积不改变，但心室内压急剧升高，故此期称为心室等容收缩期，持续约0.06~0.08s。此后，心室肌依然在收缩，心室内压逐渐升高，当心室内压力超过主动脉压力时，则血液推开半月瓣膜而射入主动脉（图6-8），此期称为射血期。在射血期开始的时候,由于心室肌仍在强烈收缩,心室内压上升达到顶峰,故射入动脉的血量多,流速快,这段时间称为快速射血期(0.11s)。之后,随着心室内血液减少,心室容积缓慢缩小,心室肌收缩力量随之减弱,射血速度逐渐减慢,这段时间称为缓慢射血期(0.19s)。在这段时期内,心室内压力和主动脉压力皆相应下降(图6-9)。据研究,缓慢射血期及快速射血后期,心室内压已低于主动脉内压力,这时心室血液由于受到心室肌收缩的作用而具有较大的动能,因此能够依照惯性作用而逆着压力梯度继续进入主动脉。

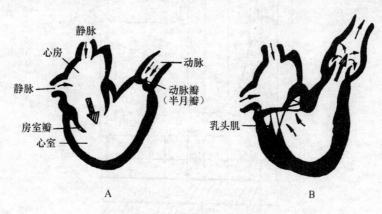

图6-8 心脏射血过程示意图

3. 心室舒张期

心室收缩后就开始舒张,这时心房仍然处在舒张期,心室内压下降,主动脉内血液向心室方向返流,推动半月瓣,使半月瓣关闭,这时心室内压仍高于心房内压,房室瓣依然处于关闭状态,心室又成封闭腔。此时,由于心室肌舒张,但容积并不改变,室内压力急剧下降,称为等容舒张期,持续约0.06~0.08s。当心室内压继续下降到低于心房内压时,又出现房-室压力梯度,心房中血液推开房室瓣并快速流入心室,心室容积迅速增加,称快速充盈期(0.11s)。此后,血液以较慢的速度继续流入心室,心室容积不断增加,称为缓慢充盈期(0.19s)。随后,进入下一个心动周期,心房又开始收缩,再把其中少量血液挤入心室。由此可见,在一般情况下,血液进入心室主要不是靠心房收缩所产生的挤压作用,而是靠心室舒张时心室内压下降所形成的"抽吸"作用。

因此,血液在心脏中能按单方向流动,是由于心室肌的收缩和舒张引起心室内压变化和瓣膜的开、闭活动所实现。左右二侧心脏结构相同,故射血过程也完全相似。

由于心脏在射血过程中,心室的活动处于主导地位,故心室活动失常,如心室纤颤(心室肌不能进行正常的同步收缩)则可立即使血液流动停止。而心房纤颤,心房已不能正常收缩,心室充盈可能稍有减少,但一般尚不致严重影响心脏射血机能。此外,如在瓣膜发生病变(关闭不全或狭窄)时,则可出现血液倒流和射血减少等现象,从而影响循环功能。

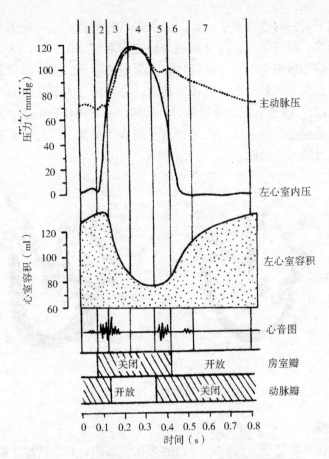

图6-9 心动周期中左心内压力、容积和瓣膜等的变化
1. 房缩期；2. 等容收缩期；3. 快速射血期；4. 减慢射血期；5. 等容舒张期；6. 快速充盈期；7. 减慢充盈期

（三）衡量心脏泵血功能的指标

心脏射血过程是是否正常，是增强还是减弱，对机体的正常活动具有重要影响。因此，测量和评定心脏泵血功能，对医疗实践及药物对心脏功能影响的研发具有重要指导意义。目前常用以下几种指标来测量和评定心脏功能。

1. 心脏的输出量

心脏在循环系统中的作用就是射出血液以适应机体新陈代谢的需要。因此，心脏输出的血液量是衡量心脏功能的基本指标。

心输出量可分为每搏输出量和每分输出量。每搏输出量就是一次心动周期中一侧心室射出的血量，又称搏出量。每分钟射出的血量，称为每分输出量，常简称为心输出量，等于每搏输出量与心率的乘积。左右两心室的输出量基本相等。

测量心输出量的方法常用费克（Fick）原则，根据一定时间内肺中氧的吸收量与在此时间内动、静脉血中氧含量之差来计算，用测定单位时间内肺循环血量来计算出心输出量。具体计算公式如下：

$$每分输出量 = \frac{肺循环所吸收的 O_2 量/min}{动脉血 O_2 含量/ml - 静脉血 O_2 含量/ml}$$

由于身体各部静脉血液中氧含量不同，所以公式中所述及的静脉血液是指右心室进入肺动脉的血液。测量心输出量的方法包括染料稀释法和温度稀释法。这些测定方法均技术复杂且对机体有创伤。目前用无创伤性方法测量心输出量,如超声心动图及阻抗法测量心输出量,但用这些方法测得的结果不够稳定,未能被大家所应用。

正常情况下,心输出量与机体新陈代谢水平相适应,成人在安静时的心输出量一般为5~6L/min,男性比女性约高10%。在不同生理情况下心输出量有相当大的差异,中等速度的步行约可增加5%,情绪激动可增加50%~100%。体力劳动和体育运动时,心输出量可以增加很多。在强体力劳动时,心输出量可达安静时的5~7倍。心脏能适应机体需要而提高心输出量的能力,称为"心力储备"。经常进行体力劳动和体育锻炼,可提高"心力储备"。心脏病变时心力储备降低。

心输出量是以个体为单位计算的。身体高大和矮小的人新陈代谢水平不同,因此,其输出量的绝对值也不同,故用心输出量作为指标进行不同个体之间心脏功能比较,是不够全面的。研究表明,人体静息时的心输出量与体表面积成正比。以每一平方米体表面积计算的每分心输出量,称为心指数。一般身材的成年人(体表面积约为$1.6~1.7m^2$)安静和空腹情况下的心指数为$3.0~3.5L/min/m^2$。安静和空腹情况下的心指数,称为静息心指数,静息心指数是分析比较不同个体心脏功能时常用的评价指标。

2. 射血分数

在心室舒张期内,血液逐渐进入心室,至舒张末期,充盈量最大,此时的心室容积称为舒张末期容积。心室射血时,容积逐渐减小,在心室射血期末,容积最小,此时的心室容积称为收缩末期容积。心室舒张末期容积与收缩末期容积之差,称为搏出量。正常成年人,在心室舒张末期容积大约为145ml,收缩末期容积大约为75ml,搏出量为70ml。由此可见,心脏每次搏动,心室内的血液并没有全部射出。搏出量占心室舒张末期容积的百分数称为射血分数,公式为下:

$$射血分数 = \frac{搏出量(ml)}{心室舒张末期容积(ml)} \times 100\%$$

健康成年人射血分数为55%~65%。

一般说来,搏出量与心室舒张末期容积相适应,即当心室舒张末期容积增大时,搏出量亦随着相应增加,射血分数保持基本不变。但是,在心室异常扩大,其搏出量与正常人可能没有明显差别,但它与已经增大了的舒张末期容积并不相适应,射血分数明显下降,心室功能减退。若单纯以搏出量来评定心脏功能,则可能作出错误判断。

3. 心脏作功

心脏活动时所作的功供应血液在循环过程中失去的能量,从而维持血液流动,故心室所作的功也是衡量心室功能的基本指标之一。左心室一次收缩所作的功称为搏功。心室每分钟所作的功称为分功。

左心室每搏功可以用下式表示:

搏功 = 搏出量×(射血期左心室内压 - 左心室舒张末期压)

为了方便计算可用平均动脉压[舒张压 + (收缩压 - 舒张压)×1/3]代替射血

左室内压。已知左室舒张末期压等于心房压（约 0.8kPa），所以可用心房压代替左室舒张末期压计算心脏作功。

由于心脏收缩排出一定量的血液，并且这部分血液具有很高的压力及流速，因此用心脏作功量来评价它的泵血功能，其意义更重要。例如，在动脉压增高的情况下，心脏欲射出与原先同等量的血液，就必须要加强收缩。假如此时心肌收缩的强度不变，那么搏出量将会减少。可见，用心脏作功评价心脏泵血功能要比单纯的心输出量更为全面，尤其是在动脉压不相等的情况下，情况更是如此。

（四）心脏泵血功能的调节

心脏的主要功能是射出血液以适应机体代谢需要。因此，调节心输出量，使之适应机体代谢需要，具有重要意义。下面重点介绍影响心输出量的主要因素。决定心输出量的因素为每搏输出量和心率。

1. 每搏输出量的调节

心室肌收缩引起心室内压升高，当心室内压升高超过大动脉压时，心肌纤维缩短，心室容积缩小，血液才能射出。可见，在心率恒定不变情况下，心室的射血量不仅取决于心肌纤维缩短的程度和速度，而且也取决于心室肌产生张力（即心室内对血液的压力）的程度和速度，即心肌收缩越强，速度越快，射出的血量就越多，反之则减少。根据研究，对搏出量的调节包括由初长度改变引起的异长自身调节和由心肌收缩性能改变引起的等长自身调节两种主要方式。

（1）异长自身调节 搏出量决定于收缩前心肌纤维的初期长度（即初长）称为异长自身调节，在一定范围内，心脏初长越长，收缩张力也越强，搏出量也越多。在完整心脏，心室肌的初长取决于心室收缩前，进入心室的血液量或由于这些血量在心室内所形成的压力，即心室收缩前容积或压力。一般说来，将心室收缩前的室内压（舒张末期压）称为前负荷，而将大动脉压称为后负荷。

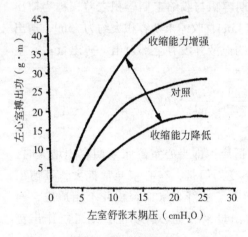

图 6-10 心功能曲线

在维持后负荷于恒定不变下，逐渐增加静脉回心血流量，增加心室充盈量，即充盈压，以增加前负荷。开展实验研究以分析初长改变对搏出量的影响。依据实验结果作图，称心功能曲线（图 6-10）。当心室内充盈压由 0.67 增加到 2.0kPa 时，在这个范围内，心搏出量随前负荷的增加而增加；当心室内压由 2.0kPa 增到 2.67kPa 范围内，搏出量没有明显变化；当心室内充盈压超过 2.67kPa，搏出量不变或略微下降。由此可见，在一定范围内，增大前负荷，改变心肌纤维初长，可增加搏出量，但前负荷的增大超过一定范围时，则不能相应增加搏出量或有轻度下降，但并不出现明显的降支。能使心室肌产生最强收缩张力的前负荷或初长，称作最适前负荷或最适初长。最适初长引起心肌收缩张力增大的机理是：心肌处于最适初长时，其肌小节长度为 2.0~2.2μm，此长度是粗肌丝与细肌丝处于最佳重叠状态的肌小节长度。因此可形成的横桥联结的数字相应增多,肌小节的收缩强度增加。假如继续增加前负荷,心肌细胞可被进一步拉长,肌小节的长度可大大超过 $2.2\mu m$,那么粗、细肌丝重叠程度明显减少,横桥联结的数目也相应减少,所以收缩能力下降。事实上,心肌细胞肌小节的伸展长度不会超过 $2.25\sim 2.3\mu m$,因此,心肌收缩力不会明显下降。心肌的这种对抗过度延伸的特性,对心脏泵血功能具有重要意义。在正常情况下,异长自身调节的主要作用是对搏出量进行精细调节,例如,当体位改变或动脉压突然增高时,导致射血量减少等情况下所出现的充盈量的微小变化,都可通过异长自身调节机制来改变搏出量使之与充盈量达到新的平衡。但在慢性扩张的病理心脏,心肌组织已发生严重病变,增加前负荷相反可出现搏出量的下降。

(2) 等长自身调节 机体在进行体力活动或体育锻炼时,搏出量明显增加,但此时心室舒张末期容积不一定增大,甚至有可能减小。说明此时搏出量的增加并不是由于增长心肌初长所引起的。实验研究表明,搏出量的增加是由于心肌收缩能力增加所导致。这种取决于心肌本身收缩活动的强度和速度的改变而引起的搏出量的相应改变,称为等长自身调节。心肌收缩能力与心脏内部兴奋-收缩耦联各环节以及肌凝蛋白的 ATP 酶活性等有关,凡能影响这些环节的因素都能改变心肌收缩能力。如当支配心脏的交感神经兴奋时,可引起心收缩能力加强。其发生机制是交感神经末梢释放的去甲肾上腺素能激活心肌膜上 β 肾上腺素受体,引起胞浆 cAMP 水平升高,使肌膜和肌浆网 Ca^{2+} 通道开放程度增加,从而导致心肌兴奋后胞浆 Ca^{2+} 浓度升高,促使横桥与细肌丝联结数目增多,导致收缩能力增强。

搏出量既受前负荷影响外,也受后负荷的影响。后负荷是指心室收缩开始后遇到的负荷。心室肌的后负荷主要指大动脉血压。动脉压的改变将影响心室肌的收缩过程,从而影响搏出量。在心率、心肌初长和收缩能力恒定不变的情况下,如果动脉压增高,则射血期心室肌纤维缩短的程度和速度均减少,搏出量因而相应减少。在正常情况下,如果动脉压增高所引起的搏出量减少,可继发性地引起异长自身调节,从而增加心肌收缩能力,使搏出量恢复到正常水平,由此可见,这种调节过程,对于机体具有重要意义。但也应认识到,如果动脉压持续在较高的水平,如患高血压病时,心室肌将因长期处于收缩加强状态而逐渐肥厚,随后发生病理改变而导致泵血功能减退,严重时可出现心力衰竭。

2. 心率及其对心输出量的影响

每分钟心跳频率称为心率。正常成年人在安静状态下,心率平均每分钟大约为 75 次,生理变动范围在每分钟 60~100 次之间。在病理情况下,心率可加快或减慢。发热时心率加快,一般体温增加 1℃,心率每分钟约相应增加 12~20 次。

在一定范围内,心率增加可使心输出量增多。但如果心率过快,每分钟超过 170~180 次,则心输出量反而减少,这是由于心舒期缩短,回心血量减少所致。反之当心率过慢,如每分钟少于 40 次,心输出量也相应减少。这是由于心舒期过长,心室充盈已接近最大限度,再延长心舒时间也不能使搏出量相应增加,故心输出量减少。

> **知识链接**
>
> ### 降低心率的几种方法
>
> 1. 坚持运动　运动之所以使人长寿，与其使心率减慢有关。若心率平均被减少 5 次/分钟，按普通人寿命 70 年计算可"节省"心跳 5.5 亿次，由此而延长的寿命就相当可观。
> 2. 合理饮食　适量少食或清淡饮食能使餐后 2～3 小时内的心率比饱餐后减慢 2～3 次/分钟。日积月累也不可小觑。
> 3. 控制体重　肥胖和超重会使心率加快。只要有效地减肥，肾上腺素分泌就会减少，心率也会减缓。
> 4. 心理调适　养成良好的心理承受能力，心胸豁达、宁静致远、宽厚待人，能使交感神经兴奋性下降，心率也会减缓。"仁者寿"是佐证该方法有效最为典型的例子了。
> 5. 药物治疗　某些疾病如心脏疾病引起的心率加快，新型 β 阻滞剂卡维地洛就能减缓心率，也比较安全。一些人晨间的心率加速，用维拉帕米可使心率减缓 3～8 次/分钟。

三、心肌细胞的生物电现象

心肌细胞在静息和活动时伴有生物电（又称跨膜电位）变化。心肌的生物电现象对理解心肌生理特性具有重大意义。依据组织学、电生理特点和功能可将心肌细胞分为两大类。一类是普通细胞，含有丰富的肌原纤维，具有收缩功能，称为工作细胞，工作细胞属于非自律性细胞，不能产生节律性兴奋活动，但具有兴奋性和传导兴奋的能力。工作细胞包括心房肌和心室肌。第二类是一些特殊分化了的心肌细胞，含肌原纤维很少或完全缺乏，已无收缩功能。它们不仅具有兴奋性、传导性，而且还具有自动产生节律性兴奋的能力，因此又称自律细胞，主要包括 P 细胞和浦肯野细胞。它们与另一些不具有收缩功能且无自律性，只保留很低的传导性的细胞组成心脏中的特殊传导系统，它是心脏中发生兴奋和传导兴奋的组织，控制心脏节律性活动。特殊传导系统包括窦房结、房室交界、房室束和末梢浦肯野纤维。

（一）静息电位及其形成机制

心肌细胞和骨骼肌一样在静息状态下呈极化状态，膜内为负，膜外为正。这种静息状态下膜内外的电位差称为静息电位。不同心肌细胞的静息电位的稳定性不同，人和哺乳类动物心脏的非自律细胞的静息电位稳定，膜内电位低于膜外电位 90mV 左右，以膜外为零电位，则膜内侧为 -90mV。自律性细胞如窦房结细胞和浦肯野细胞的静息电位不稳定，称为舒张期电位，不同部位的自律细胞舒张期最大电位是不同的，浦肯野细胞的最大舒张电位为 -90mV，窦房结细胞的最大舒张电位较小，大约为 -70mV 左右。心肌细胞静息电位产生的机制大体上与神经、骨骼肌相似，主要是由于 K^+ 外流所致。

（二）动作电位

心肌细胞兴奋过程中产生的并且能扩布出去的电位变化称为动作电位。与骨骼肌相比，心肌细胞动作电位升支与降支不对称，复极过程比较复杂，不同部分心肌细胞动作电位形态波幅均有所不同（图6-11）。依据心肌细胞生物电活动的特点，可以分为快反应细胞与慢反应细胞。快反应细胞包括心室肌、心房肌和浦肯野细胞，前二者属非自律细胞，后者属自律细胞。快反应细胞动作电位有去极化速度快，振幅大，复极过程缓慢并可分几个时相（期）等特点。由于去极速度快、波幅大，所以兴奋传导也快。慢反应细胞包括窦房结和房室结，慢反应细胞有去极化速度慢，波幅小，复极缓慢且无明显的时相区分，传导速度慢等特点。

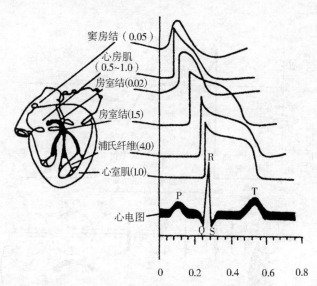

图6-11 各部心肌细胞的动作电位与传导速度
（括号内数字为兴奋传导速度，单位为m/s）

1. 快反应细胞动作电位及其形成机制

快反应细胞的动作电位分为五个时相（期）。简述如下（图6-12）。

0期：即除极或去极过程，心肌细胞在受到刺激发生兴奋时出现去极。膜内电位由静息状态的$-80 \sim -90$mV迅速上升到$+30$mV左右，即膜两侧原有的极化状态消失并呈极化倒转（倒极化），从去极化到倒极化形成动作电位的升支，其中超过0电位的电位称为超射。0期短暂，仅占$1 \sim 2$ms，但上升幅度大，可达120mV。其最大除极速度在心房、心室肌大约为$200 \sim 300$V/s，而浦肯野细胞可高达$400 \sim 800$V/s。

1期：即快速复极化期，动作电位去极完毕即转入复极期。在复极初期，膜电位迅速由30mV下降到0mV左右，占时约2ms，1期在不同的快反应细胞明显程度不同，在浦肯野细胞很明显。

2期：即缓慢复极化期又称平台期，在2期复极速度极为缓慢，几乎停滞在同一膜电位水平，从而形成平台，故又称平台期，平台期是心肌细胞动作电位的主要特征。不同心肌细胞平台期的电位水平和时程长短不同。心室肌和房室束近端的浦肯野细胞平台期的电位位于零电位附近，而在束支远端或末梢的浦肯野细胞为-40mV。心室肌细胞平台期时程大约占 100ms、浦肯野细胞约占 200～300ms。平台期是心肌快反应细胞动作时程明显长于神经、骨骼肌的主要原因。

3 期：即快速复极化末期，2 期复极结束后，复极过程又开始加速，膜内电位下降至静息电位或舒张电位水平，完成复极化过程，约占时 100～150ms。

4 期：是动作电位复极完毕后的时期，即电舒张期。在非自律细胞如心房肌、心室肌细胞，4 期内膜电位稳定于静息电位，称为静息期。在自律细胞 4 期内膜电位不稳定，有自发的缓慢去极倾向称作舒张除极。当 4 期自发除极达到阈电位水平就可产生一次新的动作电位。

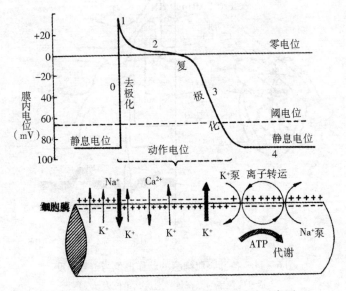

图 6-12 心肌细胞的生物电与离子活动示意图

形成机制：快反应心肌细胞与骨骼肌动作电位形成的原理基本相似，均与离子在细胞两侧不均匀分布所形成的浓度梯度和细胞膜上存有特殊离子通道有关。已知细胞外 Na^+ 浓度大于细胞内约 14 倍多，而细胞外的 K^+ 浓度则比细胞内小 30 多倍。相应离子经细胞膜上特殊离子通道的越膜扩散是形成心肌动作电位的基础。而心肌跨膜电位形成中涉及的离子远比骨骼肌要复杂得多。

在心肌细胞动作电位的形成，离子越膜被动扩散与细胞膜上离子泵活动所产生的离子主动转运，在细胞的电活动中也起着重要作用。以下具体讨论快反应细胞动作电位形成的离子基础。

快反应细胞 0 期去极与 Na^+ 快速内流有关。Na^+ 的内流不仅与膜内外 Na^+ 浓度梯度有关，而且更主要的是决定于 Na^+ 通道的状态。Na^+ 通道可表现为激活、失活和备用三种状态。在适当的刺激作用下，首先可引起 Na^+ 通道的部分开放，少量 Na^+ 内流，从而引起膜内电位上升。当膜电位由 $-90mV$ 升至 $-70mV$ 时，则 Na^+ 通道被激活且开放，通透性增高。此电位水平即称为阈电位。由于膜外 Na^+ 浓度大于膜内以及膜内外电位梯度的影响，大量 Na^+ 快速进入膜内，膜内电位急剧上升，由负变为正（$-90mV\rightarrow$

+30mV），从而形成动作电位的上升支。当膜电位负值减少至 -55mV 以上时，则 Na^+ 通道便失活关闭，Na^+ 内流迅速终止。Na^+ 通道的激活与失活十分迅速，故称之为快通道。由快通道开放而出现的电位变化称为快反应电位。具有这种特性的心肌细胞称为快反应细胞。

关于心肌动作电位 1 期的形成原理，过去认为是 Cl^- 内流所引起，近年研究证实，1 期电位可被 K^+ 通道阻滞剂四乙基胺和 4-氨基吡啶所阻断，因此认为跨膜外流的 K^+ 是引起 1 期的主要离子。

2 期（平台期）形成的主要原因是 Ca^{2+} 的缓慢内流和少量 K^+ 外流所形成。研究证明，心肌膜上有一种慢 Ca^{2+} 通道。慢 Ca^{2+} 通道的激活和再复活所需时间均比 Na^+ 通道要长，故称为慢通道。慢通道也是电压依从性，激活慢通道的阈电位水平为 -50～-35mV。由于慢钙通道的选择性不如快钠通道那样专一，它对 Ca^{2+} 的通透性较高，同时也有一定的 Na^+ 通透性，约为 Ca^{2+} 内流的 1/(70～100)。故在平台期同时有一定量的 Na^+ 内流。在平台期早期，由于 Ca^{2+} 的内流与 K^+ 外流所负载的跨膜正电荷量相等，因此，膜电位稳定于 1 期复极的电位水平。随着时间推移，慢 Ca^{2+} 通道逐渐失活，K^+ 外流逐渐增多，膜内电位缓慢下降，从而形成平台期晚期。

3 期的形成主要是由于 Ca^{2+} 通道完全失活，但膜对 K^+ 通透性增高，K^+ 外流随时间递增导至膜的复极愈来愈快，直至复极完成为止。

在 4 期内，工作细胞膜电位基本上稳定于静息电位水平。但膜内外离子分布均与静息电位时不同，因为前一阶段的变化，膜内 Na^+、Ca^{2+} 增加，K^+ 减少。因此只有把动作电位期间进入细胞内的 Na^+、Ca^{2+} 排出去，同时把外流出去的 K^+ 摄取回来，才能恢复细胞内外正常的离子浓度梯度，从而保持心肌的正常兴奋能力。这些离子的转运都是逆浓度梯度进行的主动转运过程，此过程是通过 Na^+-K^+ 泵的作用，形成 Na^+-K^+ 交换实现的。一般认为，进入膜内 Ca^{2+} 的转运与 Na^+ 顺浓度梯度的内流相耦合而进行的，即 Na^+ 的内流促使 Ca^{2+} 外流形成 Na^+-Ca^{2+} 交换。由于 Na^+ 的内向性浓度梯度的维持要依靠 Na^+-K^+ 泵实现，故 Ca^{2+} 的主动转运的能量亦是由 Na^+-K^+ 泵提供的，Ca^{2+} 的转运决定于膜两侧 Na^+ 的浓度梯度。故当细胞内 Na^+ 的浓度增加时（导致 Na^+ 内向性浓度梯度减小），Ca^{2+} 的外运也相应减少，细胞内 Ca^{2+} 将增加。

快反应自律细胞（浦肯野细胞），在 4 期内膜电位不稳定，在浦肯野细胞 4 期出现主要是由于 Na^+ 随时间推移而渐增的内向流动所引起，这种 Na^+ 内流的膜通道在 3 期复极电位达 -60mV 左右，开始激活并开放，其激活程度随膜电位复极化，膜内负电位的增加而增加，至 -100mV 就充分激活。从而导致 Na^+ 内流逐步增大，膜的除极程度逐渐增加，一旦达阈电位水平即能产生另一次动作电位。这种通道允许 Na^+ 通过，但与快钠通道不同，因为二者激活的电位水平不同，另外阻断快钠通道的河豚毒素（TTX）不能阻断此通道。

2. 慢反应细胞动作电位的特征及形成机制

窦房结，房室交界的自律细胞属于慢反应细胞。与快反应细胞跨膜电位相比，慢反应细胞电位特点如下（见表 6-1、图 6-13）。

表 6-1　心肌细胞快、慢反应电位比较表

电生理特性	快反应电位	慢反应电位
激活与失活	快	慢
离子活动（除极）	钠	钙
静息电位	$-80 \sim -95\text{mV}$	$-40 \sim -70\text{mV}$
阈电位	$-60 \sim -70\text{mV}$	$-30 \sim -40\text{mV}$
除极速度	$200 \sim 1000\text{m/s}$	$1 \sim 10\text{m/s}$
除极幅度	$100 \sim 130\text{mV}$	$35 \sim 75\text{mV}$
传导速度	$0.5 \sim 30\text{m/s}$	$0.01 \sim 0.1\text{m/s}$

（1）慢反应细胞的静息电位和阈电位比快反应细胞低。

（2）慢反应电位的 0 期去极化速度慢，振幅低，慢反应细胞的动作电位 0 期去极时程比快反应细胞动作电位去极时程长。

（3）慢反应细胞的动作电位不出现明显的 1 期与平台期。

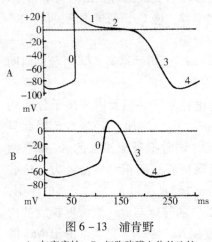

图 6-13　浦肯野
A. 与窦房结　B. 细胞跨膜电位的比较

（4）引起慢反应细胞 0 期的内向正离子与快反应细胞不同。实验表明慢反应电位的 0 期去极化受膜外 Ca^{2+} 的影响且可被 Ca^{2+} 拮抗剂维拉帕米所阻断，因此慢反应细胞 0 期去极化主要是受慢通道控制的，与 Ca^{2+} 内流有关。窦房结动作电位的形成过程：当膜电位由最大复极电位自动除极达到阈电位水平时，激活膜上钙通道引起 Ca^{2+} 内流导致 0 期除极。接着，钙通道逐渐失活，Ca^{2+} 内流逐渐减少，同时膜上一种钾通道被激活，膜内 K^+ 外流。由于 K^+ 外流逐渐增多，Ca^{2+} 内流减少而出现复化。

（5）慢反应细胞的 4 期缓慢去极的发生机理与快反应细胞不同。浦肯野细胞的 4 期缓慢去极主要是以 Na^+ 为主的跨膜内流所引起。窦房结细胞 4 期的去极是随时间而增加的正离子跨膜内流所引起。但参与的离子的成分比较复杂。就目前所知，慢反应细胞的 4 期缓慢去极主要是由 K^+ 外流的进行性减衰与以 Na^+ 为主的缓慢内流所引起。

知识拓展

新型钙通道阻断剂

钙通道阻断剂是一类化学结构多样的药物，可以选择性地抑制血管平滑肌和心肌上的 L - 型钙通道的开放，由此产生血管扩张效应以及降低外周血管阻力。钙通道阻断剂广泛用于心绞痛的治疗，由于该市场容量巨大，新的治疗心绞痛的钙通道阻断剂的开发仍是热点。Otsuka 公司正在开发 pranidiping（Acalas）用于治疗心绞痛和高血压，在日本这两个适应症都处于 Ⅲ 期临床试验。

四、心肌的一般生理特性

心肌组织具有兴奋性、自律性、传导性和收缩性四种生理特性。前三者称为电生理特性，后者称为机械特性。

（一）心肌的兴奋性

心肌与其他组织一样也具有对刺激发生反应的能力，即兴奋性。兴奋一词是动作电位及其产生过程的同义词。因此，心肌细胞动作电位产生的条件、原理以及影响因素与兴奋发生的条件、原理及影响因素是一样的。例如快反应细胞的兴奋主要决定于Na^+内流，Na^+内流决定于快钠通道的状态，快钠通道仅当处于备用状态时，才具有兴奋性。心肌细胞兴奋性的高低与静息电位（即最大复极电位）水平及阈电位水平有关。静息电位绝对值增大，则与阈电位的距离增大，引起兴奋所需的刺激阈值也增大，表现为兴奋性降低，反之，静息电位的绝对值减小，则与阈电位的距离减小，引起兴奋所需要的刺激阈值也减小，表现为兴奋性升高。下面重点讨论心肌在发生一次兴奋的当时和以后的一个短时间内兴奋性的变化情况（图6-14）。

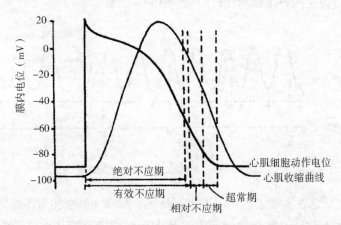

图6-14 心室肌细胞动作电位、收缩曲线、兴奋性变化在时间上的关系

心肌细胞发生一次兴奋时，动作电位从0期至3期中膜电位水平达到-55mV这一段时间内给以任何强度的刺激都不会发生去极化而兴奋，此期称绝对不应期。在绝对不应期之后，膜电位由-55mV恢复到-60mV这一段时间内，如果给于足够强度的刺激，肌膜可产生局部兴奋反应，但并不引起扩布性兴奋而形成动作电位。心肌细胞的动作电位由0期开始到3期中膜电位恢复到-60mV这段时间称有效不应期。有效不应期完毕，膜电位从-60mV复极至-80mV这一段时间内，给以阈刺激，心肌仍不能引起兴奋反应，但如果用阈上刺激时，则可引起扩布性兴奋，这段时间称相对不应期。在相对不应期中所产生的兴奋称为期前兴奋，相对不应期后，心肌细胞继续复极化，在膜内电位由-80mV复极到-90mV这一段时间内，用阈下刺激，心肌就能引起兴奋，表明此期兴奋性高于正常，故称超常期。超常期后复极完毕膜电位恢复正常静息水平，兴奋性亦恢复正常。

心肌细胞在一次兴奋中，兴奋性发生一系列变化的原因与膜电位改变所引起膜通道的状态改变有关。前面述及心肌膜电位水平处于+30～-55mV时期内，Na^+通道完全失活，因此任何强度的刺激都不能引起 Na^+ 内流而产生动作电位从而兴奋。在绝对不应期后膜电位处于 $-55 \sim -60mV$ 时，Na^+ 通道刚开始复活，但还没有恢复到可以被激活的备用状态，故对足够强度的刺激只能产生局部反应。在相对不应期中，膜电位处于 $-60 \sim -80mV$，此时 Na^+ 通道逐渐恢复，但其开放能力尚未完全恢复，故心肌细胞的兴奋性仍然低于正常。超常期发生的原因是由于此期膜内电位由 $-80mV$ 恢复到 $-90mV$，Na^+ 通道已基本上复活到备用状态，但由于膜内电位的绝对值比静息电位低，距离阈电位水平的差距较小，因此反而易于兴奋。

可兴奋细胞在一次兴奋过程中，兴奋性发生周期性变化，但心肌细胞与神经肌肉组织有不同的特点，那就是心肌有效不应期特别长。如用心肌机械收缩作为指标观察心肌不应期，在心肌收缩开始至舒张早期（相对不应期），给以电刺激不会发生反应，只有在舒张早期之后用强刺激才能引起兴奋和收缩。所以心肌细胞的不应期可延长至整个心肌的收缩期与舒张早期。这一特点使心肌不会象骨骼肌那样产生强直收缩而始终是收缩和舒张活动交替进行，这对心脏泵血功能具有重要生理意义。在心肌舒张早期以后给以较强的刺激所引起的收缩称期前收缩（也称额外收缩）。心肌出现期前收缩后往往出现一段较长的舒张期称代偿间歇（图6-15）。

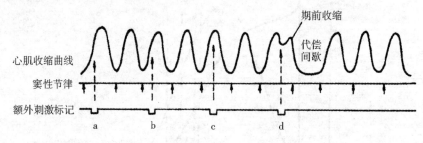

图6-15 期前收缩与代偿性间歇

刺激a、b、c落在有效不应期内不引起反应，刺激d落在相对不应期内，引起期前收缩与代偿间歇。代偿间歇产生的原因，是由于在整体心脏活动过程中从窦房结传来的兴奋刚好落在心肌期前收缩的绝对不应期内，从而不引起心肌收缩致减少一次搏动。

（二）自动节律性

1. 心肌自动节律性及窦房结在心脏活动中的作用

在没有外来刺激的条件下，组织细胞能够自动地发生节律性兴奋，此种特性称为自动节律性，简称自律性。心肌的自动节律性来自特殊传导系统内某些自律细胞。特殊传导系统各部分的自动节律性高低不同，可以用发生兴奋的频率来反映，其中以窦房结细胞自律性为最高（自动兴奋频率为每分钟约100次），其次为房室交界（每分钟为40~60次），心室末梢浦肯野纤维自律性最低（每分钟为20~40次）。在正常情况下，由于窦房结的自动节律性最高，而在其他部位的特殊传导组织的自动节律性比较低，因此窦房结总是在其他特殊传导组织尚未发生兴奋之前首先就发生兴奋。窦房结发生的兴奋向外扩布，依次激动心房肌、房室交界、房室束、心室内传导组织和心室肌从而引起整个心脏兴奋和收缩。故窦房结是主导整个心脏兴奋的部位，称之为正常起搏点或正常起步点。由窦房结所控制的心律称窦性心律。正常人体窦房结的自动节律性活动受迷走神经的抑制，因而正常心率每分钟仅为 60～100 次。正常情况下其他部位的自律细胞均受窦房结的控制，并不表现出它们的自动节律性，它们仅仅起着兴奋传导作用，称为潜在起搏点。但在异常情况下，如窦房结以外的特殊传导组织自律性升高或窦房结的兴奋传导阻滞而不能控制其他自律组织，这些自律组织也能发生自律性兴奋而控制心脏的活动，这些异常的起搏点称为异位起搏点，由异位起搏点兴奋所引起心脏节律性跳动称为异位节律。

窦房结控制潜在起搏点的活动，是通过二种方式实现的。①抢先占领：抢先占领是指由于窦房结的自律性高于潜在起搏点，所以潜在起搏点的 4 期自动去极化在尚未达到阈电位水平之前，它们已经受到窦房结发出并依次传布而来的兴奋激动作用而产生了动作电位，因此其自身的兴奋就不可能出现。②超速压抑或称超速驱动压抑：窦房结对潜在起搏点尚可产生一种直接抑制作用。如果窦房结对心室潜在起搏点的控制突然中断后，那么首先会出现一段时间的心室停搏，然后心室才能按其自身潜在起搏点的节律发生兴奋和搏动。这种现象的产生原因是：在自律性很高的窦房结的兴奋驱动下，潜在起搏点的兴奋频率远超过其本身自动兴奋频率，即潜在起搏点长期处于"超速"兴奋状态（即处于超速压抑状态）。因此当窦房结控制中止后，心室肌在一段时间内，才能从被压抑中恢复过来。

2. 自律性产生的原因及影响因素

前面已经述及自律细胞的自动兴奋是膜在 4 期自动缓慢去极化使膜电位从最大复极电位达到阈电位水平从而爆发全面去极所引起的。因此自律性的高低与 4 期自动去极速度、最大复极电位和阈电位的高低有关（图 6-16）。

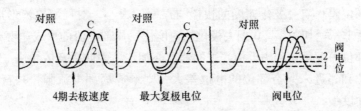

图 6-16 影响自律性的因素
1. 比对照时的自律性增高；2. 比对照时的自律性降低

（1）4 期自动去极化速度　如果 4 期自动去极化速度加快，则从最大复极电位达到阈电位所需的时间缩短，单位时间内发生的兴奋次数增多，自律性高。反之则自律性下降。

前面已经述及在传导系统中窦房结细胞的 4 期去极化速度最快，故自律性最高。

（2）最大复极电位水平　最大复极电位绝对值减少，则其与阈电位之间的差距也减少，自动去极化达到阈电位水平所需时间缩短，自律性升高；反之则自律性降低。最大复极化电位水平的高低则取决于 3 期 K^+ 外流的多少。K^+ 外流多则最大复极电位绝对值就增大，自律性降低。反之，则自律性升高。

（3）阈电位水平　阈电位上移，则它与最大复极电位之间的差距增大，自动去极达阈电位的时间延长，因此自律性降低，反之则自律性升高。阈电位水平的变化不常见，不是影响自律性的重要因素。

(三) 传导性

心肌和神经、肌肉组织一样都具有传导性，由于心肌是一种机能合胞体，故心肌细胞的任何部位产生的兴奋既可以沿整个细胞膜传布，又可以通过闰盘传布到另一个心肌细胞，从而引起整块心肌的兴奋和收缩。正常情况下，窦房结发生的兴奋可直接通过心房肌传到整个左、右心房并引起心房收缩，同时，窦房结的兴奋通过心房肌，沿着心房的"优势传导通路"迅速传到房室交界区，再通过房室束经左、右束支传至浦肯野纤维，引起心室肌兴奋，然后经心室肌将兴奋由内膜侧向外膜侧扩布而引起整个心室肌的兴奋。由于各种心肌细胞的传导性高低有所不同，故心肌各部的传导速度不同。如浦肯野纤维的传导速度快（可达4m/s），心房肌、心室肌的传导速度较慢（心房肌约为0.4m/s，心室肌约为1m/s），房室交界的传导速度很低，其中结区的传导速度最慢（仅为0.02m/s）。由于房室交界的传导速度最慢，故兴奋由心房通过房室交界产生延搁（约为0.45～0.1s），称之房室延搁。房室延搁具有重要生理意义，它可以保证心房收缩完毕后心室才开始收缩，有利于心房、心室各自完成它们的生理功能。

心肌的传导性受多种因素的影响，首先与心肌纤维直径有关，直径小的细胞内电阻大故传导速度慢，反之直径大的细胞内电阻小故传导速度快。窦房结细胞（约5～10μm）、房室交界区细胞和浦肯野细胞的直径大小不同，故传导速度不同。由于心肌细胞的直径不会发生突然明显的改变，故它对传导性的影响是一个比较固定的因素。而心肌细胞电生理特性的改变对传导性的影响具有重要意义。与神经纤维一样，心肌细胞的兴奋传播也是通过形成局部电流而实现的。因此，可以从局部电流的形成与邻近部位膜的兴奋性来讨论影响传导性的因素。局部电流是兴奋部位膜0期去极化所引起的，兴奋部位膜0期去极化速度的快慢与振幅的大小，对局部电流形成的快、慢和大、小存在着非常密切关系。0期去极化的速度快，局部电流的形成速度亦快，则促使邻近未兴奋部位去极化达到阈电位水平的速度亦加快，因此兴奋传导快。0期去极振幅大，兴奋部位和邻近未兴奋部位的电位差大，则形成局部电流强，兴奋传导也加快。反之则传导速度慢。

心肌0期去极化速度和振幅的快慢、大小与兴奋前膜静息电位的水平有关。如在不同静息电位下测量兴奋时的0期去极的最大速度（v/s），以静息电位作横座标，0期最大去极速度为纵座标作图，则可绘出"S"形的曲线，称为膜反应曲线（图6-17）。从曲线上可见在一定范围内膜静息电位越大，0期去极上升速度越大，反之则相反。静息电位水平与0期去极速度的这种相关性，是由于静息电位不同水平与膜上离子（Na^+）通道的状态有关，膜电位负值大，快Na^+通道开放的多，进入膜内Na^+多且快，故0期去极的速度快振幅大。某些药物可影响离子在膜内外的转运，故可影响膜反应曲线，如苯妥因钠可

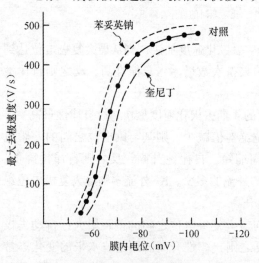

图6-17 膜反应曲线

提高膜反应性，促 Na^+ 内流，使膜反应曲线左上移，加快 0 期去极化速度从而加快兴奋的传导。奎尼丁能降低膜反应性，阻 Na^+ 内流，使膜反应曲线右下移，减慢 0 期去极化速度，从而减慢兴奋的传导。两药皆有抗心律失常作用。

由于兴奋的传导是细胞膜依次兴奋的过程，故邻近未兴奋部位的兴奋性对兴奋的传导也有重要关系。如未兴奋部位兴奋性低，处于有效不应期，则导致传导阻滞，如落在相对不应期内，则可出现 0 期上升缓慢且振幅小的动作电位，故传导速度慢。

（四）收缩性

心肌在肌膜动作电位的触发下，发生收缩反应的特性称为收缩性，心肌收缩的原理基本上与骨骼肌一样，即先出现电位变化，通过兴奋－收缩耦联引起肌丝滑行，造成整个肌细胞收缩，与骨骼肌收缩的不同点是心肌中的肌浆网终池很不发达，容积较小，其中钙的贮存量比骨骼肌中的少，故细胞外液中钙浓度对心肌收缩力的影响较大。如果细胞外液中钙浓度升高，则兴奋时钙内流增多，心肌收缩力增强；反之细胞外液中钙浓度下降则心肌收缩力减弱。

正常情况下，窦房结发生的兴奋几乎同时到达左右心房各部，因此心房肌收缩是同步的。心房收缩后，由房室束传至左右心室肌的兴奋也几乎同时到达左右心室各部，因此左右心室的收缩也是同步的。心肌纤维同步收缩对心脏完成泵血功能具有非常重要的生理意义，如果心肌纤维不能产生同步收缩且各自收缩与舒张则形成纤维性颤动（纤颤），依其发生部位不同，可分为心房纤颤和心室纤颤，后者使心室立即丧失泵血功能。

（五）离子对心肌生理特性的影响

多种理化因素都能影响心肌的生理特性，如温度升高可引起心率加快、温度下降可引起心率减慢。pH 偏低可引起心肌收缩力减弱，pH 偏高则心肌收缩力增强且舒张不完全。在影响心肌活动的各种理化因素中以 K^+、Ca^{2+}、Na^+ 的影响最为重要。当血液中 K^+ 浓度过高时（高于 7~9mmol/L），心肌（特别是快反应细胞）的兴奋性、自律性、传导性、收缩性都下降，表现为收缩力减弱，心动过缓及传导阻滞，严重时心搏可停止于舒张期。当血浆中 K^+ 浓度过低时则可引起心肌兴奋性增加，传导性下降，超常期延长。这些生理特性的异常是 K^+ 易于出现心律失常的原因。

血钙浓度升高时，心肌收缩力加强，离体实验表明，灌流液中 Ca^{2+} 浓度过高，心跳停止于收缩状态。血中 Ca^{2+} 浓度下降则心肌收缩力减弱。血中 Ca^{2+} 浓度对心肌收缩性的影响机制是由于 Ca^{2+} 内流加速，每一动作电位期间进入细胞内的 Ca^{2+} 增快、增多，导致心肌收缩增强。

细胞外液中 Na^+ 浓度的轻微变化，对心肌影响尚不明显。仅当细胞外液中 Na^+ 浓度发生非常明显的变化时，才会影响心肌的生理特性。当细胞外液中 Na^+ 明显升高时，快反应自律细胞的自律性、传导性升高、收缩性下降。这是由于快反应自律细胞 4 期、0 期 Na^+ 内流增加所致，同时 Na^+ 内流的增加，将促进心肌细胞内 Ca^{2+} 的外流，进而心肌细胞内 Ca^{2+} 浓度降低，心肌收缩减弱。

五、心音和心电图

（一）心音

心音（heart sound）指由心肌收缩、心脏瓣膜关闭和血液撞击心室壁、大动脉壁等引起的振动所产生的声音。它可在胸壁一定部位用听诊器听取，也可用换能器等仪器记录心音的机械振动，称为心音图。

心脏收缩舒张时产生的声音，可用耳或听诊器在胸壁听到，亦可用电子仪器记录下来（心音图）。心音可分为第一心音（S_1）、第二心音（S_2），正常情况下均可听到。第三心音（S_3）通常仅在儿童及青少年可听到，第四心音（S_4）正常情况很少听到。每一心动周期可产生四个心音，一般均能听到的是第一和第二心音。

第一心音发生在心缩期，标志心室收缩期的开始。在心尖搏动处（前胸壁第5肋间隙左锁骨中线内侧）听得最清楚。其音调较低（40~60Hz），持续时间较长（0.1~0.12s），较响。其产生机理：一是由于心室收缩时，血流急速冲击房室瓣而折返所引起的心室壁振动；二是由于房室瓣关闭，瓣膜叶片与腱索紧张等引起的振动；三是血液自心室射出撞击主动脉壁和肺动脉壁引起的振动。心室收缩力愈强，第一心音愈响。

第二心音发生在心舒期，标志着心室舒张期的开始，它分为主动脉音和肺动脉音两个成分，分别在主动脉和肺动脉听诊区（胸骨左、右缘第二肋间隙）听得最清楚。它是由主动脉瓣和肺动脉瓣迅速关闭，血流冲击，使主动脉和肺动脉壁根部以及心室内壁振动而产生。其音调较高（60~100Hz），持续时间较短（0.08s），响度较弱。其强弱可反映主动脉压和肺动脉压的高低，动脉压升高，则第二心音亢进。

第三心音发生在第二心音之后，持续较短（0.04~0.05s），音调较低。它是在心室舒张早期，随着房室瓣的开放，心房的血液快速流入心室，引起心室壁和腱索的振动而产生。可在大部分儿童及约半数的青年人听到，不一定表示异常。

第四心音发生在第一心音前的低频振动，持续约0.04s。是由于心房收缩，血流快速充盈心室所引起的振动，又称心房音。大多数健康成年人可在心音图上记录到低小的第四心音，一般听诊很难发现。

> **知识链接**
>
> 在正常情况下，血液在心脏和大血管中流动时，并不产生异样的声音。但当血液在流动过程中遇到了障碍，会在障碍物的边缘形成漩涡，并且引起心脏的瓣膜及血管壁的振动。这时，在正常心音之外，就产生了杂音。借助于听诊器，医生可在人体体表的心脏各听诊区听到它。

（二）体表心电图

在正常人体，由窦房结发出的一次兴奋，按一定的途径和进程，依次传向心房和心室，引起整个心脏的兴奋；因此，每一个心动周期中，心脏各部分兴奋过程中出现的电变化传播方向、途径、次序和时间等都有一定的规律。这种生物电变化通过心脏周围的导电组织和体液，反映到身体表面，使身体各部位在每一心动周期中也都发生有规律的电变化。将测量电极放置在人体表面的一定部位记录出来的心脏电变化曲线，就是临床上记录的心电图（electrocardiogram，ECG）。心电图反映心脏兴奋的产生、传导和恢复过程中的生物电变化，而与心脏的机械收缩活动无直接关系。

心肌细胞的生物电变化是心电图的来源，但是，心电图曲线与单个心肌细胞的生物电变化曲线有明显的区别（图6-18）。造成这种区别的主要原因有以下三点：①单个心肌细胞电变化是用细胞内电极记录法得到的，即一个测量电极放在细胞外表面而另一个电极插入到细胞膜内，所测到的电变化是同一细胞的膜内外的电位差，它不仅可测出膜的动作电位，也可测出膜的静息电位。心电图的记录方法原则上属于细胞外记录法，它只能测出已兴奋部位和尚处于兴奋状态的部位之间的电位差。在静息状态下，或是肌膜各部位都处于兴奋状态下时，膜外各部位之间没有电位差，细胞外记录曲线都将呈等电位线，不能加以区别；②心肌细胞电变化曲线是单个心肌细胞在静息时或兴奋时膜内外电位变化曲线；而心电图反映的是一个心动周期中整个心脏的

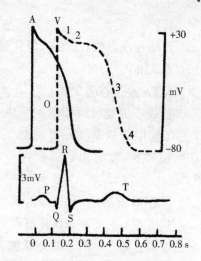

图6-18 心肌细胞电变化曲线与常规心电图的比较
A：心房肌细胞电变化
V：心室肌细胞电变化

生物电变化，因此，心电图上每一瞬间的电位数值，都是很多心肌细胞电活动的综合效应在体表的反映；③与细胞内记录法不同，心电图是在身体表面间接记录的心脏电变化，因此，电极放置的位置不同，记录的心电图曲线也不相同。

心电图记录纸上有横线和纵线划出长和宽均为1mm的小方格。记录心电图时，首先调节仪器放大倍数，使输入1mV电压信号时，描笔在纵向上产生10mm偏移，这样，纵线上每一小格相当于0.1mV的电位差。横向小格表示时间，每一小格相当于0.04s（即走纸速度为每秒25mm）。因此，可以在记录纸上测量出心电图各波的电位数值和经历的时间。

测量电极安放位置和连线方式称导联方式，不同导联方式所记录到的心电图，在波形上有所不同，但基本上都包括一个P波，一个QRS波群和一个T波，有时在T波后，还出现一个小的U波（图6-19）。

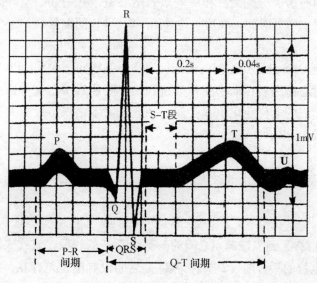

图6-19 正常人心电模式图

1. P 波

反映在左右两心房的去极化过程。P 波波形小而圆钝，历时 0.08~0.11s，波幅不超过 0.25mV。

2. Ta 波（心房 T 波）

代表心房复极过程所产生的电变化。它开始于 P 波之后，与 P 波的方向相反。P–Ta 间期（从 P 波开始到 Ta 波终了的时程）为 0.15~0.45s；故 Ta 波与 P–R 段、QRS 波和 ST 段的初期重叠在一起，而且 Ta 波波幅很低，故通常心电图上看不出 Ta 波。

3. QRS 波群

代表左右两心室去极化过程的电位变化。典型的 QRS 波群，包括三个紧密相连的电位波动：第一个向下波为 Q 波，以后是高而尖峭的向上的 R 波，最后是一个向下的 S 波。但在不同导联中，这三个波不一定都出现。正常 QRS 波群历时约 0.06~0.10s，代表心室肌兴奋扩布所需的时间；各波波幅在不同导联中变化较大。

4. T 波

反映心室复极（心室肌细胞 3 期复极）过程中的电位变化，波幅一般为 0.1~0.8mV。在 R 波较高的导联中 T 波不应低于 R 波的 1/10。T 波历时 0.05~0.25s。T 波的方向与 QRS 波群的主波方向相同。

5. U 波

是 T 波后 0.02~0.04s 可能出现的一个低而宽的波；方向一般与 T 波一致，波宽约 0.1~0.3s，波幅大多在 0.05mV 以下。U 波的意义和成因均不十分清楚。

在心电图中，除了上述各波的形状有特定的意义之外，各波以及它们之间的时程关系也具有理论和实践意义。其中比较重要的有以下几项：

1. PR 间期（或 PQ 间期）

是指从 P 波起点到 QRS 波起点之间的时程，为 0.12~0.20s。PR 间期代表由窦房结产生的兴奋经由心房、房室交界和房室束到达心室，并引起心室开始兴奋所需要的时间，故也称为房室传导时间；在房室传导阻滞时，PR 间期延长。

2. PR 段

从 P 波终点到 QRS 波起点之间的曲线，通常与基线同一水平。PR 段形成的原因是由于兴奋冲动通过心房之后在向心室传导过程中，要通过房室交界区；兴奋通过此区传导非常缓慢，形成的电位变化也很微弱，一般记录不出来，故在 P 波之后，曲线又回到基线水平，成为 PR 段。

3. QT 间期

从 QRS 波起点到 T 波终点的时程；代表心室开始兴奋去极到完全复极到静息状态的时间。

4. ST 段

指从 QRS 波群终了到 T 波起点之间的与基线平齐的线段，它代表心室各部分心肌细胞均处于动作电位的平台期（2 期），各部分之间没有电位差存在，曲线又恢复到基线水平。

第三节 血管及淋巴管

一、血管及淋巴系统的结构

(一) 血管的种类、结构与分布

血管系统由动脉、静脉和毛细血管所组成。

1. 动脉

动脉是把血液从心脏输送到毛细血管的管道。大动脉分成若干中动脉，中动脉再分成若干小动脉，这样几级分支最后成微动脉。管径随分支由大逐渐变细，大动脉的内径约为25mm左右，微动脉的内径仅为20～30μm。微动脉可再分支为后微动脉。动脉管壁较厚，可分为内、中、外三层。内膜的表层为一层内皮，内皮下是一薄层结缔组织，接近中膜处往往有一层由弹性纤维组成的弹性膜。中膜较厚，主要由环行平滑肌及弹性膜等组织所组成，动脉具有弹性与收缩性，外膜由结缔组织组成，内有营养血管和神经等。大动脉的中膜厚，主要由弹性膜组成，也有少量平滑肌，由于其弹性大，故又称弹性动脉（图6-20）。中动脉的管壁主要由平滑肌组成，平滑肌纤维间夹杂着一些弹性纤维和胶原纤维，其收缩性强，故又称肌性动脉（图6-21）。动脉越分枝，其管壁越薄，口径越小，弹性纤维逐渐减少而平滑肌成分增多。

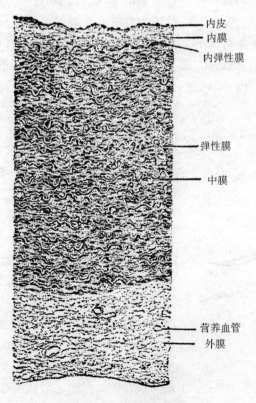

图6-20 大动脉（低倍）

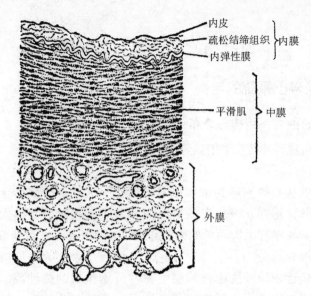

图 6-21　中动脉（低倍）

2. 静脉

静脉是输送血液返回心脏的管道。静脉较动脉壁薄而口径大，数量多，亦可分大、中、小三种，管壁也可分外膜、中膜与内膜三层。中层弹性纤维及平滑肌均少，故弹性与收缩性较小。静脉有深、浅静脉之分。深、浅静脉互相连通。深静脉常与同名动脉伴行。如肾动脉、肾静脉；股动脉、股静脉等。浅静脉位于皮下，常是注射、输液或抽血的常用静脉，如上肢皮下的肘正中静脉、头静脉，下肢皮下的大隐静脉，颈部皮下的颈外静脉以及头皮静脉等。静脉内有瓣膜，有防止血液倒流的作用。尤其下肢静脉，易受重力影响，静脉瓣最多；胸腹腔内的大静脉，如门静脉、肝静脉、上、下腔静脉则没有静脉瓣，由于心脏的舒张和吸气时的胸腔内压下降，腹内压升高等，可促进上述静脉血回流入心脏。

3. 毛细血管

毛细血管是体内分布最广，管壁最薄、口径最小的血管，一般仅能容纳 1~2 个红细胞通过。其管壁主要由一层内皮细胞构成，在内皮外面有一薄层结缔组织。另外还常可见到一种扁而有突起的细胞贴在毛细血管的管壁外面，称为周细胞（图 6-22）。这种细胞的性质还不清楚。有人推测周细胞具有收缩作用，可控制毛细血管管径，但尚未证实。有实验表明，内皮细胞受某些化学物质或机械性刺激时，它本身就可收缩而改变管径的大小，毛细血管的内径平均约为 $8\mu m$，长 0.2~4mm，它们互相联系成网状，布满全身，毛细血管总横断面积大于主动脉数百倍。平时一般仅有小部分毛细血管轮流开放。由于毛细血管壁薄，和有较高通透性，使血液中的 O_2 和营养物质能通过管壁进入

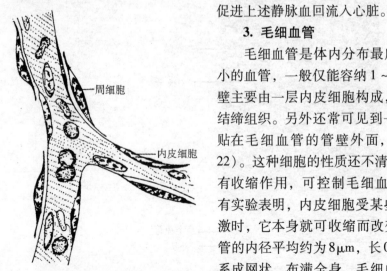

图 6-22　毛细血管的周细胞

组织，组织中的 CO_2 和代谢产物也能通过管壁进入血液，从而完成血液与组织间的气体交换和物质交换。据电镜观察，肾等器官内的毛细血管内皮有许多小孔，更有利于物质的通透。

（二）肺循环的血管

肺循环的血管包括肺动脉和肺静脉。

肺动脉短而粗，从右心室发出，在主动脉弓下方分左、右肺动脉，分别经左、右肺门进入左、右肺。肺动脉内的血液为静脉血。

肺静脉左、右各两条，分别由左、右肺门出肺，注入左心房。肺静脉内的血液为动脉血。

（三）体循环的血管

体循环的血管包括从心脏发出的主动脉及其各级分支，以及返回心脏的上腔静脉、下腔静脉、冠状静脉窦及其各级属支。

体循环的动脉 体循环的动脉从左心室发出，分布于全身（图6-23，图6-24）。

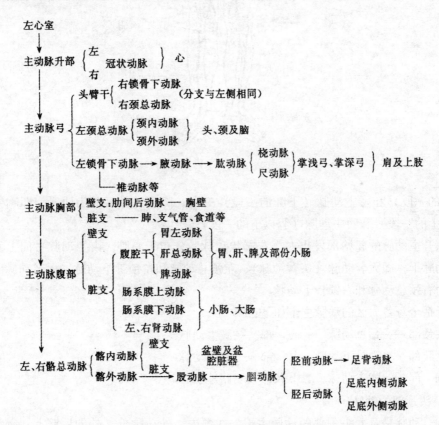

图 6-23 体循环的主要动脉分支

1. 主动脉

主动脉是体循环动脉的主干，从左心室发出后，先向上行，然后向左后方弯成弓形，再沿脊柱下行，到第四腰椎处分为左、右髂总动脉。左、右髂总动脉在骶髂关节前方又各分为髂内、髂外动脉。主动脉全长分为升主动脉（起始的一段），主动脉弓

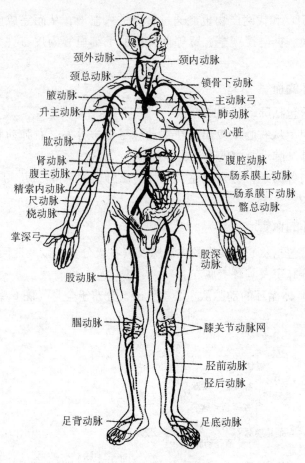

图6-24 全身动脉

（弯曲的一段）和降主动脉（下降的一段）三段。降主动脉又分为两段，即胸主动脉（膈以上的一段）和腹主动脉（膈以下的一段）。

从升主动脉的起始部发出左、右冠状动脉，分布于心脏。由主动脉弓向上发出三支大动脉干，即无名动脉（头臂动脉）、左颈总动脉和左锁骨下动脉。无名动脉上升后再分为右颈总动脉和右锁骨下动脉。

概括全身各大区的动脉主干如下：

头颈部——颈总动脉　　腹　部——腹主动脉
上肢部——锁骨下动脉　　盆　部——髂内动脉
胸　部——胸主动脉　　下肢部——髂外动脉

2. 头颈部的动脉

颈总动脉是营养头颈部的动脉主干。在颈内、外动脉分叉处的后壁上，有一小体称颈动脉体，是血液的化学感受器，能接受血液中 O_2 和 CO_2 分压变化的刺激，反射地调节呼吸运动。颈内动脉的起始处稍膨大，称颈动脉窦，内有压力感受器，可反射性地调节血压。

3. 上肢的动脉

锁骨下动脉是营养上肢的动脉主干。

4. 胸部的动脉

胸主动脉是营养胸腔脏器（肺、支气管和食管）和胸壁的动脉主干，可分为脏支和壁支。

5. 腹部的动脉

腹主动脉是营养腹腔脏器和腹壁的动脉主干，亦分为脏支（成对和不成对）和壁支。

6. 盆部的动脉

髂内动脉是营养盆腔内脏、盆壁、会阴和外生殖器等的动脉主干。亦分为脏支和壁支。

7. 下肢的动脉

髂外动脉是营养下肢的动脉主干。

体循环的静脉　体循环的静脉从各部的毛细血管网开始，逐渐汇合成较大静脉，最后汇合成上腔静脉、下腔静脉和冠状静脉窦，注入右心房。每一较大的静脉所接受的小静脉支，均称为该静脉的属支（图6-25，图6-26）。

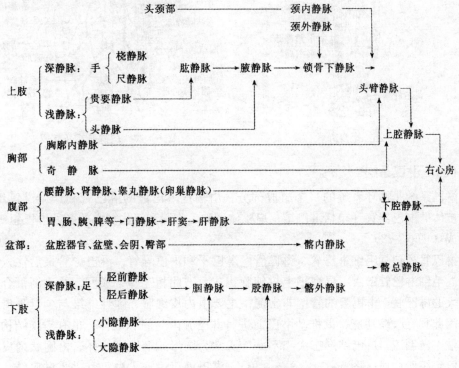

图6-25　体循环的静脉属支

体循环静脉可分为三大系统，上腔静脉系，下腔静脉系（包括门静脉系）和心静脉系。上腔静脉系是收集头颈、上肢和胸背部等处的静脉血回到心脏的管道。下腔静脉系是收集腹部、盆部、下肢部静脉血回心的一系列管道。心静脉系是收集心脏的静脉血液管道。

门静脉系　主要是收集腹腔内消化管道，胰和脾的静脉血入肝的静脉管道，门静脉进入肝脏，在肝内又分成毛细血管网（与肝动脉血一起注入肝内血窦），然后再由肝静脉经下腔静脉回流入心脏（图6-27）。

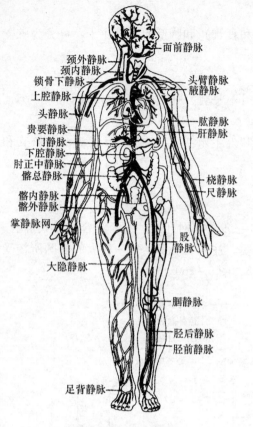

图 6-26 全身静脉

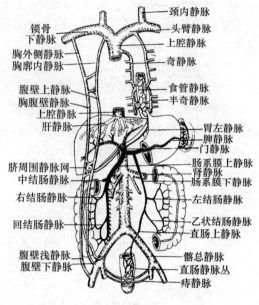

图 6-27 门静脉系及其属支

(四) 淋巴系统

淋巴系统是循环系统的一个组成部分,由输送淋巴液的淋巴管和产生淋巴细胞、生成抗体的淋巴器官(包括淋巴结、扁桃体、脾、胸腺和消化管内的各种淋巴组织等)所组成(图 6-28)。

淋巴管道包括毛细淋巴管、淋巴管、淋巴干和淋巴导管。淋巴导管最后注入静脉角内。毛细淋巴管壁由一层扁平上皮细胞构成,彼此相互吻合成网,并逐渐汇合成愈来愈大的淋巴管。淋巴管的管壁非常薄,主要由内皮细胞、弹性纤维与少量平滑肌组成,因此具有收缩功能,以推动淋巴前进,淋巴管内与静脉一样,也有瓣膜结构,可防止淋巴液倒流。淋巴结形态大小不一,通常为圆形或椭圆形小体、由网状内皮组织及淋巴组织所构成(图 6-29,图 6-30)。淋巴液可由输入淋巴管进入淋巴结,经滤过后再由输出淋巴管流出。

毛细淋巴管一端为盲端,起于组织细胞间隙。一部分组织液(包括由毛细血管透出的蛋白质)经毛细淋巴管吸收再进入淋巴管道系统,组成淋巴液。淋巴液向心脏流动,途中经过一系列淋巴结,且获得淋巴细胞,最后汇入两支总淋巴管。两下肢、腹部及左上半身的淋巴管汇入胸导管,胸导管位于食管后方,脊柱的左前方,上达颈根部。右上半身的淋巴汇成右淋巴导管。胸导管和右淋巴导管分别汇入左静脉角(图 6-28)。在安静情况下,正常人每小时约有 120ml 淋巴液进入血液循环。全身淋巴结数目较多,常常聚集成群在血管周围、关节的屈侧或腋窝、腹股沟等处,在内脏多位于肺门、肝

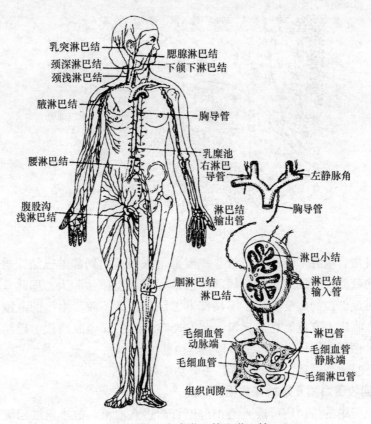

图 6-28　全身淋巴管和淋巴结

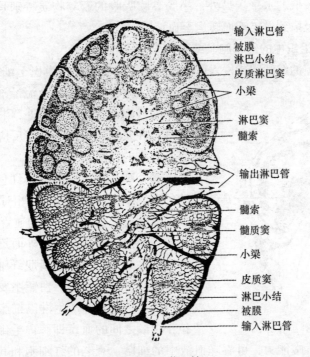

图 6-29　淋巴结

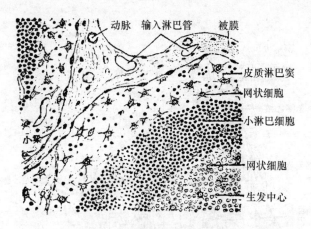

图6-30 淋巴结皮质（高倍）

门等。人体各器官或各部位的淋巴液，一般都汇入附近的局部淋巴结，当人体某器官或部位发生病变如炎症或肿瘤时，局部淋巴结可引起反应性肿大，据此常可追查到其所收集的器官或部位的病变，故了解局部淋巴结的位置、收集淋巴的范围及其淋巴引流的方向，在临床上有重要意义。如下肢发炎时，可引起腹股沟浅淋巴结肿大。患恶性肿瘤时，肿瘤细胞还可沿淋巴结转移到其他部位。

淋巴循环是血液循环的辅助装置，主要功能如下：

1. 具有回收蛋白质及运输营养物质功能

由于组织液中的蛋白质可透入毛细淋巴管而进入血液，故淋巴液回流的最重要意义是回收蛋白质。每天大约有75～200g蛋白质由淋巴液带回到血液中，使组织液中的蛋白质能保持在较低的水平。另外，小肠黏膜吸收的营养物质特别是脂肪可由小肠绒毛的毛细淋巴管吸取到淋巴液而转运至血液中。

2. 具有消除组织中的红细胞、细菌、异物等防御功能

进入组织间隙的红细胞或侵入体内的细菌、异物，由于淋巴毛细管的通透性较大，故可进入淋巴液。淋巴液流经淋巴结时，被淋巴结中的巨噬细胞吞噬。此外，淋巴结尚能产生淋巴细胞和浆细胞，参于免疫反应。故淋巴系统还具有防御的功能。

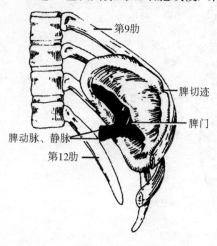

图6-31 脾

脾 脾是略呈椭圆形暗红色器官，位于胃和胰的左侧，恰与第9～11肋相对（图6-31）。脾的内侧面近中央是脾门，为血管和神经的出入处，脾的表面包以被膜。被膜外面覆盖间皮，被膜中含有弹性纤维和少量平滑肌纤维。脾的实质可分为白髓和红髓两部分。白髓主要由密集的淋巴组织构成。白髓是脾产生淋巴细胞的地方。红髓是位于白髓之间的血窦即脾内毛细血管，血窦的内皮细胞有较强的吞噬能力，可吞噬血液中的细菌、衰老的红细胞和其他异物。脾能储血200ml左右，当机体急需时，如突然大失血，剧烈运动等，脾的被膜收缩，可将储备的血送入血液循环。因此脾是一个造血、破血和储血的器官。

二、血流量、血流阻力与血压

血液在心血管系统中流动，表现出的一系列物理学问题属于血流动力学的范畴。血流动力学和一般的流体力学都有一样的基本研究对象，即流量、阻力和压力之间的关系。由于血管是有弹性和可扩张的并不是硬质的管道系统，血液是含有血细胞和胶体物质等多种成分的液体，并不是理想液体，故血流动力学除与一般流体力学有共同点之外，又有它自身的特点。

（一）血流量和血流速度

单位时间内流过血管某一截面的血量称之为血流量，也称容积速度，其单位通常以 ml/min 或 L/min 来表示。血液中的一个质点在血管内移动的线速度，称之为血流速度。血液在血管流动时，其血流速度与血流量成正比，但与血管的截面成反比。

1. 泊肃叶（Poiseuilli）定律

泊肃叶研究了液体在管道系统内流动的规律，证明单位时间内液体的流量（Q）与管道两端的压力差 $P_1 - P_2$ 以及管道半径 r 的 4 次方成正比，与管道的长度 L 成反比。这些关系可用下式表示：

$$Q = K(r^4/L)(P_1 - P_2)$$

这一等式中的 K 为常数。后来的研究表明它与液体的黏滞度 η 有关。因此泊肃叶定律又可写为

$$Q = \pi(P_1 - P_2)r^4/8\eta L$$

2. 层流和湍流

血液在血管内流动的方式分为层流和湍流两类。在层流的情况下，液体每个质点的流动方向是一致的，与血管的长轴平行；但各质点的流速不尽相同，在血管轴心处流速最快，越靠近管壁，流速越慢。故可以设想血管内的血液由无数层同轴的圆柱面构成，在同一层的液体质点流速相同，由轴心逐渐向管壁，各层液体的流速依次递减，如图 6-32 所示。图中的箭头表示血流的方向，箭头的长度表示流速大小，在血管的纵剖面上各箭头的连线形成一抛物线。泊肃叶定律适用于层流的情况。当血液的流速加快到一定程度后，会发生湍流，血液中各个质点的流动方向不再一致，出现漩涡。泊肃叶定律不再适用于湍流，血流量不再是与血管两端的压力差成正比，而是与压力差的平方根成正比。Reynolds 提出一个关于湍流形成条件的经验公式：

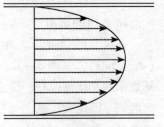

图 6-32 层流情况下各层血液的流速

$$Re = VD\sigma/\eta$$

式中的 V 为血液在血管内的平均流速（单位为 cm/s），D 为管腔直径（单位为 cm），σ 为血液密度（单位为 g/cm³），η 为血液黏滞度（单位为泊），Re 为 Reynolds 数，没有单位。一般当 Re 数超过 2000 时，就可发生湍流。由上式可知，在血流速度快，血管口径大，血液黏滞度低的情况下，容易产生湍流。

（二）血流阻力

血液在血管内流动时所遇到的阻力，称之为血流阻力。血流阻力的产生，是由于

血液流动时磨擦而消耗能量，一般表现为热能。这部分热能不可能再转换成血液的势能或动能，因此血液在血管内流动时压力逐渐降低。在湍流的情况下，血液中各个质点不断变换流动的方向，故较层流时消耗的能量更多，血流阻力就较大。

血流阻力一般不能直接测量，而需通过计算得出。血液在血管中的流动与电荷在导体中流动相似。根据欧姆定律，电流强度与导体两端的电位差成正比，与导体的电阻成反比。这一关系也适用于血流，即血流量与血管两端的压力差成正比，与血流阻力 R 成反比，可用下式表示：

$$Q = (P_1 - P_2)/R$$

在一个血管系统中，如果测得血管两端的压力差和血流量，就可根据上式计算出血流阻力。如果比较上式和泊肃叶定律的方程式，则可写出计算血流阻力的方程式，即

$$R = 8\eta L/\pi r^4$$

这一公式表示，血流阻力与血管的长度和血液的黏滞度成正比，与血管半径的 4 次方成反比。由于血管的长度变化很小，故血流阻力主要由血管口径和血液黏滞度决定。对于一个器官来说，如果血液黏滞度不变，则器官的血流量主要取决于该器官的阻力血管的口径。当阻力血管口径增大时，血流阻力降低，血流量就增多；反之，当阻力血管口径缩小时，器官血流量就减少。机体在循环功能的调节中，是通过控制各器官阻力血管和口径来调节各器官之间的血流分配的。

血液黏滞度是决定血流阻力的另一因素。全血的黏滞度为水的黏滞度的 4~5 倍。血液黏滞度的高低取决于以下几个因素：

1. 红细胞比容

一般情况下，红细胞比容是决定血液黏滞度的最重要的因素。红细胞比容愈大，血液黏滞度就愈高。

2. 血流的切率

在层流的情况下，相邻两层血液流速的差和液层厚度的比值，称为血流切率(shear rate)。从图 6-32 可见，切率也就是图中抛物线的斜率。匀质液体的黏滞度不随切率的变化而改变，称之为牛顿液。血浆属于牛顿液。非匀质液体的黏滞度随着切率的减小而增大，称之为非牛顿液。全血属非牛顿液。当血液在血管内以层流的方式流动时，红细胞有向中轴部分移动的趋势，这种现象称之为轴流(axial flow)。当切率较高时，轴流现象更加明显，红细胞集中在中轴，其长轴与血管纵轴平行，红细胞移动时发生的旋转以及红细胞相互间的撞击都很小，因此血液的黏滞度较低。在切率较低时，红细胞可发生聚集，使血液黏滞度增高。

3. 血管口径

血液在较粗的血管内流动时，血管口径对血液黏滞度不会发生影响。但当血液在直径小于 0.2~0.3mm 的微动脉内流动时，只要切率足够高，随着血管口径的进一步变小，血液黏滞度也变低。这一现象产生原因还不完全清楚，但对机体有明显的益处。如果没有此种反应，血液在小血管中流动的阻力将会大大增高。

4. 温度

血液的黏滞度随温度的降低而升高。人体的体表温度比深部温度低，故当血液流经体表部分时黏滞度会升高。当将手指浸在冰水中时，局部血液的黏滞度可增加 2 倍。

（三）血压

血压是指血管内的血液对于单位面积血管壁的侧压力，即压强。按照国际标准计量单位规定，压强的单位为帕（Pa），即牛顿/米^2（N/m^2）。帕的单位较小，血压数值通常用千帕（kPa）来表示（1mmHg 等于 0.133kPa）。

血压的形成 首先是由于心血管系统内有血液充盈。循环系统中血液充盈的程度可用循环系统平均充盈压来表示。动物实验表明，用电刺激造成心室颤动使心脏暂时停止射血，血流发生暂停，故循环系统中各处的压力很快就取得平衡。与此同时在循环系统中各处所测得的压力都是相同的，这一压力数值称之为循环系统平均充盈压。这一数值的高低取决于血量和循环系统容量之间的相对关系。如果血量增多，或血管容量缩小，则循环系统平均充盈压就增高；反之，如果血量减少或血管容量增大，则循环系统平均充盈压就降低。用巴比妥麻醉的狗，循环系统平均充盈压大约为 0.93kPa（7mmHg）。估计人的循环系统平均充盈压接近这一数值。

心脏射血是形成血压的另一个基本因素。心室肌收缩时所释放的能量分为两部分，一部分用于推动血液流动，是血液的动能；另一部分形成对血管壁的侧压，并使血管壁扩张，这部分是势能，即压强能。在心舒期，大动脉弹性回缩，又将一部分势能转变为推动血液的动能，使血液在血管中继续向前流动。由于心脏射血是间断性的，故在心动周期中动脉血压发生周期性的变化。此外，由于血液从大动脉经各级小动脉、毛细血管和静脉流向心房的过程中不断消耗能量，因此血压逐渐降低。机体安静状态时，体循环中毛细血管前阻力血管部分血压降落的幅度最大。

在生物学实验中，测量血压的经典方法是将导管的一端插入动脉、静脉或心腔，并将导管的另一端连至一装有水银的 U 形管，从 U 形管两边水银面高度的差可读得测定部位的血压值。水银检压计测得的压力读数为平均压。现在已有多种类型的压力换能器，可以将压强能的变化转变为电能的变化，并能精确地测出心动周期中各瞬间的血压数值。在临床上，常用听诊器间接测定肱动脉的收缩压和舒张压。在有些情况下，可用导管插入血管直接测量血压。在用导管直接测量血压时，若导管的开口正对血流，则血流的动能也转变成压强能，故测得的血压值大于血液对血管壁的侧压，称之为端压。当人体处于安静状态时，体循环中血流的动能部分在总的能量中仅占很小比例，在心缩期主动脉压达最大值时，血流的动能也仅占总能量的 3%。在肌肉运动时，血流速度大大加快，动能部分所占的比例增高。在肺循环中，由于肺动脉压较低，而血流速度和体循环中相近，故血流的动能部分所占的比例较大。

> **知识链接**
>
> 血压高不一定是高血压病。正常人在剧烈活动、情绪激动、大量吸烟或应用某些药物之后，血压（尤其是收缩压）都可能增高。因此，发现血压偶然增高不一定就是患了高血压病。一般是在几天或更长一些时间内，连续测量三次血压均高于正常，并达到高血压病的标准，才能确诊为高血压病。

三、动脉血压

一般所说的动脉血压是指主动脉压。心室收缩时,主动脉压急剧升高,在收缩期的中期达到最高值。这时的动脉血压值称为收缩压。心室舒张时,主动脉压下降,在心舒末期动脉血压的最低值称为舒张压,收缩压和舒张压的差值称为脉压差,简称脉压。

为方便测量,常以上臂的肱动脉压代表主动脉压。正常成年人安静状态下收缩压为 3.3~16.0 kPa (100~120 mmHg),舒张压为 8.0~10.6 kPa (60~80 mmHg),脉压差为 4.0~5.3 kPa (30~40 mmHg)。

成年人安静时,舒张压持续超过 12.0 kPa (90 mmHg),无论收缩压如何,可视为高血压。如舒张压低于 8 kPa (60 mmHg),收缩压低于 12.0 kPa (90 mmHg),则可视为低血压。

动脉血压的形成,首先在具有足够的循环血量的基础上,还需具备三个条件:心射血、外周阻力和大动脉弹性。其中,心射血、外周阻力是形成血压的基本条件。心室肌收缩时所作的功,一部分表现为推动血液前进的动能,另一部分形成对血管壁的侧压力,使血管壁扩张,表现为势能。若仅有心室肌作功,而无外周阻力,则心室所作的功将全部表现为动能,用于推动血液迅速流向外周。可见,动脉血压的形成是心射血和外周阻力共同作用的结果。

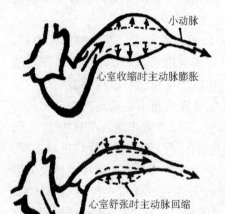

图 6-33 主动脉壁弹性对血流和血压的作用

大动脉的弹性储器作用在血压形成过程中也起重要作用。当心射血时,由于大动脉弹性及外周阻力的存在,射出的血液仅有 1/3 流向外周,其余 2/3 暂时储存在大动脉中,使大动脉弹性纤维被拉长而管壁扩张。这样,不但缓冲了心缩期大动脉管壁突然增大的收缩压,还将心室收缩所释放的一部分能量以势能的形式储存在大动脉管壁弹性纤维上。心舒张时,射血停止,于是大动脉管壁中被拉长的弹性纤维发生弹性回缩,将储存的那部分血液继续推向外周,使舒张压维持在较高水平。可见,大动脉的弹性储器作用,一方面可使心室间断的射血变为动脉内持续的血流;另一方面还能缓冲动脉血压,使收缩压不致过高,并维持舒张压于一定水平(图 6-33)。

影响动脉血压的因素:

1. 心每搏输出量

如果外周阻力和心率的变化不大,每搏输出量增加,动脉血压的升高主要表现为收缩压的升高,舒张压可能升高不多,故脉压增大。故收缩压的高低主要反映心每搏输出量的多少。

2. 心率

如果心率加快,每搏输出量和外周阻力不变,舒张压升高明显,收缩压升高较少,故脉压变小；相反，心率减慢时，脉压增大。

3. 外周阻力

如果心输出量不变而外周阻力加大，收缩压的升高不如舒张压的升高明显，脉压减小；反之，外周阻力减小时，舒张压的降低比收缩压的降低明显，故脉压加大。一般情况下，舒张压的高低主要反映外周阻力的大小。原发性高血压的发病主要是由于阻力血管口径变小而造成外周阻力过高。

4. 主动脉和大动脉的弹性贮器作用

由于主动脉和大动脉的弹性贮器作用，动脉血压的波动幅度明显小于心室内压的波动幅度。老年人的动脉管壁硬化，弹性下降，故脉压增大。

5. 循环血量和血管系统容量的比例

正常情况下，循环血量和血管容量是相互适应的。失血后，循环血量减小，如果血管容量改变不大，则体循环平均充盈压必然降低，使动脉血压降低。如果循环血量不变而血管容量增大，也会造成动脉血压下降。

在每个心动周期中，动脉内的压力发生周期性的波动。这种周期性的压力变化可引起动脉血管发生搏动，称动脉脉搏。

知识链接

饮酒会引起血压升高吗？

饮酒是否会引起血压升高，国内外有关专家对此也进行了研究，如美国一项研究结果发现，在5000例30~59岁的人群中，若按世界卫生组织诊断高血压的标准，即收缩压≥21.3kPa（160mmHg）和（或）舒张压≥12.5kPa（95mmHg），定为高血压，饮酒量与血压水平呈正相关，也就是说喝酒越多者，血压水平就越高。在我国也有人进行过对照研究，结果发现饮酒者血压水平高于不饮酒者，特别是收缩压，有资料表明，每日饮酒30ml，其收缩压可增高0.532kPa（4mmHg），舒张压可增高0.266kPa（2mmHg），高血压的患病率为50%；每日饮酒60ml，收缩压可增高0.8kPa（6mmHg），舒张压可增高0.266~0.532kPa（2~4mmHg），高血压的患病率为100%。为什么饮酒会使血压升高呢？其确切机制尚不清楚，可能与酒精引起交感神经兴奋，心脏输出量增加，以及间接引起肾素等其他血管收缩物质的释放增加有关。另外，长期的饮酒还会造成心肌细胞损害，使心脏扩大而发展为心肌病。

四、静脉血压和静脉回心血量

当体循环血液到达微静脉时，血压下降至约2.0~2.7kPa（15~20mmHg）。到达右心房时，血压最低，接近于零。通常将右心房和胸腔内大静脉的血压称为中心静脉压，而各器官静脉的血压称外周静脉压。中心静脉压为0.39~1.18kPa。中心静脉压的高低取决于心射血能力和静脉回心血量之间的相互关系。

单位时间内的静脉回心血量取决于外周静脉压和中心静脉压的差，以及静脉对血流的阻力。静脉回心血量与体循环平均充盈压、心收缩力量、体位改变、骨骼肌的作用、呼吸运动等因素有关。

五、微循环及组织液的生成与回流

(一) 微循环

微循环是指微动脉和微静脉之间的血液循环。血液循环中的血液和组织之间的物质交换在此处实现（图6-34）。

典型的微循环由微动脉、后微动脉、毛细血管前括约肌、真毛细血管、通血毛细血管（或称直捷通路）、动—静脉吻合支和微静脉等部分组成。

微动脉和微静脉之间还可通过直捷通路和动—静脉短路发生沟通。直捷通路是指血液从微动脉经后微动脉和通血毛细血管进入微静脉的通路。此通路常处于开放状态，在骨骼肌组织的微循环中多见，其主要功能不是物质交换，而是使一部分血

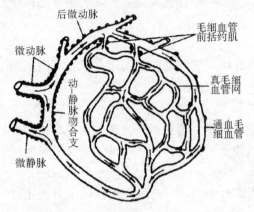

图6-34 微循环组成模式图

液能迅速通过微循环进入静脉。动—静脉短路是吻合微动脉和微静脉的通道。功能上不是物质交换，而是在体温调节中发挥作用。在人体的手指、足趾、耳廓处多见。当环境温度增高，动—静脉吻合支开放增多，皮肤血流量增加，利于发散身体热量。环境温度低时，动—静脉短路关闭，皮肤血流量减少，利于保存体热。

微循环血管受交感神经和体液因素的调节。正常情况下，真毛细血管是交替开放的，约5～10次/min。当组织活动增强，代谢水平提高时，由于局部代谢产物增多，使真毛细血管大量开放，微循环血流量大大增加，以适应组织活动的需要。安静时，大约只有20%真毛细血管开放。

知识链接

微循环人体的"第二心脏"

正常情况下，微循环血流量与人体组织、器官代谢水平相适应，使人体内各器官生理功能得以正常运行。微循环功能障碍或微循环血流灌注量减少时，营养物质和氧气不能满足组织代谢的需要，同时组织器官中的废物不能及时排出，可导致组织器官功能不全或衰竭，这成为许多疾病发生和发展的重要原因。现代医学证明，人体的衰老、高血压、糖尿病及许多心、脑血管疾病都与微循环有密切的关系。所以，微循环的功能正常与否，是人体健康状态的重要标志之一。微循环也因具有这种重要的生理功能，被当今医学界称为人体的"第二心脏"。

(二) 组织液的生成与回流

组织液存在于组织、细胞的间隙内，绝大部分呈胶冻状，不能自由流动。

组织液是血浆滤过毛细血管壁而形成的。有效滤过压是产生组织液的动力，可用

下列公式表示：

有效滤过压 =（毛细血管血压 + 组织液胶体渗透压）-（组织液静水压 + 血浆胶体渗透压）

流经毛细血管的血浆，约有 0.5% 在毛细血管动脉端以滤过的方式进入组织间隙，其中约 90% 在静脉端被重吸收回血液，其余约 10% 进入毛细淋巴管，成为淋巴液（图 6 - 35）。在某些因素下组织液生成较多或回流障碍，组织间隙内有过多的组织液积聚，导致组织水肿。组织液是组织、细胞直接所处的环境。组织、细胞通过细胞膜和组织液发生物质交换。组织液与血液之间则通过毛细血管壁进行物质交换。因此组织、细胞和血液之间的物质交换需通过组织液作为中介。

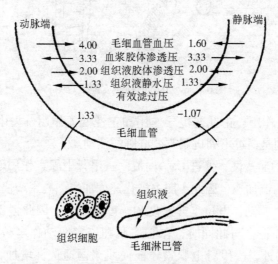

图 6 - 35 毛细血管、组织间隙和毛细淋巴管之间液体循环示意图 （单位：kPa）

第四节 心血管活动的调节

心血管活动的调节包括神经调节与体液调节。

一、神经调节

机体是通过各种心血管反射完成心血管活动的神经调节。下面主要介绍心脏和血管的神经支配，心血管中枢及一些主要的心血管反射。

（一）心脏和血管的神经支配

1. 心脏的神经支配

支配心脏的传出神经为交感神经系统的心交感神经以及副交感神经系统的迷走神经（图 6 - 36）。

（1）心交感神经及其作用 支配心脏的交感神经节前神经元位于脊髓胸段 1～5 节侧角内，其轴突在椎旁交感神经中先上行，然后在星状神经节内换元，其节后纤维支配窦房结、房室交界、房室束、心房肌和心室肌。当心交感神经兴奋时，其节后纤维释放的去甲肾上腺素与心肌细胞膜上的肾上腺素能 β_1 受体相结合，使心率加快，兴奋经房室交界的传导速度加快，心房肌心室肌收缩力增强，导致心输出量增加。这些作

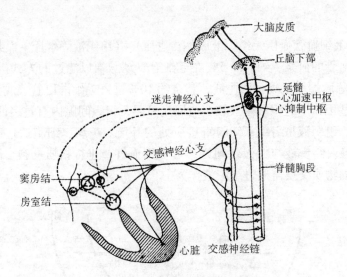

图 6-36 心脏的神经支配示意图

用分别称为正性变时作用、正性变传导作用和正性变力作用。去甲肾上腺素和其他儿茶酚胺 β 受体激动剂是通过下列机制改变心脏的活动。

① 增加慢通道的通透性，促进 Ca^{2+} 内流。去甲肾上腺素作用于窦房结细胞，其动作电位的 4 期 Ca^{2+} 内流加速，因此 4 期去极化速度加快，心率增快。由于其动作电位 0 期内 Ca^{2+} 内流加快，其动作电位上升速度和幅度都增加，因此慢反应细胞、房室交界区的兴奋传导速度加快。与此同时，在心房肌和心室肌动作电位 2 期（平台期）时 Ca^{2+} 内流也增多。另外，去甲肾上腺素还能使肌浆网通透性增加，细胞内 Ca^{2+} 增多，故心肌收缩力加强。

② 使快反应自律细胞 4 期以 Na^+ 为主的内流加快，导致自律性加快。因此，在去甲肾上腺素浓度较高的情况下，浦肯野细胞自律性明显升高，可形成心室快速异位节律。

③ 使复极化 K^+ 外流增快，导致复极过程加速、复极相缩短，不应期相应缩短。不应期缩短则 0 期离子通道复活过程加快，它与去甲肾上腺素使窦房结兴奋，发放频率增加的作用相互协调，使心率加快。

④ 可使三磷酸腺苷（ATP）转变为环磷酸腺苷（cAMP），cAMP 促进糖原分解，提供心肌活动所需要的能量。

（2）心迷走神经及其作用　支配心脏的副交感神经节前神经元的细胞位于延髓的迷走背核和疑核区域。节前神经元发出的轴突混合于迷走神经干中下行，到达胸腔后，这些心迷走神经纤维和心交感神经一起共同组成心脏神经丛，并与心交感神经节后纤维伴行进入心脏，经换元其节后纤维支配窦房结、心房肌、房室交界、房室束及其分支。另外还有少许纤维分布到心室肌。当心迷走神经兴奋时，其节后神经纤维末梢释放的乙酰胆碱与心肌 M 受体相结合，可使心率减慢，心房肌收缩力减弱，心房肌不应期缩短，房室传导速度变慢，甚至产生房室传导阻滞。这些作用分别称为负性变时，负性变力和负性变传导作用。目前认为，乙酰胆碱对心脏的作用机制是它能普遍提高膜上 K^+ 通透性，促进 K^+ 外流所致。具体过程如下：

在窦房结细胞，由于复极进程中，K^+外流增加，导致最大复极电位绝对值增大，故静息电位与阈电位的差距扩大，加上4期K^+外流也增加，因此，自动除极速度减慢，自律性下降，从而导致心率减慢。在快反应细胞，同样由于复极过程中K^+外流增加，复极电位（静息电位）增大，从而使兴奋性下降。

此外，在复极过程中K^+外流增加还可致复极过程加快，有效不应期和动作电位时程缩短。在心房肌，因动作电位时程缩短，进入细胞内的Ca^{2+}相应减少，心房肌收缩功能将相应地降低。近来研究证明，乙酰胆碱还有直接抑制钙通道的作用，减少Ca^{2+}内流。当左侧迷走神经兴奋时，房室交界慢反应电位细胞动作电位幅度减小，兴奋传导速度减慢，这是乙酰胆碱抑制Ca^{2+}通道减少Ca^{2+}内流的结果。

一般来说，心交感神经和心迷走神经对心脏的作用是相拮抗的，即一个起兴奋作用，另一个起抑制作用。但当迷走、交感神经同时兴奋时，对心脏的影响并不表现为二者分别作用的代数之和，在大多数情况下，表现为迷走神经兴奋效应，即心率减慢。引起这一现象的原因很复杂。其中一个重要原因可能是副交感神经末梢与交感神经末梢相互作用的结果。用电子显微镜观察心房标本，可看到心交感神经末梢和心迷走神经末梢之间有直接接触。有人认为交感神经末梢上有M胆碱能受体，当迷走神经兴奋时，释放的乙酰胆碱与心交感神经末梢（突触前膜）上M胆碱能受体相结合从而导致心交感神经末梢释放去甲肾上腺素减少，因此仅表现为迷走神经兴奋作用，这种作用称为突触前调制作用。

（3）支配心脏的肽类神经元　目前研究证明人和动物心脏中存在着含有多种多肽的神经纤维，如神经肽酪氨酸、降钙素基因相关肽、血管活性肠肽、阿片肽等。研究还证明，肽类递质可与单胺或乙酰胆碱共同存在于一个神经元中，当神经兴奋时，可一起释放，共同对所支配的器官起到调节作用。目前对支配心脏的肽类神经元的功能仍不太清楚。但已知它们也参与对心脏、冠状血管活动的调节，如血管活动肠肽，有加强心脏收缩，扩张冠状血管作用。

2. 血管的神经支配

真毛细血管没有平滑肌，其余的血管壁中都有平滑肌，血管壁平滑肌的收缩与舒张引起血管口径的扩大与缩小。血管平滑肌的舒缩活动称之为血管运动。平时血管平滑肌有一定程度的收缩，称之为血管紧张活动。血管平滑肌的舒缩活动除受其本身的特性、机械牵拉和局部化学等因素影响外，还主要受到植物性神经的控制。引起血管平滑肌收缩的神经称之为缩血管神经，引起血管平滑肌舒张的神经称之为舒血管神经，两者合称为血管运动神经。

（1）缩血管神经　缩血管神经均属于交感神经，故又称之为交感缩血管神经。其节前神经元位于脊髓第一胸段至第二或第三腰段灰质中间外侧柱中，节前神经元属于胆碱能神经元，其轴突末梢在交感神经节内换元，其节后神经元的轴突末梢从椎旁神经节发出，经灰交通支，加入到相应节段的脊神经中，支配躯干、四肢部分的小血管的平滑肌；另一部分与椎前神经节内节后神经元发生突触联系，其节后神经元的轴突末梢行走于内脏神经中，分布到各内脏血管平滑肌。

当交感缩血管节后神经元发生兴奋时，其末梢释放去甲肾上腺素。血管平滑肌的肾上腺素能受体包括α受体和β受体。去甲肾上腺素与α受体结合，血管平滑肌收缩；

与β受体结合，血管平滑肌舒张。去甲肾上腺素与血管α受体的亲和力比与β受体的亲和力大。故当缩血管神经兴奋时，其末梢释放去甲腺素主要与血管平滑肌上α受体相结合，从而产生收缩血管效应。

人体许多血管只受交感缩血管神经支配。在安静状态下，交感缩血管神经持续地维持一定的活动状态，发出低频率冲动，称之为交感缩血管纤维的紧张性活动，使血管维持在一定程度的收缩（紧张）状态。当交感缩血管神经活动加强时，则血管平滑肌进一步收缩；当交感缩血管神经活动减弱时，血管平滑肌的收缩程度减弱，血管舒张。由于支配血管平滑肌的去甲肾上腺素能神经元中有神经肽酪氨酸共存，当这类神经兴奋时，其末梢释放去甲肾上腺素和神经肽酪氨酸。一般认为，神经肽酪氨酸是最强的收缩血管多肽。

（2）舒血管神经 体内一部分血管既受交感缩血管神经支配，又受舒血管神经所支配。主要有以下二种：

① 交感舒血管神经 在动物实验中，刺激交感缩血管神经可引起骨骼肌血管发生先舒张后收缩的双重反应。如用阿托品阻断血管平滑肌的胆碱能受体，则刺激交感神经不再能引起舒血管效应。如果先给予肾上腺素能α受体阻断剂，则刺激交感神经只能引起骨骼肌血管舒张效应。这些实验研究表明支配骨骼肌微动脉的交感神经中除有缩血管神经外，尚有舒血管神经。这种神经的节后纤维末梢释放乙酰胆碱递质。只有机体处于激动状态和准备作剧烈肌肉运动等情况下，交感舒血管神经才兴奋，发放冲动，使骨骼肌血管舒张，肌肉得到充分的血液供应，从而适应强烈运动的需要。

② 副交感舒血管神经 有少量器官，如脑，唾液腺，胃肠道的腺体和外生殖器等，其血管平滑肌接受交感缩血管神经和副交感舒血管神经双重支配，后者兴奋时引起血管舒张。副交感舒血管神经的作用仅起调节器官组织局部血流量的作用，对循环系统总的外周阻力影响不大。

（二）心血管中枢

心血管中枢是指与心血管反射有关的神经元集中的部位，这些神经元广泛地分布在中枢神经系统自脊髓至大脑皮层各级水平，它们之间以及与控制机体其他机能的各种神经元之间可发生不同的整合，使心血管活动和机体其他机能活动相互协调。下面对与心血管活动有关的神经元进行讨论。

1. 延髓心血管中枢

延髓中与心血管活动有关的神经元是心血管中枢的基本部位。因此延髓是心血管活动的基本中枢。这一概念是源于以下动物实验：在延髓上缘切断脑干后，动脉血压无明显变化，刺激坐骨神经引起的升压反射也依然存在，但如切断延髓与脊髓的联系，则动脉血压立即下降。这表明延髓中存在着调节血压的基本中枢。延髓心血管中枢的定位实验研究表明，如果将延髓背侧部分损毁，保留延髓腹侧部分及其与脊髓间的联系，血压仍可维持在正常范围内。因此推测，延髓的心血管中枢的基本部位在延髓腹侧部。进一步研究表明，延髓中的心血管中枢位于延髓的腹外侧浅表部。这部位的神经元发出的轴突在脊髓中下行，支配脊髓灰质外侧柱中的交感节前神经元的活动。在机体处于安静状态时，延髓心血管中枢的节律性兴奋通过心交感神经和交感缩血管神经传至心血管，致使心血管交感神经发生每秒1~2次持续放电活动。关于心血管中枢神经元活动时释放的递质尚不太清楚，有人认为是 P 物质，也有人认为是肾上腺素。

心迷走神经的胞体位于延髓中的迷走神经背核和疑核区域，在机体处于安静状态时，心迷走神经纤维在每个心动周期中大约放电 1 次。

2. 延髓以上的心血管中枢

在延髓以上的脑干、下丘脑、小脑和大脑中均存在与心血管活动有关的神经元。其中下丘脑是一个十分重要的整合部位。动物实验表明，电刺激下丘脑的防御反应区，引起警觉状态，表现为骨骼肌紧张加强、准备进攻的姿势等行为，另外还出现一系列心血管的活动如心率加快，心搏加强，骨骼肌血管舒张、皮肤和内脏血管收缩、血压稍有升高等反应，此反应与当时机体的状态相适应。

大脑（特别是边缘系统）以及小脑，都参与调节下丘脑、延髓等心血管神经元活动。它们能进一步使心血管活动与机体各种行为的改变相协调。例如，当大脑新皮层的运动区兴奋时，既引起骨骼肌收缩，还能引起骨骼肌的血管舒张。刺激小脑的一些部位也能引起心血管活动的反应。

正常情况下，在传入冲动和局部化学物质的影响下，心血管中枢维持一定的紧张性活动。这些活动通过心交感神经，交感缩血管神经和心迷走神经作用于心脏和血管，它们分别称之为心交感紧张、交感缩血管紧张及心迷走紧张。心迷走紧张与心交感紧张之间有相互制约的作用。当迷走紧张增加时，心交感紧张就相应减弱。反之，心迷走紧张减弱，则心交感紧张加强。正常成年人，心迷走紧张占优势，故心率不太快，在运动或情绪变化时，心交感紧张就显著加强，占主导地位，心率就显著加快。

知识链接

当你情绪激动时为什么会心跳加快、血压升高？

在日常生活中，难免遇到一些使你发怒、激动和紧张的事情。每当此时，你可能会注意到自己的心跳异常加快，几乎有跳到嗓子眼的感觉，如再测量一下血压，肯定高于往常。这是为什么呢？这就是上面所讲的你的交感神经在发挥着作用。原来这些紧张、激动的刺激，先进入大脑皮质到达丘脑下部及延髓。在延髓附近有一个特殊的部位，称为心加速中枢。心加速中枢把接受到的刺激通过它发出的纤维下传到脊髓胸部 1~5 节的灰质侧角的交感中枢。交感中枢再发出交感神经而传到心脏，使心脏的交感神经节后纤维末梢兴奋而释放出一些物质，称为去甲肾上腺素和肾上腺素。去甲肾上腺素和肾上腺素的作用就是使心脏传导加快，心跳变快，心肌收缩力加强，心输出量增加。所以此时你会感到心跳加快、加强。因为心输出量增加，加之肾上腺素同时又作用于血管平滑肌，使血管收缩，所以血压明显升高。这对于一个原有高血压或冠心病的病人来说是很危险的。而对于正常人来说，经常的紧张和情绪不稳定，也是患冠心病和高血压的主要因素。因此，我们平时切不可忽视大脑皮质对心血管系统活动的影响。

(三) 心血管反射

神经系统对心血管活动的调节是通过各种心血管反射来实现的。各种心血管反射的生理意义都在于维持机体内环境的相对稳定和机体能适应环境的变化。

1. 颈动脉窦和主动脉弓压力感受性反射

颈动脉窦是颈内动脉靠近颈总动脉分叉处的一个略膨大的部分。在颈动脉窦和主动脉弓血管壁的外膜下有丰富的感觉神经末梢，其末端膨大呈卵圆形。这些感觉神经末梢对动脉压升高所引起的血管壁扩张敏感。当主动脉弓和颈动脉窦被扩张到一定程度时，它们就发生兴奋而发放神经冲动。故把这些感觉神经末梢分别称之为颈动脉窦压力感受器和主动脉弓压力感受器（图6-37）。在一定范围内，压力感受器的传入冲动与动脉壁的扩张程度成正比，因此动脉压愈高则压力感受器的传入冲动愈多。

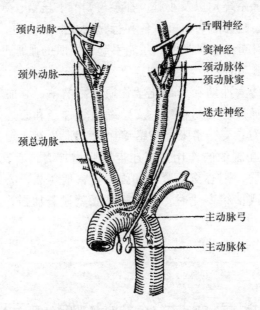

图6-37 颈动脉窦区与主动脉弓区的压力感受器与化学感受器

颈动脉窦压力感受器的传入神经是窦神经，窦神经参与舌咽神经进入延髓。主动脉弓压力感受器的传入神经纤维参与迷走神经进入延髓。这些压力感受器传入神经纤维进入延髓后，与孤束核神经元发生突触联系。这些神经元发生的兴奋可通过神经通路使延髓腹外侧血管运动中枢神经元抑制。孤束核的神经元还与延髓、脑桥、下丘脑等一些神经核团发生联系。通过这些神经联系，当压力感受器的传入冲动增多时，可使迷走中枢的紧张性加强，由迷走神经传至心脏的冲动增多；与此同时，使心交感中枢和交感缩血管中枢紧张性减弱，由心交感神经传至心脏、交感缩血管神经传至血管平滑肌的冲动减少。因此，心搏变慢、变弱，心输出量减少；血管舒张，外周阻力减小，使动脉血压保持在较低的水平。故这一反射称为降压反射或减压反射。

降压反射属于一种负反馈调节。它的生理意义在于使动脉血压保持相对稳定状态。机体在安静状态下，因动脉血压已高于颈动脉窦、主动脉弓压力感受器的阈值水平，因此压力感受器不断地发放冲动进入心血管中枢，而引起降压反射。当这一反射达到某一平衡点时，动脉血压维持在一个比较稳定的水平。当某些原因使动脉血压突然升高时,则降压反射进一步加强,导致血压下降。反之,当动脉压突然降低时,则由于压力感受器传入心血管中枢的冲动减少,使心迷走中枢紧张性减弱,同时心交感中枢和缩血管中枢紧张性加强,交感及缩血管神经活动加强,则引起心输出量增加,外周阻力增大,使血压回升,维持血压的相对恒定(图6-38)。

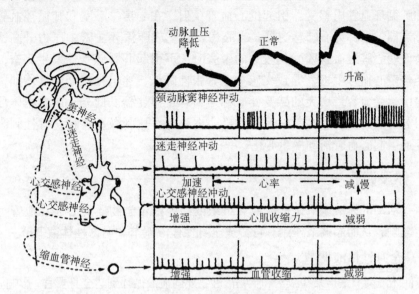

图6-38 颈动脉窦反射

由于窦神经和主动脉神经都参与这种反射能缓冲动脉血压,故将这两对神经又称之为缓冲神经。

知识链接

心跳的"刹车器"

从生理上讲,颈动脉窦有调节人体血压、心跳的作用,使机体保持相对衡定。当有的病人发生阵发性室上性心动过速时,患者心跳突然显著增快,医生往往按压一下其动脉窦以减缓心跳。所以,医学上把颈动脉窦形象地比喻为心跳的"刹车器"。但这种"刹车器"不可滥用,按压颈动脉窦如果超过3秒钟即可出现头晕、眼花、胸闷,时间长了会导致心脏停搏,使人晕厥。

2. 颈动脉体和主动脉体化学感受性反射

颈动脉体和主动脉体都是由上皮细胞构成的扁平而椭圆形小体,有丰富的血液供应以及感觉神经末梢分布。颈动脉体位于颈总动脉分叉处的管壁外边,其传入神经纤维也行走于窦神经中。主动脉体散在地分布于主动脉弓周围的组织中,其传入神经纤维也行走于迷走神经中。当血液中某些化学物质成分发生改变时,如当缺氧,CO_2分压过高,pH降低等时,颈动脉体和主动脉体化学感受器能发出冲动,由传入神经传入延髓,一方面引起呼吸加强,另一方面兴奋交感缩血管中枢使血管收缩,血压升高。

呼吸的改变又可反射性地引起心率增快。化学感受性反射在平时对心血管活动不起明显的调节作用，仅在缺氧、窒息、动脉压过低和酸中毒等情况下，才发挥其作用。

3. 其他心血管反射

除上述两种反射外，机体很多部位的传入冲动都能影响心血管的活动，其中主要有心脏和肺循环血管内感受器引起的心血管反射。在心房、心室和肺循环血管中有许多压力感受器，总称为心肺感受器。当心房、心室或肺循环血管中压力升高，或因血容量增大而使心脏或血管壁受到较大的牵张时，可引起心肺感受器发生兴奋，冲动经传入神经传至心血管中枢，导致交感神经紧张性降低，迷走神经紧张性增加，血压下降。心房中感受血容量增大的感受器又称之为容量感受器。此外，刺激躯体传入神经时也可引起心血管反射。在平时肌肉活动，皮肤冷、热刺激及各种伤害性刺激时也都能反射性地引起心血管活动发生变化。

二、体液调节

心血管活动的体液调节是指血液和组织液中一些化学物质对心肌和血管平滑肌的活动发生影响，从而起调节作用。可分成全身性体液调节和局部性体液调节。

（一）全身性体液调节

全身性体液调节是指某些激素和生物活性物质随血液循环到达全身器官，影响心血管活动。这些物质主要有肾上腺素、去甲肾上腺素、血管紧张素和加压素（抗利尿激素）等。

1. 肾上腺素和去甲肾上腺素

肾上腺素可与α受体、β受体结合，作用都很强，与心脏 $β_1$ 受体结合，可使心率加快，兴奋传导加快，心肌收缩力增强，心输出量增加；使以α受体为主的血管收缩，以β受体为主的血管舒张，故对外周阻力影响不大。临床上常用作强心药。去甲肾上腺素对α受体作用较强较强，β受体作用较弱。它与血管平滑肌α受体结合，使血管收缩，外周阻力增高，血压升高，故临床上常用作升压药。

2. 肾素—血管紧张素系统

肾素是由肾近球细胞在肾脏血流灌注减少，血钠降低或交感神经兴奋时合成和分泌一种酶。肾素由肾静脉进入血循环，水解血管紧张素原，产生血管紧张素Ⅰ。血管紧张素Ⅰ流经肺循环等处时，肺血管内皮表面的血管紧张素转化酶将其转化为血管紧张素Ⅱ。血管紧张素Ⅱ可被血管紧张酶A分解为血管紧张素Ⅲ。

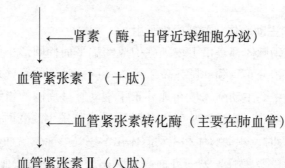

血管紧张素原（肾素底物，在肝合成）

⟵肾素（酶，由肾近球细胞分泌）

血管紧张素Ⅰ（十肽）

⟵血管紧张素转化酶（主要在肺血管）

血管紧张素Ⅱ（八肽）

血管紧张素Ⅱ是一种活性很强的升压物质，可使微动脉收缩增加外周阻力，使微静脉收缩，改善回心血量，增加心输出量，升高血压；可促进肾上腺皮质分泌醛固酮，醛固酮作用肾小管，促进肾小管对 Na^+ 和水的重吸收，使血量增多，血压升高，从而改善肾的血液供应。

正常生理条件下，血管紧张素形成较少，对血压影响不大。当机体血压明显下降，刺激肾素 - 血管紧张素 - 醛固酮系统，共同作用，使血压升高。肾的某些疾患可使肾长期供血不足，引起肾素、血管紧张素长期增多，易导致肾性高血压。

3. 加压素

又称抗利尿激素，由垂体后叶释放。可促进肾脏对水重吸收，增加血量，减少尿量。应激状态下加压素大量分泌，直接作用于血管平滑肌，收缩血管，升高血压。

（二）局部性体液调节

具有扩张局部血管的物质主要有激肽、组织胺、前列腺素以及组织的代谢产物如乳酸、二氧化碳等。其作用主要是舒张局部血管，增加局部的血流量，有利于局部组织器官的活动。

目标检测

一、名词解释

1. 心率　2. 心动周期　3. 心输出量　4. 心音　5. 正常起搏点　6. 体表心电图
7. 动脉血压　8. 减压反射　9. 微循环　10. 组织液生成的有效滤过压

二、选择题

1. 心脏的位置（　　）
   A. 位于胸腔后纵隔下部
   B. 前方对胸骨体，后方平对 6~9 胸椎
   C. 后方与食管、胸主动脉和迷走神经相邻
   D. 约 2/3 在正中线右侧
   E. 两侧直接与肺相贴
2. 冠状动脉（　　）
   A. 是营养心的血管　　　　　　　　　B. 起自肺动脉起始部
   C. 前室间支来自右冠状动脉　　　　　D. 左冠状动脉发出后室间支
   E. 旋支营养右心房、右心室
3. 房室延搁的生理意义是（　　）
   A. 增强心肌收缩力　　　　　　　　　B. 使心室肌有效不应期延长
   C. 使心房、心室不会同时收缩　　　　D. 使心室肌动作电位幅度增加
   E. 使心室肌不会产生完全强直收缩
4. 心肌不会产生强直收缩的原因是（　　）
   A. 心脏是机能上的合胞体

B. 心肌呈"全或无"收缩

C. 心肌的有效不应期特别长

D. 心肌有自律性，会自动节律收缩

E. 心肌肌浆网不发达，Ca^{2+}贮量少，会自动节律收缩

5. 肺循环和体循环相同的是（　　）

　　A. 收缩压　　　　　　　　B. 舒张压　　　　　　　　C. 脉压

　　D. 外周阻力　　　　　　　E. 心输出量

6. 生成组织液的有效滤过压等于（　　）

　　A. （组织液胶体渗透压＋组织液静水压）－（毛细血管血压＋血浆胶体渗透压）

　　B. （血浆胶体渗透压＋组织液静水压）－（毛细血管血压＋组织液胶体渗透压）

　　C. （毛细血管血压＋血浆胶体渗透压）－（组织液胶体渗透压＋组织液静水压）

　　D. （毛细血管血压＋组织液静水压）－（血浆胶体渗透压＋组织液胶体渗透压）

　　E. （毛细血管血压＋组织液胶体渗透压）－（血浆胶体渗透压＋组织液静水压）

7. 心血管基本中枢位于（　　）

　　A. 脊髓　　　　　　　　　B. 延髓　　　　　　　　　C. 中脑

　　D. 下丘脑　　　　　　　　E. 大脑边缘系统

8. 下列有关颈动脉窦主动脉弓压力感受性反射的叙述，哪一项是错误的（　　）

　　A. 又称为降压反射　　　　　　　　B. 是一种负反馈调节机制

　　C. 可反射性使动脉血压下降　　　　D. 维持动脉血压的相对稳定

　　E. 通常动脉血压降低时该反射不发挥作用

三、简答题

1. 影响心输出量的因素有哪些？各有什么作用？
2. 影响动脉血压的因素有哪些？它们是如何对血压产生影响的？
3. 简述降压反射的过程及意义。
4. 简述冠状循环的特点。
5. 简述淋巴回流的生理意义。

实训一　心脏、血管和淋巴的观察

【实训目的】

在标本或模型上辨认循环系统的组成；指出循环系统重要器官心、心包、动脉、静脉、淋巴等的位置、形态、分部及其毗邻关系。

【实训要求】

1. 掌握心的位置、外形及各心腔形态，心壁构造；心包构成与心包腔；心传导系的组成及位置。

2. 掌握主动脉的起止、位置、分部及各部分支；头颈、上肢、胸、腹部、盆部、下肢的动脉主干名称、行程、起止及其主要分支、分布。

3. 掌握上、下腔静脉的组成；门静脉及其组成和属支；上下肢浅静脉的位置及其注入部位。

4. 了解淋巴系统的组成。

【实训内容】

1. 原理

按照解剖学理论教学内容指导学生观察对应标本和模型。

2. 用品

① 胸腔解剖标本（切开心包）和模型。

② 离体心的解剖标本（切开心壁，暴露心腔）和模型。

③ 头部、颈部、躯干及四肢的动、静脉标本和模型。

④ 淋巴系统标本或模型。

3. 对象

人体解剖标本和模型。

4. 方法与步骤

（1）心的位置、外形

观察：

1）心位于中纵隔内，膈的上方，外包心包，2/3 偏左侧，心尖朝左前下方。

2）外形　心尖；心底；胸肋面；膈面；左缘；右缘；下缘；冠状沟；前、后室间沟

（2）心腔的形态

观察：心有四个腔：左、右心房与左、右心室。有房间隔和室间隔分别分隔心房和心室。房、室之间有房室口。

1）右心房　位于心的右上部。①右心耳；②三个入口：上、下腔静脉口、冠状窦口；一个出口：右房室口；③卵圆窝；④梳状肌；界嵴。

2）右心室　位于右心房的左前下方。①三尖瓣；②腱索；乳头肌；③肺动脉口；肺动脉瓣；④室上嵴；流入道；流出道。

3）左心房　位于心底部。①左心耳；②肺静脉口 4 个；③左房室口。

4）左心室　位右心室的左后下方。①二尖瓣：流入、流出道；②主动脉口、主动脉瓣。

比较左、右心室腱索和乳头肌。

（3）传导系统　在人心的解剖标本上不易辨认，可借助牛心标本进行观察。

1）窦房结　位上腔静脉与右心房交界处的心外膜深面。在一般标本上都不易显示。可结合模型和图谱理解它的位置。

2）房室结　位于冠状窦口前上方的心内膜深面。

3）房室束　房室结下端发出，分左右二支。沿室间隔两侧，心内膜深面下降，进入心肌。

4）结间束。

5）蒲肯野氏纤维。

（4）心包　是包在心外面及大血管根部的囊状结构。辩认纤维性心包及浆膜性心包，区分浆膜性心包的脏层和壁层。注意心包腔的形成。

(5) 主动脉　为最粗大的动脉干。由左心室发出，斜向右上，继而弯向左后，沿脊柱下降，最后在第4腰椎体下缘平分为左、右髂总动脉。

观察主动脉分部：主动脉升部，主动脉弓，主动脉降部：①主动脉胸部；②主动脉腹部，左、右髂总动脉。

头颈部动脉：

主干：颈总动脉．注意左、右颈总动脉起点的差别，走行。分二个终支：颈内、外动脉。辨认二动脉位置。颈内动脉在颈部无分支，颈外动脉分支如下：

①甲状腺上动脉；②面动脉；③颞浅动脉；④上颌动脉。

寻认各分支起点及行径，观察分布范围。

锁骨下动脉及上肢的动脉：

观察左、右锁骨下动脉起始的差别；走行。锁骨下动脉向外穿斜角肌间隙至第1肋外侧缘，移行为腋动脉。锁骨下动脉分支如下：①椎动脉；②胸廓内动脉；③甲状颈干。

寻认起点和行经，主要分支及分布范围。腋动脉至背阔肌下缘移行为肱动脉。

在胸小肌上缘下缘和肩胛下肌下缘附近寻认胸肩峰动脉、胸外侧动脉和肩胛下动脉。

肱动脉至肘窝深部分桡动脉、尺动脉，主要分支还有肱深动脉。寻认各分支起点，行经及分布范围。

观察掌深弓形成：①桡动脉的终支。②尺动脉的掌深支。

掌浅弓形成：①桡动脉的掌浅支。②尺动脉的终支

胸部的动脉：

主干：主动脉胸部。

观察主动脉胸部壁支在肋间隙的走行。寻认支气管动脉和食管动脉。

腹部的动脉：

主干：主动脉腹部

观察壁支：4对腰动脉。

脏支：成对的：①肾动脉；②肾上腺中动脉；③睾丸动脉（卵巢动脉）。

不成对：①腹腔干；②肠系膜上动脉；③肠系膜下动脉。

各不成对脏支分布如：

① 腹腔干：A. 胃左动脉；B. 肝总动脉：肝固有动脉：a. 左支 b. 右支：胆囊动脉 c. 胃右动脉 d. 胃十二指肠动脉：（胃网膜右动脉、胰十二指肠上动脉）；C. 脾动脉：（胃短动脉、胃网膜左动脉）。

② 肠系膜上动脉：A. 空肠动脉 B. 回肠动脉 C. 回结肠动脉—阑尾动脉 D. 右结肠动脉 E. 中结肠动脉。

③ 肠系膜下动脉：A. 左结肠动脉 B. 乙状结肠动脉 C. 直肠上动脉。

辨认各分支及其分布范围。

盆部及下肢动脉主干：髂总动脉。

在骶髂关节前方分为：①髂内动脉；②髂外动脉。

髂内动脉分支如下：

脏支①膀胱下动脉；②直肠下动脉；③子宫动脉壁支

壁支①闭孔动脉；②臀上下动脉辨认各分支及其分布概况。

髂外动脉下行入股部移行为股动脉。主要分布为腹壁下动脉。观察髂外动脉走行，腹壁下动脉分布。

下肢动脉：①股动脉—股深动脉；②腘动脉；③胫前动脉—足背动脉；④胫后动脉

（6）静脉

头颈部静脉：两条静脉主干：颈内静脉和颈外静脉。

① 颈内静脉 自颅底的颈静脉孔，伴颈内动脉，继而伴颈总动脉下行，至胸锁关节后方，与锁骨下静脉会合，形成头臂静脉。注意静脉角。属支包括颅内支及颅外支。颅内支见神经系。观察颅外支：A. 面静脉 B. 下颌后静脉 由颞浅和上颌静脉在腮腺内汇合。观察走行及收集范围。

② 颈外静脉 沿胸锁乳突肌表面下降，注入锁骨下静脉。

头颈部静脉变异较多，注意指导。

上肢的静脉：

深静脉多与同名动脉伴行，最后合成腋静脉，在第1肋外侧缘延续为锁骨下静脉，与锁骨下动脉伴行。浅静脉有两条主干：头静脉和贵要静脉，二者在肘窝正中相连。辨认位置和流注关系

胸部的静脉：

观察：奇静脉、半奇静脉和副半奇静脉的行经，注意流注关系。

上腔静脉系主干：上腔静脉，是一条粗短静脉，位于主动脉升部右侧，注入右心房，由左、右头臂静脉合成。

盆部与下肢的静脉：

主干是髂总静脉，伴同名动脉走行。由同侧髂内、外静脉合成。

两侧髂总静脉约在第5腰椎高度合成下腔静脉。下腔静脉是下腔静脉系主干，是全身最粗大静脉，位于主动脉腹部右侧。

盆部主干是髂内静脉，注意盆腔脏器的静脉丛。

下肢的深静脉均伴同名动脉走行，最后注入股静脉。股静脉位于股动脉内侧，经腹股沟韧带深面移行为髂外静脉，与同名动脉伴行。

下肢的浅静脉有两条：大、小隐静脉。辨认二血管的位置，观察它们的走行及流注关系。

腹部的静脉：

有直接注入下腔静脉或先入肝，出肝后再注入下腔静脉两种流注方式。

直接注入下腔静脉的有：肾静脉；睾丸（卵巢）静脉；肝静脉等。

注意比较左、右肾静脉的长度。观察左、右睾丸静脉的流注关系及注入部位的角度。

在肝标本上，辨认肝静脉。

观察肝十二指肠韧带内胆总管及肝固有动脉后方一短而粗的静脉干，由肝门入肝，即门静脉。由肠系膜上静脉和脾静脉在胰头后方合成。肠系膜下静脉注入脾静脉。

观察门—腔静脉吻合模型，辨认食管静脉丛，直肠静脉丛和脐周静脉网。

（7）淋巴系统

观察胸导管的位置，查看乳糜池的位置，寻认肠干和左、右腰干的汇入。观察胸

导管的行程；

淋巴结及全身淋巴结群

观察淋巴结形态。辨认其输出、输入淋巴管。

在标本和模型上观察全身各部淋巴结群的分布情况。

脾 查看脾在腹腔内位置。

观察脾的形态：膈面；脏面；脾门；2~3个脾切迹。注意脾的前缘与左肋弓的位置关系。

【实训评价】

教师取心、心包、动脉、静脉与淋巴器官标本或模型，要求学生在标本或模型上辨认出心、心包、主要动脉、静脉与淋巴器官结构名称，可根据学生观察到的结构名称数量和准确性做出评价。

实训 二 人体心音听诊与心电图的描记

【实训目的】

学会心音听诊方法，识别第一心音和第二心音。学会心电图的描记方法并辨认正常心电图各波形及其代表意义。

【实训要求】

1. 学生二人分一组，相互听诊心音。学习安静时心音的测定方法，识别第一心音和第二心音。

2. 老师示范心电图的描记，学生分组实训。实训心电图的描记方法并辨认正常心电图各波形及其代表意义。

【实训内容】

1. 原理

（1）心音听诊原理 心音指由心肌收缩、心脏瓣膜关闭和血液撞击心室壁、大动脉壁等引起的振动所产生的声音。它可在胸壁一定部位用听诊器听取，也可用换能器等仪器记录心音的机械振动。

每一心动周期可产生四个心音，一般均能听到的是第一和第二心音。

第一心音发生在心缩期，标志心室收缩期的开始。于心尖搏动处（前胸壁第五肋间隙左锁骨中线内侧）听得最清楚。其音调较低，持续时间较长（0.1~0.12秒），较响。其产生的原因，一是由于心室收缩时，血流急速冲击房室瓣而折返所引起的心室壁振动；二是由于房室瓣关闭，瓣膜叶片与腱索紧张等引起的振动；三是血液自心室射出撞击主动脉壁和肺动脉壁引起的振动。心室收缩力愈强，第一心音愈响。

第二心音发生在心舒期，标志着心室舒张期的开始，它分为主动脉音和肺动脉音两个成分，分别在主动脉和肺动脉听诊区（胸骨左、右缘第二肋间隙）听得最清楚。它是由主动脉瓣和肺动脉瓣迅速关闭，血流冲击，使主动脉和肺动脉壁根部以及心室内壁振动而产生。其音调较高，持续时间较短（0.08秒），强度较弱。其强弱可反映主动脉压和肺动脉压的高低，动脉压升高，则第二心音亢进。

第三心音发生在第二心音之后,持续较短(0.04~0.05秒),音调较低。它是在心室舒张早期,随着房室瓣的开放,心房的血液快速流入心室,引起心室壁和腱索的振动而产生。可在大部分儿童和约半数的青年人身上听到,不一定表示异常。

第四心音发生在第一心音前的低频振动,持续约0.04秒。是由于心房收缩,血流快速充盈心室所引起的振动,又称心房音。大多数健康成年人可在心音图上记录到低小的第四心音,一般听诊很难发现。当心瓣膜发生病变后,会使瓣膜出现异常的振动和血流的改变,产生异常的心音,称心杂音。临床上可根据心杂音产生的时期和性质,协助诊断某些心血管疾病。

心音听诊的意义

根据各心音的特点以及结合触摸颈动脉搏动可以辨别第一和第二心音。通过心音听诊可计数心率、了解心跳的节律和强弱等情况。

(2)心电图测定原理 心电图(简称ECG)是心脏在每个心动周期中,由起搏点、心房、心室相继兴奋,伴随着生物电的变化,通过心电描记器从体表引出多种形式的电位变化的图形。心电图是心脏兴奋的发生、传播及恢复过程的客观指标。主要用于对各种心律失常、心室心房肥大、心肌梗死、心律失常和心肌缺血等病症的检查。

心电图是反映心脏兴奋的电活动过程,它对心脏基本功能及其病理研究方面,具有重要的参考价值。心电图可以分析与鉴别各种心律失常;也可以反映心肌受损的程度和发展过程和心房、心室的功能结构情况。在指导心脏手术进行及指示必要的药物处理上有参考价值。

心电图并非检查心脏功能状态必不可少的指标。因为有时貌似正常的心电图不一定证明心功能正常;相反,心肌的损伤和功能的缺陷并不总能显示出心电图的任何变化。所以心电图的检查必须结合多种指标和临床资料,进行全面综合分析,才能对心脏的功能结构做出正确的判断。

测定原理

人体是个容积导体,心脏兴奋时产生的生物电变化,通过心脏周围容积导体传导到体表。如果在体表按一定的引导方法,可将心脏电位变化记录下来,即心电图。心电图反映了心脏兴奋的产生、传播及恢复过程中规律性的生物电位变化。由于引导电极位置和导联方式不同,心电图的波形会有所不同,但一般都有P、QRS和T三个波及P-R、Q-T两个间期(图6-19)。P波代表心房去极化过程;QRS波群反映了心室去极化过程;T波则表示心室复极化过程。P-R间期为心房兴奋传导至心室兴奋所需要的时间;Q-T间期表示心室开始去极化到完成复极化,恢复到静息电位所需要的时间。

2. 用品

听诊器、电极、导联线、分规、酒精、盐水棉球、心电图机。

3. 对象

人

4. 方法与步骤

(1)心音听诊方法与步骤

① 确定正常心音的听诊部位(图6-39)

A. 受检者解开上衣,暴露心前区胸壁,端坐于检查者对面。

B. 观察（或用手触摸）受检者的心尖搏动的大体位置与范围。
C. 确认正常各瓣膜听诊区的部位。
  a. 二尖瓣听诊区：在第五肋间与左锁中线交点的稍内侧（心尖搏动处）。
  b. 三尖瓣听诊区：胸骨右缘第四肋间或胸骨剑突下。
  c. 主动脉瓣听诊区：胸骨右缘第二肋间。
  d. 主动脉瓣第二听诊区：胸骨左缘第三肋间。
  e. 肺动脉瓣听诊区：胸骨左缘第二肋间。

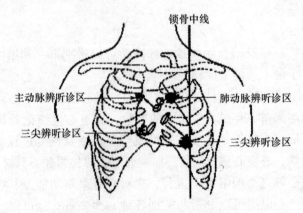

图 6-39 正常心音的听诊部位图

② 心音听诊
  A. 检查者戴好听诊器后，可按上述顺序依次听诊。
  B. 辨别第一、二心音：在心前区任何部位均可听到两个心音，但如何区别第一心音和第二心音，可结合瓣膜听诊区的位置并依据下列特征辨别：
  a. 第一心音音调低，持续时间长；而第二心音则音调高，持续时间较短。第一心音与第二心音之间的间隔小于第二心音与第一心音之间的间隔。
  b. 第一心音几乎与颈主动脉搏动同步。
  C. 辨别心律是否整齐，比较心尖部与心底部两心音的声音强弱。

③ 注意事项
  A. 保持室内安静，必要时可嘱受检者暂停呼吸。
  B. 听诊器的耳器方向要与检查者外耳道的方向一致。
  C. 尽量避免听诊器胸件或胶管与其它物体摩擦。

(2) 人体安静时心电图的描记方法与步骤
① 操作准备
  A. 在心电图机妥善接地后接通电源，预热 3-5 分钟。
  B. 受检者静卧于检查床上，摘下眼镜、手表、手机和其它微型电器，全身肌肉放松。
  C. 导联线的连接：将随机配备的导联线连接到导联线插座上。
  D. 在手腕、足踝和胸前放置引导电极（表6-2）。一般手腕应在腕关节上方（屈侧）约3cm处，足踝应在小腿上方约3cm处。电极的安装是能否记录准确心电图的重要环节，请注意确保电极接触良好。将电极连接病人肢体时，务必使电源开关处于关闭状态。
  a. 四肢电极连接　电极应装于两手脚的柔软皮肤上。先用酒精清洗电极安装部位的皮肤。然后在清洗后的皮肤上涂少量的导电膏。

R（RA）：右手　　　　　L（LA）：左手
RF（RL）：右腿　　　　　F（LL）：左腿

b. 胸部电极安装　常用胸部电极的位置有六个（图6-40）：

V_1：胸骨右缘第四肋间隙。　V_2：胸骨左缘第四肋间隙。
V_3：V_2 与 V_4 之间。　　V_4：左第五肋间隙锁骨中线处。
V_5：左腋前线与 V_4 同一平面。　V_6：左腋中线与 V_4 同一平面。

表6-2　电极与导联线对照表

电极位置	电极标志符号	电极色码
右手臂	R	红色
左手臂	L	黄色
右脚	RF	黑色
左脚	F	绿色
胸部	C_1	红色
	C_2	黄色
	C_3	绿色
	C_4	棕色
	C_5	黑色
	C_6	紫色

用酒精清洗安装电极的胸部皮肤，或涂上少许导电膏，保证导电良好。将导电膏涂在该部位大约25mm直径的范围和胸电极吸碗的边缘上，按压胸电极的吸球，将胸电极吸着于 V_1 – V_6 位置。

注意：在放置引导电极前，在相应部位皮肤上用酒精棉球反复擦拭，目的是为了脱脂，以减少皮肤电阻。

导电膏涂层应相互分开，胸电极不要相互接触，避免短路。如果没有导电膏，短时检测心电图，可用75%酒精将每个电极安装部位清洗干

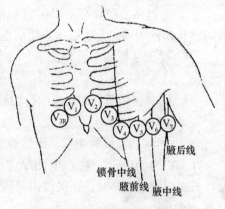

图6-40　胸部导联电极安放位置

净，并在保持湿润的情况下将相应电极接上，以确保该电极接触部位湿润良好。请不要用生理盐水代替导电膏，以防止腐蚀电极。

②操作程序

A. 记录前心电图机工作状态检查

a. 接通电源（交流），面板上应有如下指示灯发亮。
LINE、STOP、1、25mm/s、TEST、MAN

b. 按动"OPERATING"操作键，置"START（记录）"状态，走纸后再按"1mV（定标）"键，描记1mV方波。

c. 观察描记、笔温是否适当。

d. 检查1mV方波幅度是否为10mm（灵敏度档为"1"时）。

B. 手动操作程序

a. 按"LEAD SELECTOR（导联选择）"键右键，选择Ⅰ导联。

b. 按"OPERATING"操作键，置"CHECK（观察）"状态，描笔应按人体心电信号进行摆动。

c. 按"OPERATING"操作键，置"START（记录）"状态，即可描记Ⅰ导联心电图。

d. 描记Ⅰ导联心电图后可按"1mV（定标）"键，描记定标波形。

e. 按"LEAD SELECTOR（导联选择）"键右键，描记Ⅱ导联心电图。逐步操作导联选择键右键至完成V_6胸部导联后，按操作键"STOP（停止）"状态，停止描记。

C. 自动操作程序

a. 按"LEAD SELECTOR（导联选择）"键右键，选择Ⅰ导联。

b. 按"OPERATING"操作键，置"CHECK（观察）"状态，描笔应按人体心电信号进行摆动。

c. 按"OPERATING"操作键，置"START（记录）"状态，按"MAN/AUTO（手动/自动）"控制键，置"AUTO（自动）"状态，机器即自动完成十二导联心电图的描记，每完成一个导联自动定标一次。

注意：机器在自动描记过程中，允许手动干预。例如快速转换至所需导联或置于其它状态。每做一导联需4.5s，转换时间为0.5s，完成十二导联共需60s。

D. 滤波器的使用

a. 心电图机设计有"EMG（肌电）"和"HUM（交流）"干扰滤波器，如有干扰时在使用滤波器之前，必须查明肌电和交流产生的原因，并采取措施排除干扰。

b. 在无法排除干扰情况下，才使用滤波器，这时描记出来的心电图波形会略有衰减。

c. 同时使用肌电和交流两种滤波器时，描记出来的心电图失真较大。

心电图测量分析

A. 时间和波幅的测量 因常规记录心电图采用25mm/s的走纸速度，常规标准电压1 mV 为 10 mm，故心电图纸上每一小格（1mm）代表的时间为0.04s，波幅为0.1mV。测量波幅时，正向波由基线上缘测量至波峰的顶点，负向波由基线下缘测量至波谷的底点。

B. 心律分析和心率的测量

a. 能正确辨认出P波、QRS波群和T波。

b. 心律分析 窦性心律的正常心电图表现为P波在Ⅰ和Ⅱ导联中正向，aVR导联中负向，P-R间期在0.12s以上。若心电图中最大P-P间期和最小P-P间期相差0.12s以上，称心律不齐。成年人正常窦性心律为心率在60~100次/分左右。

c. 心率测量 相邻两个P波之间的时间，即P-P间期或相邻两个R波之间的时间，R-R间期都能代表一个心动周期的时程。故心率=60/P-P间期（s）或60/R-R间期（s）。

若P-P或R-R间期相差0.12s以上，则可以读出连续10秒内出现的QRS波数，乘以6即为心率。

C. 正常心电图各波段分析 正常心电图各波段的正常值及特征见表6-3。

表6-3 人体心电图各波及间期的正常值及其特征

名称	时间（s）	电压（mV）	形态
P波	≤0.11	Ⅰ、Ⅱ、Ⅲ<0.25 aVF、aVL<0.25 V_1-V_5<0.15 V_1、V_2双向时其总电压<0.2	Ⅰ、Ⅱ、aVF、V_4-V_6直立，aVR倒置，Ⅲ、aVL、V_1-V_3直立、平坦、双向或倒置。
P-R间期	0.12-0.20*		
QRS波	0.06-0.10（Q<0.04）	Q<1/4R（以R波为主的导联） RaV_R<0.5 RaV_L<1.2 RaVF<2.0 RV1<1.0；V_1R/S<1 RV_5<2.5 V_5P/S>1 RV_1+SV_5<1.2 RV_5+SV_1<4.0（男） <3.5（女）	aVR呈Qr、rS或rSr型 V1呈rS型 V_5呈Rs、qRs、qR或R型
ST段		Ⅰ、Ⅱ、aVL、aVF、V_4-V_6抬高不超过0.1，降低不超过0.05；V_1-V_3抬高不超过0.3。	
T波		>1/10R（R波为主的导联）	Ⅰ、Ⅱ、aVFV_4-V_6直立，aVR倒置，Ⅲ、aVL、V_1-V_3直立、平坦或倒置。
Q-T间期	<0.40*		
U波	0.1-0.3 肢导联<0.1 心前导联<0.2	其方向应与T波一致。	

【实训评价】

教师讲解与示教心音听诊方法与心电图描记方法。要求学生学会心音听诊方法，识别第一心音和第二心音；学会心电图的描记方法并辨认正常心电图各波形及其代表意义。可根据学生心音听诊与心电图描记方法与过程的正确性、准确性和实验结果做出评价。

实训三 人体动脉血压的测量技术

【实训目的】

理解测量动脉血压的原理；并要求能较准确地测出人体肱动脉的收缩压与舒张压的正确值。观察运动对动脉血压的影响。

【实训要求】

要求学生分组按照正规操作步骤相互测量血压。

【实训内容】

1. 原理

（1）正常血压标准

① 正常成人血压：收缩压90~140mmHg之间，舒张压60~90mmHg之间。

② 高血压：收缩压 140mmHg 以上或舒张压 90 毫米汞柱以上。

③ 临界高血压：140～149/90～94mmHg 之间。

④ 低血压：收缩压 90mmHg 以下，舒张压 40～50mmHg（5.33～6.67kPa）或更低（图 6-41）。

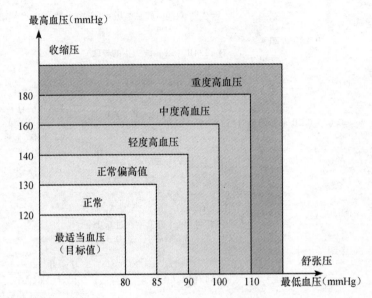

(2) 血压计　目前常用的血压计有水银柱式血压计、弹簧表式血压计和电子血压计（图 6-42，图 6-43，图 6-44），而以水银柱式血压计测量的结果为佳。它有检压计、袖带和橡皮充气球 3 部分组成。检压计是一标有压力刻度的玻璃管，上端通大气，下端和水银槽相通。袖带为外包布套的长方形橡皮囊，它借橡皮管分别与检压计的水银槽和充气球相通。橡皮充气球是一个带有螺丝帽的橡皮囊，供充气、放气用。

血压的计量单位主要分为两种：国际统一计量单位 kPa（千帕斯卡），或用 mmHg（毫米汞柱）。两者换算公式为：

$$1\text{kPa} = 7.5\text{mmHg} \qquad 1\text{mmHg} = 0.133\text{kPa}$$

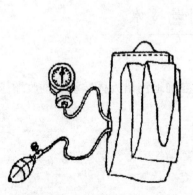 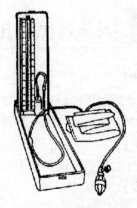

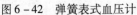

图 6-42　弹簧表式血压计　　　　图 6-43　水银柱式血压计

(3) 动脉血压测量原理　人体动脉血压测量采用听诊法，测量部位一般为右上臂肱动脉。用血压计的袖带充气，通过在动脉外加压，然后根据血管音的变化来测量血压。

通常血液在血管内流动时没有声音，但如果血液流经狭窄处形成涡流，则发出声音。当缠于上臂的袖带内充气后压力超过肱动脉收缩压时，肱动脉内的血流完全被阻断，此时用听诊器在其远端听不到声音。徐徐放气，降低袖带内的压力，当袖带内压力低于肱动脉收缩压而高于舒张压时，血液将断续流过肱动脉而产生声音，在肱动脉远端能听到动脉音。继续放气，当袖带内压力等于舒张压时，血流由断续流动变为连续流动，声音突然由强变弱并消失。

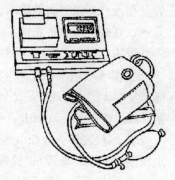

图6-44 电子血压计

因此，从无声音到刚刚听见的第一个动脉音时的外加压力相当于收缩压，动脉音突然变弱时的外加压力相当于舒张压。

2. 用品

听诊器、水银血压计。

3. 对象

人

4. 方法与步骤

（1）安静时动脉血压的测量 动脉血压的测量可分为直接法和间接法，在人体表面上用血压计测量血压的方法是间接测量法。现以水银柱式血压计为例介绍血压的测量（图6-45）。

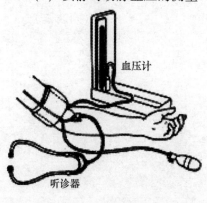

图6-45 测量血压示意图

① 测量血压应保持环境安静、温度适当。测量前至少休息5分钟。测前半小时禁止吸烟，禁饮浓茶或咖啡，小便排空。避免紧张、焦虑或情绪激动。

② 受检者一般采取坐位，测右上臂。不应将过多或太厚的衣袖推卷上去，挤压在袖带之上。测量时伸直肘部手掌平放向上并轻度外展，使受检者肱动脉与心脏同一水平，即坐位时被测部位平第四肋软骨。卧位时，被测肢体和腋中线相平。

③ 打开血压计球囊上端的阀门（将螺帽向逆时针方向旋转），尽量将袖带里的气体排出。将血压计袖带气囊中部对着肱动脉，并紧贴皮肤缚于上臂，袖带下缘应距肘窝2~3cm，松紧适宜，以能插入一指为宜。检查者戴好听诊器，将听诊器耳件塞入外耳道，其弯曲方向与外耳道一致，即略向前弯曲。于肘窝处触及肱动脉搏动，再将听诊器胸件（以钟型胸件为佳）置于肘窝处肱动脉上，轻按使听诊器和皮肤全面接触，不能压得太重。

④ 测量时开启水银槽开关，一手扶住听筒，另一手拧紧螺帽，挤压气囊，快速充气，气囊内压力应达到使手腕桡动脉脉搏消失，并再升高30mmHg然后缓慢放气，使水银柱以恒定的速度下降（2~5mmHg/秒）。一边注意看刻度（视线于汞柱上端保持水平），一边注意听脉搏搏动声，当听到第1声"砰、砰"的动脉音时，血压计上水银柱的刻度即为收缩压。继续缓缓放气，动脉音先由低到高，然后由高变低，最后完全消

失。在声音突然变弱的瞬间，血压计上水银柱的刻度即代表舒张压。二者之差为脉压。儿童、妊娠、严重贫血或主动脉瓣关闭不全等情况下，听诊声音不消失，此时以变音为舒张压。取得舒张压读数后，快速放气至零水平。

⑤ 如未听清声音变化应将袖带内气体放完，使汞柱降至零点，稍停后再重复测量之。应重复测2次，每次相隔2分钟。取2次读数的平均值记录。如果2次读数的收缩压或舒张压读数相差大于5mmHg，应再隔2分钟，测第3次，然后取3次读数的平均值。

⑥ 测量完毕，放松气阀，解开袖带，将其卷好，右倾45°关闭水银槽开关（以防水银倒流及压碎玻管），整理妥善后将袖带放入血压计盒内的固定位置，关闭血压计。

⑦ 将测量结果用分数式方法记录。

（2）运动后动脉血压的测量　拉开袖带与检压计相连的橡皮管接头，注意不要取下袖带。令缠好袖带的受检者按节拍器节律（30次/分钟）以2s/次的速度连续做蹲起运动3分钟，结束后取坐位测定运动后即刻、2分钟、4分钟和6分钟时的血压。

【实训评价】

教师讲解与示教人体动脉血压的测量方法与步骤。要求学生二人一组，学会人体动脉血压测量方法并能相互正确测量动脉血压。可根据学生动脉血压测量方法与过程的正确性、准确性和实验结果做出评价。

（唐省三）

第七章 呼吸系统

> **学习目标**
>
> 通过学习呼吸系统，使学生初步了解有关呼吸系统的解剖与肺泡的组织学结构以及基本生理功能，能解释呼吸系统的结构与功能之间的关系，为后续的学习奠定基础。
>
> **知识目标**
>
> 1. 掌握呼吸的三个环节；肺通气的动力、阻力及相关的一些概念；肺泡表面活性物质的作用及其意义；肺容积，肺活量、用力肺活量，无效腔和肺泡通气量的概念；氧和二氧化碳的血液运输形式；化学感受性呼吸反射。
> 2. 熟悉肺通气和肺换气的原理，呼吸运动；呼吸过程中肺内压、胸内压的变化。
> 3. 了解呼吸系统基本结构和组成，各组成器官的位置、形态结构与连通关系；气体交换过程和原理；组织换气、氧解离曲线及其影响因素；呼吸中枢与呼吸节律形成机制；肺牵张反射、呼吸肌本体感受性反射。
>
> **技能目标**
>
> 1. 学会观察呼吸道、肺、胸膜与纵隔的标本和模型；学会观察气管和肺的光镜切片结构，掌握气管和肺的细微组织学结构，特别是肺内传导部和呼吸部的结构变化规律，了解气-血屏障的结构和功能。
> 2. 学会利用肺活量计测定肺通气功能，了解肺通气的测定技术，加深对肺容量各组成部分和测定肺活量常用指标的理解。
> 3. 通过实验课来了解呼吸系统的基本功能，了解生理学知识获得的方法，验证和巩固所学的基本理论。在实验过程中逐步培养对科学工作的严肃态度，严密的工作方法和实事求是的工作作风以及客观地对事物进行观察、比较、分析、综合的能力和独立思考并解决实际问题的能力。

第一节 呼吸运动与肺通气

所有的生物机体均需要不断从外界环境中摄取氧气，从而保持氧气（O_2）的持续供应，并不断将所产生的代谢废物、二氧化碳（CO_2）排出体外，这种机体与外界环境之间的气体交换过程，称为呼吸。宏观上，呼吸仅指肺与外界空气之间的气体交换；但在细胞分子水平，则指细胞利用 O_2，产生 CO_2，并将能量转换为有用物质的过程。

正常成年人在安静状态下每分钟大约要消耗 250ml 的 O_2，同时产生大约 200ml 的 CO_2。机体 O_2 最大储存量为 1000ml 左右，因此呼吸停止几分钟即可导致机体严重缺氧。呼吸停止的另一后果是 CO_2 在体内的积聚。由于 CO_2 与 H_2O 生成碳酸（H_2CO_3），因此呼吸停止还导致严重的酸中毒。呼吸的生理意义是维持机体内环境中 O_2 和 CO_2 浓度的相对稳定，保证生命活动的正常进行，可见呼吸是维持人体生命活动所必需的最基本的生理活动之一。

呼吸过程不仅靠呼吸系统来完成，还需要血液循环等系统的配合。这种协调配合，以及它们与机体代谢水平的相适应，均受到神经和体液因素的调节。因此，其中任何一个环节发生障碍，均可使组织细胞缺 O_2 和 CO_2 蓄积，导致内环境紊乱，从而影响新陈代谢的正常进行和其他生理功能的正常发挥。一旦呼吸停止，生命也将终止。

一、呼吸系统的组成及结构

呼吸的生理过程是由呼吸道、肺、胸廓、呼吸肌和胸膜腔等呼吸器官组成的呼吸系统共同完成的，呼吸系统的主要功能是进行气体交换，即不断地从外界摄取 O_2 并排出 CO_2。呼吸系统除完成呼吸功能外，还有许多非呼吸功能，如发音、言语、吸吮和咳嗽等活动需要呼吸系统参与配合，此外呼吸系统还参与了免疫防御功能和内分泌功能等。

呼吸系统基本组成是呼吸道和肺。呼吸道是输送气体进出肺的管道，肺是进行气体交换的器官。肺位于密闭的胸廓中，肺本身不含肌肉组织，不能主动地扩张或缩小。但它富有弹性组织，借助于胸膜腔负压的耦联作用，可随胸廓容积的改变而张缩，胸廓的扩大和缩小是由呼吸肌的舒缩活动造成的。

（一）呼吸器官

1. 呼吸道

呼吸道是气体进出肺的通道，包括鼻、咽、喉、气管、主支气管及各级支气管。通常将鼻、咽、喉称为上呼吸道，气管、主支气管及其在肺内的各级分支称为下呼吸道。（图7-1）。

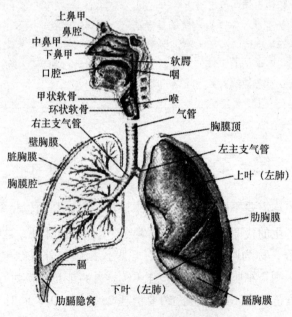

图7-1 呼吸系统全图

（1）鼻　是呼吸道的起始部，又是嗅觉器官，并辅助发音。它分为外鼻、鼻腔和鼻窦3部分。外鼻位于面中部，呈三棱锥形，其支架由前上部的骨性部和下部的软骨组成，其外侧有纤维结缔组织构成的鼻翼，最外被覆皮肤。主要结构有：鼻背、鼻根、鼻尖、鼻翼、鼻孔等。

鼻腔是以骨和软骨为支架，外附皮肤和鼻肌，内衬皮肤和黏膜而成。前借鼻前孔开口于颜面通外界，后借鼻后孔开口于鼻咽部通咽。自鼻孔至鼻后孔的距离相当于鼻翼至耳垂的长度，成人约12～14cm。中间被鼻中隔分为左右两部。每侧又分鼻前庭和固有鼻腔。鼻前庭位于鼻尖和鼻翼的内面，鼻前庭内面衬以皮肤，有坚硬的鼻毛，具有滤过空气中灰尘的作用。其后上方有弧形隆起，称为鼻阈，是皮肤和黏膜的交界处，也是与固有鼻腔的分界处。鼻前庭是疖肿好发部位之一，由于皮肤与软骨膜直接相连，故发生疖肿时疼痛较为剧烈。固有鼻腔外侧壁上有上、中、下三个鼻甲，三个鼻甲下方分别为上、中、下三个鼻道（图7-1）。下鼻道前有鼻泪管的开口。

鼻窦是指鼻腔附近的一些颅骨内的含气骨腔，内衬黏膜构成。包括上颌窦、额窦、筛窦和蝶窦。上颌窦位于上颌骨内，为鼻窦中最大的一个窦，开口于中鼻道。额窦位于眶和鼻根以上的额骨内，通过额鼻管开口于中鼻道。筛窦位于筛骨内，为筛骨迷路内数量很多的含气性腔隙的总称，分前、中、后三群，前、中群开口于中鼻道，后群开口于上鼻道。蝶窦位于蝶骨体内，窦腔被中隔分为左右两个腔隙，两者很少是等大的，该窦开口于蝶筛隐窝。

知识拓展

鼻腔的血液来自眼动脉和上颌动脉，眼动脉分出筛前和筛后动脉，分布于鼻腔的上部，上颌动脉分出蝶腭动脉和腭降动脉，它们的分支分布于鼻腔的下部。蝶腭动脉的分支鼻后外侧动脉供应鼻腔外侧部的后部、下部以及鼻腔底；另一分支鼻后中隔动脉供应鼻中隔的后部及下部。腭降动脉的分支腭大动脉出腭大孔后，沿着硬腭向前，进入切牙管，可到鼻中隔前下部。

鼻腔的黏膜内有腺体，可分泌黏液。如鼻前庭衬以一层复层鳞状上皮，下有皮脂腺和汗腺；固有鼻腔有假复层纤毛柱状上皮，其间夹有许多能分泌黏液的杯状细胞。这层上皮与鼻窦内面的黏膜上皮相延续。上皮深面的固有层内有丰富的血管和淋巴，并有黏液腺和浆液腺。鼻黏膜下具有丰富的血管，对吸入的空气可以进行加温、湿化和净化。鼻腔最上部的黏膜内含有嗅细胞，能感受嗅觉刺激。鼻中隔大部分的黏膜和鼻甲表面的黏膜厚而柔软，然而紧靠鼻前庭的前下部黏膜比较薄。筛前、筛后动脉的中隔支、鼻后中隔动脉、腭大动脉和上唇动脉的中隔支，在鼻前庭的前下部的黏膜内和黏膜下形成丰富的血管吻合丛，在空气干燥或受到碰撞时容易出血，约90％的鼻出血发生于此，故称为易出血区。鼻腔和鼻腔底部的黏膜也很薄。由于鼻黏膜与鼻窦的黏膜相延续，故鼻黏膜发炎时可蔓延至鼻窦引起鼻窦炎。某些原因如感染等，可引起鼻黏膜充血、肿胀而导致通气不畅的现象。因此靠近鼻附近和鼻腔内的疖痈有潜在的危险性，临床上把鼻根至两侧口角之间的三角形区域称为"危险三角区"。鼻黏膜的血液供应是反射性调节的，个体在温暖时产生反射性充血，遇寒冷时则引起血管收缩。

(2) 咽　位于1~6颈椎前方，为一漏斗形肌性管道，长约12cm，是呼吸道和消化道的共同通道。咽上起枕骨的基底部，下达第6颈椎高度续接食管，咽的前壁不完整，自上而下分别与鼻腔、口腔、喉腔相通（图7-1）。咽的后壁帖附于颈椎和椎前筋膜。根据咽所在的部位可分为鼻咽、口咽和喉咽。

鼻咽正对鼻后孔，软腭平面以上，并借此与鼻腔相通，其高度约为2.1cm，左右径约为1.5cm。它与口咽借鼻咽峡相通，鼻咽峡位于软腭游离缘与咽后壁之间，做吞咽动作时可以关闭。口咽是口腔向后的延续，位于软腭与会厌上缘平面之间，前借咽峡通口腔，向上与鼻咽部相通。咽峡由软腭的游离缘、两侧的腭舌弓和舌根围成。喉咽位于喉口和喉的后方，是咽腔的最下部分，较狭窄，上起会厌上缘平面，前对喉，借喉口与喉腔相通，下至第6颈椎下缘和环状软骨下缘平面，接续食管。

咽壁具有典型消化管的四层结构，分别为黏膜、纤维膜、肌膜和筋膜。黏膜由上向下逐渐变薄，上皮从假复层纤毛柱状上皮逐渐过渡到复层鳞状上皮，上皮下有较多的黏液腺。咽下部的纤维层较薄，上部则坚韧而肥厚，该纤维层还形成致密的扁桃体囊。筋膜层为围绕咽肌外面的薄纤维膜囊，由于受咽壁运动的影响，仅以疏松结缔组织与椎前筋膜相连。

知识拓展

鼻咽的外侧壁有咽鼓管咽口通中耳，空气由此进入中耳，以维持鼓膜内、外气压的平衡。咽鼓管咽口约在下鼻甲平面之下的后方约1cm处，此前的前、上、后方有一隆起包绕，后方有纵行的深窝称咽隐窝，为鼻咽癌的好发部位。鼻咽部后上壁的黏膜内，淋巴组织聚集成咽扁桃体，在婴幼儿比较发达，6~10岁逐渐萎缩退化，如其过度增生，可使鼻咽腔阻塞，影响呼吸通畅。

腭舌弓后方有与之相伴行的腭咽弓，它们均为黏膜的皱襞。在腭舌弓与腭咽弓之间的三角形隐窝即扁桃体窝，内有腭扁桃体，腭扁桃体由淋巴组织聚集而成，具有重要的防御作用，扁桃体游离表面由复层鳞状上皮覆盖。由于喉向后膨出于喉咽部的中央，故在喉口的两侧各有一个深凹，称为梨状隐窝，是异物易于滞留的部位。

由于咽壁筋膜层的解剖特点，口腔、扁桃体或牙的感染所引起的炎症性水肿可向咽和喉的方向扩散，但被咽筋膜限制而产生咽和喉的组织水肿与肿胀，可引起吞咽困难和喉梗阻。

(3) 喉　位于颈前部正中，相当于4~6颈椎高度，在舌骨之下，上方以韧带和肌肉系于舌骨，通咽部，下方续于气管，故吞咽时喉可向上移动。喉既是呼吸道的一部分，又是发音器官。由于发声机能的分化，喉的结构比较复杂，由喉软骨连成，附有喉肌、韧带、纤维组织，内衬黏膜，是一个锥形管腔状器官（图7-2）。喉前面覆以皮肤、颈筋膜和舌骨下肌群，后方与咽紧密相连，其后壁即喉咽腔前壁。两侧有颈部血管、神经和甲状腺侧叶。

构成喉壁支架的主要软骨有不成对的甲状软骨、环状软骨和会厌软骨，成对的杓状软骨。其中甲状软骨最大，位于环状软骨的上方，组成喉的前、外侧壁，由左右两个四边形软骨板构成。两板前缘约以直角（女性呈钝角）相连形成前角，其前部正中隆起称喉结，男性明显。前角上缘两板间的凹陷称甲状软骨切迹。甲状软骨借甲状舌骨膜连于舌骨，下由环状软骨借结缔组织膜连于气管软骨。环状软骨形如指环，它的后部有四方形的环状软骨板，喉软骨间形成环甲、环杓两组关节。环状软骨是呼吸道软骨支架中唯一完整的软骨环，对支持呼吸道的开张有重要作用，如果被损伤有可能会引起喉狭窄。会厌软骨位于喉的上端，形似树叶，上宽下窄，吞咽时掩盖喉口，防止食物误入喉腔。

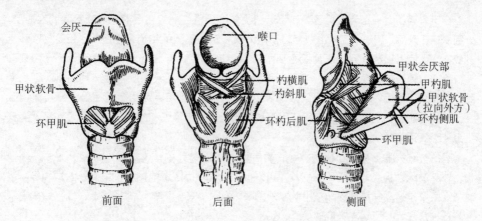

图7-2 喉肌和喉软骨

喉腔分三部，分别为喉前庭、喉中间腔和声门下腔。喉前庭是位于前庭裂以上的喉腔，经喉口与咽相通，较宽敞。喉中间腔有两对前后方向的黏膜皱襞，上一对称前庭襞，两襞间为前庭裂，与发音无直接关系。下一对称声襞，其深面为声韧带，它们构成声带，是重要的发音结构。左右两声襞之间的裂隙为声门裂，是喉腔中最狭窄的部位，当气流通过时，振动声带而发出声音。声门下腔：位于声门裂以下。其黏膜下组织疏松，炎症时易发生水肿而造成急性喉阻塞。（图7-3）

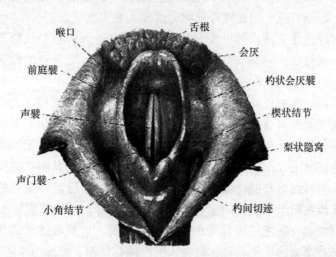

图7-3 喉口后面观

知识拓展

喉的韧带位于喉软骨间以及软骨与舌骨、气管之间，主要有甲状舌骨膜、环甲韧带、舌骨会厌韧带等。甲状舌骨膜连于甲状软骨上缘和舌骨之间，是一层宽阔的弹性结缔组织构成的薄膜，其前部称作甲状舌骨正中韧带，后缘形成甲状舌骨外侧韧带，该膜可被喉上神经内支和喉上血管穿过。环甲韧带位于甲状软骨和环状软骨间的前方正中，为环甲膜的增厚部分，容易从体表触之，可在此做环甲膜穿刺，用于向气管内注入药物或气道阻塞窒息作紧急通气。

喉肌分两组，一组为附着于喉和邻近结构的喉外肌，一组为附着于喉软骨间的喉内肌。分别作用于环甲、环杓关节（图7-2）。喉外肌将喉与周围的结构相连，其作用是使喉体上升或下降，同时使喉固定。喉内肌主要与声带运动有关，有三个功能：吸气时使声门裂开大；吞咽时使声门和喉口缩小；讲话时可紧张或松弛声带。喉内肌包括环杓后肌、环杓侧肌、杓肌、环甲肌、甲杓肌等，依其功能主要分成以下4组：环杓后肌主要作用使声门张开；环杓侧肌和杓肌使声门关闭；环甲肌和甲杓肌使声带紧张和松弛；杓会厌肌和甲状会厌肌是使会厌活动的肌。

喉的神经有喉上神经和喉返神经，两者均为迷走神经的分支。喉上神经分为内、外两支，外支属运动神经，支配环甲肌，内支分布于声带以上区域的黏膜，主要是感觉神经。喉返神经主要是运动神经，支配环甲肌以外的喉内各肌。在喉返神经的径路上，侵犯和压迫神经的各种病变都可引起声带麻痹。

（4）气管和主支气管　气管和主支气管是连接喉与左、右肺之间的气道。均是由呈"C"形气管软骨环和连于其间的环韧带构成，软骨缺口朝向后方，被平滑肌和结缔组织构成的膜壁所封闭，气管软骨有12～19个，以15～16个为多见。气管位于颈前正中，食管的前方，上端于第六颈椎体下缘平面续接于喉的环状软骨，下端在第4胸椎体下缘平面处分为左、右主支气管。

左主支气管细长、近水平位，其上方有主动脉弓跨过，后方有食管与之交叉。右主支气管粗短、近垂直位，因此气管异物坠落多入右主支气管。

主支气管入肺后往下分出肺叶支气管，肺叶支气管入肺后分出肺段支气管，此后反反复复分支呈树枝状，称为支气管树。经过多次分支，支气管的最后分支连于肺泡（图7-1）。

气管壁的组成结构由外向内依次分外膜、黏膜下层和黏膜层。主支气管的结构与气管相同，其支气管的软骨呈不规则形，在黏膜和黏膜下层之间有平滑肌束。外膜由许多不完整的环状软骨及弹性纤维结缔组织组成，管腔内衬有一层黏膜，黏膜上皮一般为假复层纤毛柱状上皮细胞层，黏膜的外面有黏膜下层。黏膜和黏膜下层均含有丰富的黏液细胞、杯状细胞和混合腺体，它们可分泌黏液，覆盖在黏膜的表面，使呼吸道湿润，同时还能黏附吸入气管的尘埃、异物、细菌等，借助黏膜层上皮细胞的纤毛有规律地向咽部摆动，黏液连同异物一起被移向咽部，以痰液的形式被排出体外或被吞咽。黏膜上还有丰富的毛细血管，对吸入的气体有加温、加湿的作用。

由此可见呼吸道主要功能是作为气体进出肺的通道，但呼吸道并不仅仅是气体的通道，它还能对吸入的气体进行处理，对吸入的气体加温、加湿、滤过，从而使到达肺部的气体温暖、湿润、清洁。而鼻腔黏膜受到刺激引起的喷嚏反射以及喉、气管、支气管黏膜受到刺激引起咳嗽反射等，均是防御性反射，对机体尤其是呼吸系统具有保护性作用。

知识链接

气管与主支气管的长度有一定规律：气管的长度约为右主支气管的5倍，左主支气管的2倍；左主支气管的长度约为右主支气管的2倍。成人气管的长度约为10.5cm，内腔横径约为1.6cm，男性稍大于女性，小儿气管短而且细，新生儿更短。声门至气管隆嵴仅长4cm。气管以胸骨的颈静脉切迹为界分为颈部和胸部。颈部第2～4气管软骨环前方有甲状腺峡，临床气管切开常选3～4或4～5气管软骨环处。

右肺上叶支气管起源于主支气管后外侧面，其长轴与右主支气管成直角，可分为尖段支气管、前段支气管和后段支气管。右肺中叶支气管起于中间支气管的前外侧面，可分为外侧段支气管和内侧段支气管。右肺下叶支气管是主支气管的延续，继续下行为基底干，向后外侧可分为尖段支气管。左肺上叶支气管起于左主支气管的前外侧，分上、下两干。左肺下叶支气管是左主支气管的延续，进入左肺叶后，先向后外侧分出上段支气管，再继续下行为基底干。

随着气管、支气管的分支，气管管壁软组织逐渐消失，而平滑肌相对逐渐增多，在细支气管和终末细支气管平滑肌形成完整的环形。这些呼吸道平滑肌收缩或舒张时，可以改变气道口径，是影响气道阻力和气体流量的重要部位。肺内的细支气管壁平滑肌比较丰富，若吸入干燥或冷空气以及有害的气体（如烟），不仅可以损害呼吸道黏膜，抑制或破坏纤毛运动，从而降低呼吸道的防御功能，致使呼吸道易受病原微生物的侵袭，还可以引起平滑肌持续性收缩，使管腔变细而阻碍气体进出，增加气道阻力，导致呼吸困难。

呼吸道平滑肌受交感和副交感神经双重支配。副交感神经兴奋，气道平滑肌收缩，气道口径缩小，阻力增大；交感神经兴奋则气道平滑肌舒张，气道口径扩大，阻力减小。除了神经因素外，一些体液因素也影响气道平滑肌的收缩和舒张。如儿茶酚胺类可使气道平滑肌舒张，而组胺、5-羟色胺和缓激肽等，则引起气道平滑肌强烈收缩使气道阻力增加。

气管的动脉主要来自甲状腺下动脉、支气管动脉、甲状腺上动脉和食管动脉，另外胸廓内动脉、主动脉弓等也可发出气管支。气管的动脉在气管周围形成丰富的吻合，气管的静脉在气管周围形成静脉丛，经过气管静脉进入甲状腺下静脉。

2. 肺

（1）肺的位置　肺位于胸腔内，分居纵隔的两侧，左、右各一，因右纵膈下有肝，心又偏左，故右肺较宽而短，左肺较狭长。

（2）肺的形态（图7-4）　右肺粗短，左肺狭长。每侧肺似半个锥体形，可归纳为一尖、一底、两面、三缘。肺尖即肺的上端，肺的上端钝圆，经胸廓上口突入颈根部。其体表投影在锁骨内侧1/3段以上2～3cm。肺尖前方有锁骨下动脉横过，两者之间隔以胸膜顶和胸膜上窝，胸膜上窝是一层坚韧的纤维组织膜，附着于第一肋内侧缘和第7颈椎横突，类似帐篷，保护着胸膜顶。

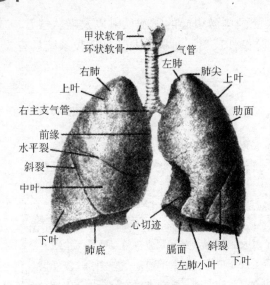

图 7-4 肺前面观

一底即肺底，又称膈面，向上凹陷，向下与膈顶相贴，隔着膈与腹腔脏器相邻，右肺下叶邻肝右叶，左肺下邻肝左叶、胃底和脾。两面即外侧面和内侧面，外侧面与肋和肋间肌相邻，又称肋面。内侧面与纵隔相贴，又称纵隔面。中央微凹称肺门，肺门是主支气管、肺动脉、肺静脉、神经、淋巴管等出入的部位。上述结构被结缔组织膜包绕称肺根。内侧面可分前后两部，前部与纵隔相接触称其为纵隔部，后部与胸椎体相接触称其为脊椎部。纵隔部邻纵隔内的心及大血管、气管、食管、膈神经、迷走神经、胸导管等。内侧面与心相邻处有凹陷称为心压迹，左肺的心压迹较右肺的深。肺的表面有深入到肺门的裂隙称肺裂。左肺被斜裂分为上、下两叶。右肺被水平裂和斜裂分为上、中、下三叶。右肺斜裂后方在第5肋高度离开脊柱，沿第5肋行向前下，在第5肋间或第6肋处终于肋软骨连接。右肺水平裂约与第4肋相平行，在腋中线相当于第5肋或肋间隙的高度与斜裂相交。左肺斜裂后方从第3~5肋平面起始，经过与右肺斜裂相似。三缘指前缘、后缘和下缘。前缘和下缘锐利，后缘钝圆。左肺前缘下半有凹入的心切迹（在第5、6肋软骨之后）。

(3) 肺和支气管树的组织结构　肺由肺实质和肺间质组成，肺实质包括支气管树和肺泡，肺间质包括结缔组织、血管、淋巴管等。主支气管进入肺门后反复分支统称小支气管，肺段支气管所属的肺组织为支气管肺段，又称为肺段。小支气管分支到直径1mm以下时称为细支气管，细支气管的末端称为终末细支气管，以后支气管管壁上有肺泡开口，称为呼吸性细支气管，呼吸性细支气管的分支为肺泡管和肺泡囊，肺泡管和肺泡囊的壁上均是肺泡的开口。

肺表面可见许多多边形小区，为肺小叶的轮廓。肺小叶呈锥体形，其尖朝向肺门，底朝向肺的表面。每个肺小叶由细支气管及其各级分支和所属的肺泡共同构成，肺小叶间有薄层结缔组织分隔。

小支气管的组织结构与主支气管相似，由黏膜、黏膜下层和外膜（含有软骨）组成，随着支气管逐渐变小，软骨变成不整齐的小块，数量减少，平滑肌形成环绕小支气管壁的环形层，细支气管分支到终末细支气管时，软骨完全消失，平滑肌增加，形成完整的环形。

肺泡是很小的多面性有开口的由单层上皮细胞构成的半球状囊泡，成人肺泡约有3~4亿，总面积可达100m^2，肺泡壁极薄，由肺泡上皮和基膜构成。相邻肺泡之间的组织称为肺泡隔，肺泡周围有丰富的毛细血管网、弹力纤维。肺泡表面最初只是一层立方上皮，胎儿后期才分出Ⅰ型和Ⅱ型细胞。Ⅰ型细胞为扁平细胞，数量较多，Ⅱ型细胞为分泌细胞，呈圆形或立方形，数量少，分散于扁平细胞之间，可分泌肺泡表面活性物质（图7-5）。

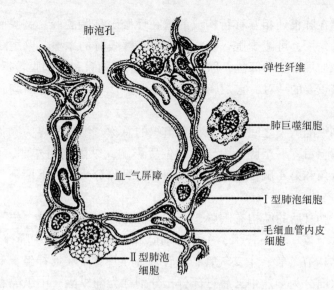

图7-5 肺泡与肺泡隔模式图

(4) 肺的血管和淋巴管　肺的血管按照功能可以分为功能性和营养性血管，前者包括组成肺循环的肺动脉和肺静脉，与肺的气体交换有关，后者包括组成体循环的支气管动脉和支气管静脉。肺动脉自右心室发出动脉干，以后分出左、右肺动脉，与支气管伴行进入肺部，在肺内随着支气管的分支而分支，最后形成毛细血管网包绕在肺泡壁上，使肺泡内气体与毛细血管内血液之间可以进行气体交换。因此将肺泡与毛细血管壁之间结构称为呼吸膜或气-血屏障。

肺静脉的属支一部分来自肺动脉分支的毛细血管，部分来自支气管动脉分支的毛细血管。肺静脉的属支一般不与支气管紧密伴行，只位于支气管的内侧或下方，行走于肺段间，肺段之间的段间静脉接受相邻两肺段的血液，可作为划分肺段的标志。左、右肺的肺静脉的属支最后汇集注入左心房，肺静脉无静脉瓣，故左房压可由肺静脉反映。支气管动脉发自胸主动脉或肋间动脉，沿途分支形成毛细血管网，营养支气管、肺组织等。较大的支气管静脉常为两支，一支注入奇静脉，一支注入副半奇静脉或左肋间最上静脉。

肺的淋巴管甚为丰富，有深、浅两组淋巴丛，深淋巴丛在肺组织内，与支气管树和肺血管的分支伴行，浅淋巴丛位于胸膜的深侧，深、浅两组淋巴丛的淋巴注入支气管肺淋巴结，再经气管、支气管淋巴结、气管旁淋巴结进入支气管纵隔干，左侧入胸导管，右侧入右淋巴导管。

3. 胸膜、胸膜腔与纵隔

胸膜是肺周围的浆膜，覆盖于胸壁内面、膈上面、纵隔两侧和肺表面。可分为相互移行的脏、壁两层（图7-1）。脏胸膜又称肺胸膜，脏胸膜紧贴肺的表面，并随肺的裂隙而陷入斜裂和水平裂。衬贴在胸壁内面、纵隔两侧和膈上面的是壁胸膜。壁胸膜按其衬贴部位不同，可以分为四部，即胸膜顶、肋胸膜、膈胸膜和纵隔胸膜。

胸膜顶笼罩于肺尖之上，经胸廓上口突入颈根部，其最高点在锁骨内侧1/3段上方约2~3cm，所以临床上在锁骨上窝穿刺时，应注意不要刺破胸膜顶。肋胸膜衬贴于胸壁内面；膈胸膜覆盖在膈肌的上面；纵隔胸膜贴附于纵隔的两侧。

脏、壁胸膜在肺根处相互移行构成的潜在性腔隙称胸膜腔。胸膜腔为负压，内有少量浆液起润滑作用，可减少脏、壁两层胸膜在呼吸时的摩擦。壁胸膜在某些移行部位，可留有肺缘伸展不到的部位，称为胸膜隐窝。肋胸膜和膈胸膜转折处称肋膈隐窝，是胸膜隐窝中最重要的一对，它是胸膜腔的最低点，呈半环形。当胸膜发炎时，渗出液首先积聚于此。

纵隔是两侧纵隔胸膜之间所有器官和组织的总称。纵隔前界为胸骨，后界为脊柱胸段，上达胸廓上口，下至膈，由于心的位置影响，纵隔偏向左侧，而且下部较大，通常以经过胸骨角和第4胸椎下缘的水平面，将纵隔分为上、下两部，分别称为上纵隔和下纵隔。

上纵隔位于胸骨后的结构有胸腺、左右头臂静脉和上腔静脉，位于中间的结构有主动脉及其三大分支，即头臂干、左颈总动脉和左锁骨下动脉、膈神经和迷走神经，位于脊柱前的结构有气管、主支气管、食管、胸导管、左喉返神经。下纵隔以经心包前、后缘的冠状面分为前、中、后三部分，分别称为前纵隔、中纵隔和后纵隔。前纵隔仅有少量结缔组织和淋巴结，中纵隔内含心、心包和膈神经，后纵隔包含左右主支气管、迷走神经、交感神经干、食管、胸导管、胸主动脉、奇静脉和半奇静脉等。纵隔内的气管、主支气管或食管因外伤破裂可致纵隔充气，称为纵隔气肿，如果纵隔气肿严重，可因脏器受压引起呼吸困难和循环障碍。

二、肺通气的动力与阻力

人和高等动物的整个呼吸过程由相互联系并同时进行的基本环节组成，要实现气体交换功能，需要经过三个相互联系的环节（图7-6），包括①外呼吸，即肺通气和肺换气。肺通气指肺与外界环境之间的气体交换。肺换气指肺泡与肺毛细血管血液之间的气体交换。②气体在血液中的运输。③组织换气：血液与组织之间的气体交换，又称内呼吸。

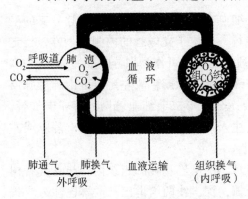

图7-6 呼吸全过程示意图

（一）肺通气的动力

气体进出肺取决于两方面因素的相互作用：推动气体流动的动力和阻止气体流动的阻力。前者必须克服阻力，才能实现肺通气。气体从压力高处流向压力低处。在自然呼吸条件下，由于肺的扩张缩小引起肺内压的变化，从而造成了大气和肺泡气之间的压力差，使气体能进出肺。可是肺本身不具有主动张缩的能力，它的扩张与缩小是通过呼吸肌的收缩和舒张引起胸廓容积改变而造成的。可见，呼吸运动所造成的肺内压与大气压之间的压力差是肺通气的直接动力，而呼吸肌收缩和舒张引起的呼吸运动是实现肺通气的原动力。

1. 呼吸运动

在呼吸过程中，由呼吸肌收缩和舒张引起的胸廓节律性扩大和缩小活动称为呼吸运动，包括吸气和呼气。呼吸运动按其深浅不同，分为平静呼吸和用力呼吸；按参与呼吸的主要呼吸肌的不同，分为胸式呼吸和腹式呼吸。引起呼吸运动的肌肉，统称为呼吸肌。能使胸廓扩大，产生吸气运动的肌肉称为吸气肌，主要有膈肌和肋间外肌；能使胸廓缩小，产生呼气运动的肌肉称为呼气肌，主要有肋间内肌和腹肌。此外，还有一些辅助吸气肌，如胸锁乳突肌、斜角肌等。

（1）平静呼吸和用力呼吸　人在安静状态下，平稳均匀的呼吸称为平静呼吸。人在劳动或运动时，用力而加深的呼吸称为用力呼吸或深呼吸。

平静呼吸主要由膈肌和肋间外肌的舒缩来完成的。平静吸气时肋间外肌收缩，牵动肋骨上提并略外展，由于脊椎的位置固定，而胸骨可以上下移动，所以当肋间外肌收缩时，肋骨和胸骨也随着上移，肋骨下缘向外侧偏转，使胸廓前后径和左右径都增大；膈肌位于胸腔和腹腔之间，构成胸腔的底，静止时向上隆起，所以当吸气时，膈肌收缩，膈顶下降，使胸腔上下径增大。胸廓的扩大使肺被动扩张，肺容积增大，肺内压低于大气压使空气入肺。

平静呼气时，呼吸运动不是由呼气肌收缩引起的，而是由膈肌和肋间外肌舒张所致。膈肌和肋间外肌舒张时，膈顶、肋骨和胸骨回位，肺依靠自身的回缩力而回位，并牵引胸廓，使之缩小，从而胸廓和肺容积缩小，肺内压高于大气压，气体排出肺，完成呼气。在平静呼吸中，肋间外肌所起的作用比膈肌的小。

因此平静呼吸的特点是：吸气由吸气肌收缩产生，是主动的；呼气时仅有吸气肌舒张，无呼气肌收缩，是被动的。

用力呼吸时，除了膈肌和肋间外肌参与以外，还有呼吸辅助肌参与（图7-7）。用力吸气时，膈肌和肋间外肌收缩，吸气辅助肌（斜角肌、胸锁乳突肌、胸大肌等）参与收缩，胸廓进一步扩大，吸入的气体量增多；用力呼气时，除了膈肌和肋间外肌舒张，肋间内肌和腹肌也参与收缩，胸廓进一步缩小，肺内压更大，呼出的气体量增多。由于用力呼吸时，吸气肌、呼气肌和呼吸辅助肌都参与了呼吸运动，因此，用力呼吸特点是吸气与呼气均为主动过程。

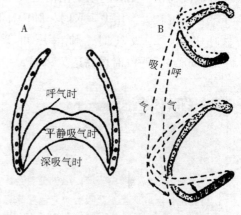

图7-7　呼吸肌活动引起的胸廓容积变化示意图
A. 膈运动；B. 肋骨运动

（2）胸式呼吸和腹式呼吸　胸式呼吸是以肋间外肌舒缩活动引起胸骨和肋骨运动为主，主要表现为胸壁起伏明显的呼吸运动。腹式呼吸是以膈肌舒缩活动为主的呼吸运动，当膈肌收缩时，腹腔脏器下移，腹内压升高，主要表现为腹壁向外凸起，腹壁起伏明显。

正常成年人呼吸时，肋间外肌和膈肌同时参与，呈混合式呼吸。婴幼儿因为胸廓尚未发育成熟，肋骨趋于水平位置且不易上提，故以腹式呼吸为主。在胸部或腹部活动受限时，会出现某种单一的呼吸形式。例如妊娠晚期的妇女，严重腹水、腹腔有巨大肿块患者，因腹部活动受限，主要表现为胸式呼吸；胸部有病变的患者如胸腔积液、胸膜炎、肋骨骨折等患者，由于胸廓活动受限，主要表现为腹式呼吸。故临床上观察呼吸形式可以辅助诊断某些疾病。

(3) 呼吸频率　每分钟呼吸运动的次数为呼吸频率。正常人安静时的呼吸频率为 12~18 次/分。可随年龄、性别、肌肉活动和情绪等的不同而变化。新生儿的呼吸比较快，可达 40~50 次/分，10 岁左右接近成年人。情绪激动、运动、发热等情况可使呼吸加深、加快。一般情况下，呼吸与脉搏之比为 1:(4~5)。某些病理情况造成缺 O_2 或 CO_2 增多较为严重时，临床上会出现呼吸困难。患者不仅呼吸加深、加快，并出现鼻翼扇动，同时有喘不过气的主观感觉。

2. 肺内压

肺泡内的压力称为肺内压。在呼吸运动中，肺内压随胸腔的容积变化而变化。平静呼吸时，呼吸运动缓和，肺容积的变化也较小，吸气之初，肺容积随胸廓的扩大而相应增大，肺内压小于大气压 0.33kPa~-0.266kPa（1mmHg~2mmHg），气体顺压力差进入肺泡。随着肺内气体逐渐增多，肺内压也逐渐升高，到吸气末，肺内压与大气压相等，气体停止流动，吸气结束。呼气初，肺容积随着胸廓的逐渐缩小而相应减小，肺内压大于大气压 0.33kPa~-0.266kPa（1mmHg~2mmHg），肺内气体顺压力差经呼吸道出肺。随着肺内气体逐渐减少，肺内压逐渐下降，至呼气末，肺内压降到等于大气压，气流运动停止，呼气结束。

呼吸过程中，肺内压变化幅度与呼吸运动的深浅、缓急和呼吸道的通畅程度有关。若呼吸浅而快，则肺内压变化幅度较小；若呼吸深而慢，或呼吸道不够通畅，则肺内压变化幅度较大。用力呼吸时，肺内压的升降幅度将有所增加。例如紧闭声门，尽力做呼吸运动，吸气时，肺内压可低至 -13.3kPa~-3.99kPa（-100mmHg~-30mmHg），呼气时可高达 7.98kPa~18.62kPa（60mmHg~140mmHg）。

知识拓展

人工呼吸

在呼吸过程中由于肺内压的交替升降，形成肺内压与大气压之间的压力差，是肺通气的直接动力。临床上对呼吸暂停患者所采取的诸多抢救方法，就是根据这一原理，通过人为改变肺内压，建立大气压和肺内压之间的压力差来维持肺通气功能，以纠正机体缺氧，促进自主呼吸恢复。用人工方法改变肺内压，维持肺通气功能的方法称为人工呼吸。人工呼吸的方法很多，如用呼吸肌、简易气囊的正压通气或口对口的人工呼吸；节律性举臂压胸的负压通气等。在实施人工呼吸时，首先要保持呼吸通畅，否则操作将是无效的。

3. 胸膜腔内压

肺与胸廓在结构上并不相连，肺随胸廓节律性扩大或缩小，是通过胸膜腔的耦联作用进行的。胸膜腔为存在于肺和胸廓之间的密闭、潜在的腔隙，由脏壁层胸膜构成，没有气体，腔内仅有少量浆液，没有气体，由于浆液的黏滞性很低，这一少量浆液不仅起润滑作用，使两层胸膜互相滑动，而且可以减轻呼吸运动时脏层胸膜与壁层胸膜的摩擦。浆液分子的内聚力，还可使脏壁两层胸膜贴附在一起，不易分开，保证肺可以随胸廓的运动而张缩。

(1) 胸膜腔内压的测定 胸膜腔内的压力称为胸膜腔内压。胸膜腔内压可用连接检压计的针头刺入胸膜腔内直接测定，直接法的缺点是有刺破胸膜脏层和肺的危险。另一方法称为间接法，因为食管介于肺和胸膜之间，而且食管壁薄又软，在呼吸过程中食管与胸膜腔二者的压力变化值基本一致，故通过测定食管内压力的变化来间接反映胸膜腔内压的变化。即让受试者吞下带有薄壁气囊的导管至下胸段食管，通过测量呼吸过程中食管内压力的变化来间接指示胸膜腔内压的变化。若将大气压视为零，由于胸膜腔内压通常低于大气压，故习惯上称为胸膜腔负压，简称胸内负压（图7-8）。平静呼吸时，吸气末胸膜腔内压为 -1.33kPa ~ -0.665kPa（-10mmHg ~ -5mmHg），呼气末约为 -0.665kPa ~ -0.399kPa（-5mmHg ~ -3mmHg）。用力吸气时，胸膜腔内压可降至 -11.97kPa（-90mmHg），用力呼气时，可升高到 14.63kPa（110mmHg）。

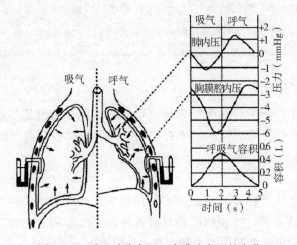

图7-8 呼吸时肺内压、胸膜腔内压的变化

(2) 胸膜腔负压的形成 胸膜腔负压自出生即形成，并随着胸廓和肺的生长发育而逐渐加大。胎儿出生后立即进行呼吸，第一次吸气后，肺一旦张开就不能回复到原来的状态，即使是最强呼气，肺泡也不能完全被压缩。因生长发育特点，胸廓生长速度大于肺，胸廓容积大于肺容积，肺总是处于被扩张状态，只是呼气时被扩张的程度较小而已。另一方面，肺又是弹性组织，并借呼吸道与大气相通，当其被扩张时，总存在回缩倾向，因此，正常时胸膜腔实际上通过胸膜脏层，受到肺内压（使肺扩张）与肺弹性回缩力（使肺缩小）两种相反力的影响。胸膜腔内承受的实际压力为：

胸膜腔内压 = 肺内压 - 肺回缩力

正常人吸气末或呼气末，由于气流停止，此时肺内压与大气压相等，故：

胸膜腔内压 = 大气压 - 肺回缩力

若将大气压视为零，则：胸膜腔内压 = -肺回缩力

如：肺回缩力 = 0.665kPa（5mmHg）则：胸膜腔内压 = -0.665kPa（-5mmHg）

可见胸膜腔负压取决于肺的回缩力，因此，其值也随呼吸运动的变化而变化。在平静呼气末，肺仍受到的胸廓的牵引，总是表现为回缩倾向，即存在回缩力，故平静呼气末仍为负压。吸气时肺回缩力增大，胸内负压增大（绝对值增大），呼气时肺回缩力减小，胸内负压减小（绝对值减小），但无论吸气还是呼气，胸内压都低于大气压。

(3) 胸内负压的生理意义　①维持肺泡的扩张状态，防止肺萎陷，保证肺通气的正常进行，并能使肺能随胸廓的扩大而扩大。②降低腔静脉、胸导管和右心房的压力，有利于静脉血和淋巴液的回流。

> **知识链接**
>
> ### 气胸的成因
>
> 由于胸膜腔负压的形成与维持，是以胸膜腔的密闭性为前提的，因此在胸膜贯通伤或肺损伤累计胸膜脏层使胸膜受损时，胸膜腔与大气相通，气体将顺压力差进入胸膜腔，从而造成气胸。此时两层胸膜彼此分开，胸膜腔负压减少甚至消失，肺将因其本身回缩力而塌陷，造成肺不张，导致肺通气功能障碍。严重的气胸不仅影响呼吸功能，也会导致纵膈向健侧移位，造成静脉血液与淋巴回流受阻，从而危及生命。

（二）肺通气的阻力

肺通气的过程中遇到的各种阻止气体流动的力，统称为肺通气的阻力。肺通气的阻力有弹性阻力和非弹性阻力两种。平静呼吸时弹性阻力占总通气阻力的70%，非弹性阻力约占总通气阻力的30%。

1. 弹性阻力

弹性阻力指物体（弹性体）对抗外力作用所引起变形的力。弹性阻力大，不易变形；弹性阻力小，易变形。肺和胸廓都具有弹性，当其容积发生改变时，就会产生弹性阻力。故弹性阻力包括肺弹性阻力和胸廓弹性阻力。

（1）肺的弹性阻力　肺弹性阻力由肺的回缩力构成，是吸气的阻力。来自以下两个方面：

一是肺弹性回缩力（占肺的弹性阻力1/3），肺组织内含有弹性纤维，当肺扩张时，这些纤维被牵拉后产生弹性回缩力。在一定范围内，肺扩张得越大，其弹性回缩力越大，肺的弹性阻力越大。肺气肿时，弹性纤维被破坏，弹性阻力减小，致使肺泡气体不易呼出，肺内残余气体量增大，不利于肺通气。

二是肺泡表面张力所产生的回缩力（占肺的弹性阻力2/3）。肺泡的内表面覆盖着薄层液体，与肺泡内气体之间形成液-气界面，液体分子之间存在着吸引力（内聚力），从而在肺泡内液-气界面上产生了使液体表面缩小的力，即肺泡表面张力。由于肺泡是半球形，表面张力指向肺泡腔，合力构成向心的回缩力，使肺泡趋于缩小。表面张力越大，肺泡愈不容易扩张。

肺泡的液-气界面之间还分布着单分子层的肺泡表面活性物质，由肺泡Ⅱ型细胞分泌，为一种复杂的脂蛋白混合物，主要成分是二棕榈酰卵磷脂（DPL）。它具有降低肺泡表面张力的作用，可使肺泡表面张力降低到原来的1/7～1/14。其生理意义有：①降低吸气阻力，有利于肺的扩张，可使吸气省力。②减少肺间质和肺泡内组织液的生成，防止发生肺水肿，有利于肺泡处气体的交换。③调节大小肺泡内压，维持肺泡容积的稳定。根据Laplace定律，肺泡回缩压（P）与肺泡表面张力（T）成正比，与肺泡半径（r）成反比，即 $P = 2T/r$。正常人的肺是由大小不等的肺泡构成，且彼此连通，如果大、小肺泡的表面张力相等，则大肺泡因半径大，而回缩压小；小肺泡因半径小，而回缩压大，那么气体就顺压力差从小肺泡内流入大肺泡，从而导致大肺泡膨胀，小肺泡塌陷。但实际上在正常人体内这种情况并不发生。这是因为在正常人体内，大小肺泡表面活性物质的分子密度不同，其降低肺泡表面张力的作用也不相同。大肺泡因其表面积大，表面活性物质分子密度小，降低表面张力的作用较弱；而小肺泡因其表面积小，表面活性物质分子密度大，降低表面张力的作用较强，这就使大小肺泡内的压力趋于稳定，既防止了大肺泡的过度膨胀；又防止了小肺泡的塌陷，从而保持了大小肺泡的稳定性。

综上所述，肺的弹性阻力包括肺弹性回缩力和肺泡表面张力，它是吸气的阻力，但对呼气来说却起着动力作用。当肺泡表面活性物质缺乏时，吸气阻力增大，肺不易扩张，呼气阻力减少，因此不利于吸气而有利于呼气。肺弹性纤维被破坏时，吸气阻力减小而呼吸阻力增大，使肺泡气不易呼出，残气量增大，不利于肺通气。

知识链接

肺泡表面活性物质降低肺泡表面张力的作用，使肺的弹性阻力减小，有利于肺的扩张，有助于维持肺泡的稳定性及正常形态，同时减少肺间质和肺泡内的组织液生成，防止肺水肿的发生。临床上由于某些肺泡疾患（如肺组织缺血、缺氧）损害了肺泡Ⅱ型上皮细胞，使肺泡表面活性物质减少，肺泡表面张力增大，致使吸气阻力增大而引起呼吸困难，甚至发生肺不张和肺水肿。胎儿在发育30周左右才有肺泡表面活性物质的分泌，到分娩前达高峰。临床上有些早产儿，因肺泡Ⅱ型上皮细胞尚未发育成熟，肺泡表面活性物质缺乏，出生时会导致肺不张或新生儿呼吸窘迫综合征，造成严重呼吸困难，甚至死亡。

（2）胸廓的弹性阻力　胸廓弹性阻力与肺不同。肺的弹性回缩力始终是一种吸气的阻力，其方向使肺回缩；而胸廓弹性的方向则可随胸廓所处的位置不同而改变。当胸廓处于自然位置时，即肺容量等于肺总量67%时，胸廓无变形，其弹性阻力为零。平静呼气末，胸廓容量小于自然容量，即肺容量小于肺总量67%时，弹性阻力向外，成为吸气的动力，呼气的阻力；吸气末，胸廓容量大于自然容量，即肺容量大于肺总量67%时，弹性阻力向内，为吸气的阻力，呼气的动力。而肺的弹性阻力总是吸气的阻力。胸廓畸形、胸腔积液、肥胖等患者，胸廓弹性阻力增大，不利于肺通气。

（3）肺和胸廓的顺应性　肺和胸廓弹性阻力的大小通常用顺应性来表示。顺应性指在外力作用下弹性组织扩张的难易程度。容易扩张者，其顺应性大，弹性阻力小；不易扩张者，其顺应性小，弹性阻力大。可见顺应性与弹性阻力成反变关系，即：顺应性=1/弹性阻力。肺与胸廓的顺应性（C）的大小，用单位压力变化（△P）所引起的容积变化（△V）来表示，单位是 L/cmH_2O，即：

$$顺应性(C) = 容积变化(△V) / 压力变化(△P)$$

> **知识拓展**
>
> 某些病理情况下，如肺水肿、肺纤维化或肺泡表面活性物质减少时，肺弹性阻力增大，顺应性下降，肺不易扩张，患者表现为吸气困难；而肺气肿患者，肺弹性组织被破坏，回缩力减小，弹性阻力减小，肺顺应性增加，表现为呼气困难。

2. 非弹性阻力

非弹性阻力为动态阻力，包括气道阻力、组织阻力和惯性阻力等。其中气道阻力为主要成分，占总非弹性阻力的80%~90%。气道阻力是气体流经呼吸道时，气体分子之间和气体分子与气道壁之间的摩擦力；组织阻力是呼吸时，胸廓、肺等组织相对位移产生的摩擦力；惯性阻力是气流在发动、变速、换方向时因气流和组织惯性所产生的阻力。气道阻力增加是临床上通气障碍的最常见原因。

影响气道阻力的因素有气流速度、形式和管径大小。气道管径大小是影响气道阻力的重要因素。气道阻力与气道半径的4次方成反比，即气道管径变化1倍，气道阻力将变化16倍。正常呼吸周期中，吸气时的气道管径比呼气时稍大，因此吸气时的气道阻力小于呼气时的气道阻力。如支气管哮喘病人，支气管痉挛，管径变小，气道阻力增加而出现呼吸困难，特别是呼气比吸气更困难。

自主神经系统对呼吸道平滑肌的调节也会影响气道管径，如副交感神经兴奋，气道平滑肌收缩，气道阻力增加；而交感神经兴奋，气道平滑肌舒张，气道阻力减小。此外一些体液因素如某些化学因素也影响呼吸道平滑肌的舒缩，如儿茶酚胺、使气道平滑肌舒张，而组胺、白三烯、内皮素、吸入二氧化碳气体含量增加，则使气道平滑肌收缩，气道阻力增加。

三、肺容量和肺通气量

肺通气过程受到呼吸肌收缩活动、肺和胸廓的弹性以及气道阻力等多种因素的影响。对肺通气功能的测定，不仅可以明确是否存在肺通气功能障碍，还可以测其障碍程度。肺容积、肺容量以及肺通气量是反映进出肺的气体量的一些指标，除残气量和功能残气量外，其他气体均可以用肺量计在人体中测定。

（一）肺容积

肺容积是指肺内容纳的气体量。在呼吸运动中，肺容积随着进出肺的气体变化而变化（图7-9）。通常将肺可容纳的最大气体量，称肺总量。肺总量由潮气量、补吸气量、补呼气量及残气量四部分组成。正常成年男性约为5L，女性约为3.5L。

1. 潮气量

每次平静呼吸时吸入或呼出的气体量称为潮气量。正常人平静呼吸时为400~600ml，平均500ml。深呼吸以及运动时，潮气量增大。

2. 补吸气量

平静吸气末再尽力吸气所能增加吸入的气体量称为补吸气量。正常成人约为1500~

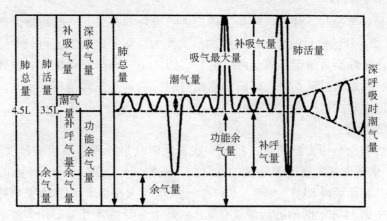

图 7-9 肺容积和肺容量示意图

2000ml。潮气量与补吸气量之和等于深吸气量，补吸气量为吸气量的最大储备量，是衡量通气潜力的一个重要指标。

3. 补呼气量

平静呼气末再尽力呼气所能增加呼出的气体量称为补呼气量。正常成人约为 900～1200ml。补呼气量为呼气量的最大储备量。该气体量的大小，表示呼气储备能力。

4. 残气量（余气量）

最大呼气末仍存留于肺内不能再呼出的气体量称为残气量，正常成年人为 1000～1500ml。

知识拓展

余气量的存在是由于在最大呼气末，细支气管特别是呼吸性细支气管关闭所致。它的存在可以避免肺泡在低肺容积条件下发生塌陷。支气管哮喘和肺气肿的患者余气量会增加。婴儿一出生，只要有过一次呼吸，肺内即有残气，是无法呼出的，从而使肺的比重减轻而能浮在水面。所以法医可以根据这一事实判断新生儿死亡是否是在出生后。若死于产前，则其肺内无气体，肺放入水中即下沉。若死于出生后，由于进行过呼吸，则其肺内有气体，肺就浮在水面。

（二）肺容量

肺容量是指肺容积中两项或两项以上的联合气体量，所以肺容量之间可以有重叠。

1. 深吸气量

从平静呼气末作最大吸气时所能吸入的气体量称为深吸气量，是潮气量与补吸气量之和，可以作为衡量最大通气潜力的一个重要指标。

2. 功能残气量

平静呼气末存留于肺内的气体量称为功能残气量，正常成年人为 2500ml，它是残气量与补呼气量之和。

3. 肺活量

在最大吸气后做最大呼气，从肺内所能呼出的最大气体量称为肺活量。肺活量 = 潮气量 + 补吸气量 + 补呼气量。正常成年男约为 3500ml，女性约为 2500ml。肺活量有较大个体差异，与身材、性别、年龄、体位、呼吸强弱有关，一般测量值低于正常值的 80% 为异常。肺活量反映肺一次通气的最大能力，在一定程度上可最为肺通气功能的指标，但由于肺活量测定不限制呼气时间，因此是一种静态指标。一些肺通气功能障碍的患者，可以通过延长呼气时间，使测得的肺活量与正常值相差不大。因此肺活量作为反映肺功能的指标有一定缺陷。

4. 时间肺活量

时间肺活量也称用力肺活量，指第一次最大吸气后，再以最快的速度尽力呼气，第 1、2、3s 末呼出气体量占肺活量的百分数。正常成年人第 1、2、3s 末的时间肺活量，分别为其肺活量得 83%、96%、99%。正常成年人在头 3s 内基本上可呼出全部的肺活量，其中第 1s 末的时间肺活量最有意义，低于 60% 为不正常。用力肺活量为呼吸的动态指标，它不仅反映肺活量的大小，而且还反映了通气的速度。因为限制了呼气时间，所以能反映出呼吸阻力的变化，是评价肺通气功能的较理想指标。某些疾病，如阻塞性肺疾病，时间肺活量可显著降低。

5. 肺总量

肺所能容纳的最大气体量称为肺总量，它等于肺活量和残气量之和。其大小与性别、年龄、身材、体位、运动锻炼有关。

临床肺功能测定中，肺活量、残气量、功能残气量、肺总量等指标常受到重视。其中肺活量低于正常为异常；而残气量、功能残气量、肺总量高于或低于正常皆为异常。而潮气量、补吸气量是辅助指标，一般不作为肺容量异常的依据。

（三）肺通气量

肺通气量是指单位时间吸入或呼出肺的气体总量。与肺容积相比它能更好地反映肺的通气功能。肺通气量分为每分通气量和肺泡通气量。

1. 肺通气量

肺通气量是指每分钟吸入或呼出肺的气体总量，也称每分通气量。每分通气量等于潮气量与呼吸频率的乘积。平静呼吸时，呼吸频率可因年龄和性别而不同。新生儿每分钟可达 60～70 次，以后随着年龄增加而逐渐减慢；正常成年人平均每分钟在 12～18 次，女子比男子快 2～3 次，潮气量为 500ml，则正常成年人平静呼吸时的每分通气量约为 6～8L。随着呼吸频率的变化，或呼吸深度即潮气量的变化，每分通气量也相应增加或减少。劳动或剧烈运动时，每分通气量增大，可达 70L/min。最大随意通气量或最大通气量指以最快的速度和尽力做深呼吸时，每分钟所能吸入或呼出的最大气量。正常人其值变化大，一般可达 70～120L/min，是估计受试者能进行多大运动量的生理指标之一。

2. 肺泡通气量

肺泡通气量指每分钟吸入肺泡的新鲜空气量。每次呼吸吸入的气体，总有一部分留在鼻、咽、喉、气管、支气管等呼吸道内，没有进行气体交换，故将鼻腔与终末细支气管之间的呼吸道称为解剖无效腔，容量约为 150ml。肺泡无效腔是指进入肺泡的气体，因为血流在肺内分布不均，而未能与血液发生气体交换的这一部分肺泡容积。健康成人平卧时，肺泡无效腔接近于零。解剖无效腔和肺泡无效腔合称生理无效腔。正常人解剖无效腔与生理无效腔几乎相等。在某些病理状态，如肺内血液分布不均匀，肺泡无效腔增大，生理无效腔也增大，就要影响气体交换的效率。由于无效腔的存在，每次吸入的新鲜空气不能全部进入肺泡，因此每次吸气时真正达到肺泡的新鲜气体量为潮气量减去无效腔容量，它是真正有效的通气量，称肺泡通气量。

肺泡通气量 =（潮气量 - 无效腔气量）× 呼吸频率

正常成年人安静时肺泡通气量约为 4.2~6.3L/min，相当于每分通气量的 70% 左右。当潮气量与呼吸频率发生改变时，由于无效腔的存在，每分通气量与肺泡通气量并不是同比变化的，如潮气量减半、呼吸频率增加一倍，每分通气量不变，肺泡通气量却明显减少（表 7 - 1）。由此可见，潮气量和呼吸频率的变化对肺通气量和肺泡通气量有不同的影响。对肺换气效率而言，深慢呼吸比浅而快的呼吸效率高。

表 7 - 1　不同潮气量和呼吸频率时每分通气量和肺泡通气量的比较

呼吸形式	潮气量（ml）	呼吸频率（次/min）	每分通气量（ml/min）	肺泡通气量（ml/min）
平静呼吸	500	12	6000	4200
浅而快	250	24	6000	2400
深而慢	1000	6	6000	5100

第二节　气体交换与气体在血液中运输

一、气体的交换

气体的交换包括肺换气和组织换气。

（一）气体交换的原理

1. 气体交换的动力

肺换气和组织换气是以扩散方式进行的。气体分子不停地进行着无定向的运动，气体分子从分压高处向分压低处发生净转移即称为气体的扩散。气体交换的动力是气体分压差。所谓分压是指混合气体中各组成气体具有的压力。气体分压可按下列公式计算：

气体分压 = 总压力 × 该气体的容积百分比

例如在海平面的大气压平均约为 760mmHg，O_2 含量为 20.84%，则空气中 O_2 分压（PO_2）约为 159mmHg。

2. 肺泡、血液和组织中气体的分压

人体吸入的空气中有生理意义的是 O_2 和 CO_2。空气中各个气体的分压因总大气压的变动而改变。高原大气压较低，各气体的分压也低。肺泡气与肺毛细管血液直接进行气体交换，其成分既不同于吸入气也不同于呼出气。通过呼吸运动，肺泡气不断获得更新，因而保持了它所含 O_2 和 CO_2 浓度的相对稳定性。表 7 - 2 表示安静状态下肺泡气及动、静脉血和组织中 O_2 和 CO_2 的分压。不同组织的 PO_2、PCO_2 不同，即使在同一组织，还受到组织水平的影响。

表 7 - 2　肺泡、血液和组织中 O_2 和 CO_2 的分压（mmHg）

分压	肺泡气	静脉血	动脉血	组织液
PO_2	104	40	100	30
PCO_2	40	46	40	50

(二)肺换气

在肺循环中,来自肺静脉的静脉血流经肺毛细血管时,静脉血中的 O_2 分压(40mmHg)低于肺泡气中的 O_2 分压(104mmHg),而静脉血中 CO_2 分压(46mmHg)则高于肺泡气中的 CO_2 分压(40mmHg)。在各气体分压差的作用下,O_2 从肺泡向血液扩散,CO_2 则从血液向肺泡扩散,使静脉血变成动脉血(图7-10)。

O_2 和 CO_2 的扩散极为迅速,0.3s 即可达平衡,血液流经肺毛细血管的时间约占0.7s,故血液流经肺毛细血管全长1/3时,已经完成了肺换气过程。

(三)组织换气

在组织中,由于细胞代谢不断消耗 O_2,并产生 CO_2,所以组织中的 O_2 分压(30mmHg)低于动脉血中的 O_2 分压(100mmHg),而组织中的 CO_2 分压(50mmHg)则高于肺泡气中的 CO_2 分压(40mmHg)。当血液流经毛细血管时,O_2 便顺着分压差从血液向组织细胞扩散,CO_2 则从组织细胞向血液扩散,使动脉血变成静脉血,完成组织换气。

(四)影响肺换气的因素

1. 气体扩散速率

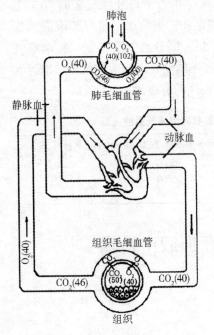

图7-10 气体交换示意图

气体扩散速率指单位时间内气体扩散的量。气体扩散速率与分压差、温度、溶解度、气体扩散面积成正比,与气体分子量的平方根成反比。气体的分压差是扩散的动力,与扩散速率成正比,气体的分压差越大,扩散速率也愈大。由于静脉血和肺泡气中 CO_2 的溶解度为 O_2 的20倍,又由于 O_2 分压差约为 CO_2 的10倍,综合起来,CO_2 的扩散速度仍比 O_2 快,所以临床上肺换气障碍时缺氧往往较 CO_2 潴留常见。

2. 呼吸膜的厚度和面积

肺泡与肺毛细血管之间进行气体交换的结构称为呼吸膜,由六层结构组成(图7-11),即含表面活性物质的肺泡内表面的液体层、肺泡上皮细胞层、上皮基底膜层、弹力纤维和胶原纤维构成的网状间隙层、毛细血管基底膜层、毛细血管内皮细胞层。这六层总厚度为 $0.2\sim1\mu m$,透气性好,气体分子很容易扩散通过。气体扩散速度与呼吸膜厚度呈反比关系,与呼吸膜的扩散面积呈正比关系。若呼吸膜厚度增加,如肺充血、肺水肿、肺纤维化、肺部炎症等病理情况,都会降低扩散速度,导致气体扩散量下降。

正常成人总扩散面积约 $70m^2$,安静状态下

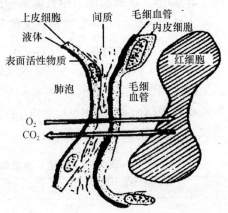

图7-11 呼吸膜结构示意图

约 40m² ，故有很大贮备面积，保证了肺泡与血液之间能迅速进行气体交换，以适应机体活动的需要。肺气肿使肺泡融合、肺不张使肺泡萎缩、肺叶切除或肺毛细血管部分阻塞和关闭，都可使呼吸膜面积变小而影响肺换气。

3. 通气/血流比值（V/Q）

指每分钟肺泡通气量（V）和每分肺血流量（Q）之间的比值（V/Q）。正常成人安静时每分钟肺泡通气量约为 4.2L，每分肺血流量约为 5L，通气/血流比值约为 4.2/5 = 0.84。当通气/血流比值为 0.84，通气（气泵）与血流（血泵）匹配，通气效率高。通气/血流比值大于 0.84，将使部分肺泡气体不能与血液进行充分地气体交换，形成了肺泡无效腔，肺换气效率下降。通气/血流比值小于 0.84，部分血液流经通气不良的肺泡，得不到充分地气体交换，形成了功能性动 - 静脉短路（图 7 - 12），肺换气效率下降。

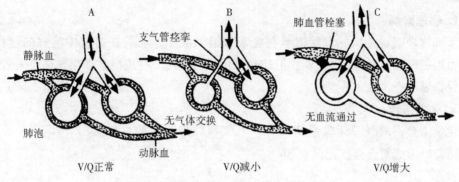

图 7 - 12 肺通气/血流比值变化示意图

无论通气/血流比值增大或减小，肺换气效率都下降，致使缺 O_2 和 CO_2 潴留，但以缺 O_2 为主。可能原因是动静脉短路时，动脉血 PO_2 下降的程度大于 PCO_2 升高的程度。由于 CO_2 扩散系数是 O_2 的 20 倍，CO_2 扩散较 O_2 快，不易潴留；而 PO_2 下降和 PCO_2 升高时，可以刺激呼吸，增加肺泡通气量，有助于 CO_2 的排出，却几乎无助于 O_2 的摄取，此为血红蛋白摄氧特点。

肺换气效率降低就要影响动脉血液中的 PO_2 与 PCO_2，继而影响与组织换气，以及细胞代谢。细胞本身如果受某些药物或其他病理变化，也会影响从血液中摄取 O_2，二者都可以造成细胞缺 O_2。

知识拓展

健康成人通气/血流比值约为 0.84，但是肺内肺泡通气量和肺毛细血管血流量的分布是不均匀的，因此肺局部通气血流比值存在差异。例如，人直立位时，由于重力等因素的作用，肺尖部的通气和血流都较肺底的小，而以血流量的减少更为显著，所以肺尖部通气/血流较大，可达 3.3，而肺底部通气/血流较小，可低至 0.63。虽然正常人存在肺泡通气量和肺血流量的分布不均匀，但从总体上来说，并未明显影响 O_2 的摄取和 CO_2 排出。由于呼吸膜面积远远超过肺换气的实际需要，而且肺泡通气量和肺毛细血管血流量存在自身调节，可减小通气与血流的不匹配。

二、气体在血液中的运输

气体在血液中的运输是实现肺换气和组织换气的重要环节。氧和二氧化碳在血液中的运输形式有物理溶解和化学结合。物理溶解的量较少,但是很重要,气体必须先溶解于血浆,才能化学结合。气体的物理溶解量取决于气体的溶解度与分压。在动脉血中,血氧含量每100ml血液中约17~19ml,其中以物理溶解形式存在的O_2仅0.3ml;在静脉血中CO_2含量在每100ml血液中约50~60ml,其中以物理溶解形式存在的约3ml。O_2和CO_2的溶解量虽少,但为化学结合的前提,后者与气体溶解状态之间时刻保持着动态平衡。气体释放时也必须先从化学结合状态变为物理溶解状态。因此物理溶解是化学结合的先决条件。血液中O_2和CO_2绝大部分都是以化学结合形式运输的。

(一)氧的运输

1. 物理溶解

氧气物理溶解是氧气直接溶解在血浆和组织液中,氧气在血液中溶解的量很少,仅占血液氧气总运输量的1.5%。但却起着桥梁的作用,物理溶解和化学结合两者之间时刻保持着动态平衡。

2. 化学结合

化学结合占氧气总运输量98.5%。氧气与红细胞内的血红蛋白(Hb)分子上的Fe^{2+}结合,形成氧合血红蛋白(HbO_2)。

$$Hb + O_2 \underset{P_{O_2}\text{低的组织}}{\overset{P_{O_2}\text{高的肺部}}{\rightleftharpoons}} HbO_2$$

O_2与Hb的结合反应有以下特征:①为氧合反应,整个反应过程没有电子转移,Fe^{2+}与O_2结合后仍是二价铁,所以不同于氧化反应。②反应快、可逆、不需酶的催化、受P_{O_2}的影响。当血液流经氧分压高的肺部时,O_2与Hb迅速结合生成氧合血红蛋白;当血液流经氧分压低的组织时,氧合血红蛋白迅速解离释放出O_2,成为还原血红蛋白(去氧血红蛋白)。③1分子Hb可结合4分子O_2。1gHb可以结合1.34~1.39ml O_2。氧合血红蛋白呈鲜红色,去氧血红蛋白呈紫蓝色。动脉血含氧合血红蛋白较多,故呈鲜红色;静脉血含去氧血红蛋白较多,故呈暗紫色。

知识链接

当血液中去氧血红蛋白含量超过50g/L时,在毛细血管丰富的表浅部位如口唇、甲床、皮肤黏膜就会出现青紫色,这种现象称为紫绀。紫绀一般是人体缺氧的标志,但是有的缺氧却不表现为发绀,如严重贫血的病人,虽有缺氧,但其血红蛋白总量低,血液中去氧血红蛋白达不到50g/L,所以不出现紫绀。此外CO中毒时,由于CO与血红蛋白结合能力是O_2与血红蛋白结合能力的250倍,CO与血红蛋白结合生成一氧化碳血红蛋白(HbCO),而使O_2不能与血红蛋白结合,造成机体缺氧。但此时患者的去氧血红蛋白并未增多,故不出现紫绀,而呈现出特有的樱桃红色。O_2的物理溶解量与氧分压呈正相关,氧分压高,溶解的多,一个大气压,每100ml动脉血液中以物理溶解形式存在的O_2仅0.3ml;三个大气压,每

> 100ml 动脉血液中物理溶解的 O_2 为 6.3ml，这与正常时化学结合 HbO_2 所释放的 O_2 量相似，这正是 CO 中毒进行高压氧舱治疗的理论依据之一。
>
> 血液中含氧的程度通常用血氧饱和度表示。1L 血液中 Hb 所能结合的最大 O_2 量称血氧容量，正常成年人血容量为 201ml。1L 血液中 Hb 实际结合的 O_2 量称血氧含量，如静脉血含氧量为 150ml。血氧饱和度即血氧含量占血氧容量得百分比，如静脉血血氧饱和度为 15/20 = 75%。

3. 氧解离曲线

氧解离曲线又称氧合血红蛋白解离曲线，是表示 PO_2 与血氧结合量或血氧饱和度关系的曲线。当 PO_2 升高，血氧含量升高，血氧饱和度升高，PO_2 和血氧饱和度两者不成直线关系，而是呈特殊的"S"型曲线，即氧解离曲线（图 7 – 13）。它反映了不同 PO_2 下，O_2 与 Hb 的分离情况，也反映不同 PO_2 下，O_2 与 Hb 的结合情况。

（1）氧离曲线上段　相当于 PO_2 为 7.98～13.3kPa（60～100mmHg），曲线较平坦，表明 PO_2 的变化对血氧饱和度影响不大，Hb 对 PO_2 具有缓冲作用。其生理意义为保证人在低氧的环境下，血液仍能携带足够的氧气，不致发生明显的低氧血症。如在高原地区的人，空气中 PO_2 低，只要 PO_2 不低于 60mmHg，血氧饱和度仍能保持在

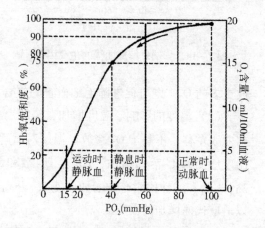

图 7 – 13　氧解离曲线

90% 以上。同样，呼吸部分阻塞造成通气不足的呼吸系统疾病的患者，即使 PO_2 下降到 60mmHg，血氧饱和度仍能达到 90%，有利的地方是组织不易出现缺 O_2，不利的方面是掩盖了疾病所致的早期缺 O_2，以至病情进一步发展或恶化。

（2）氧离曲线的中　相当于 PO_2 为 5.32kPa～7.98kPa（40～60mmHg），曲线较陡，是 HbO_2 释放 O_2 的部分。当 PO_2 为 5.32kPa（40mmHg）时，血氧饱和度约 75%。表明动脉血液流经组织时，血氧饱和度下降，其生理意义为当血液流经组织时，Hb 释放 O_2 供组织利用。

（3）氧离曲线的下段　相当于 PO_2 为 2kPa～3.32kPa（15～40mmHg），是氧解离曲线最陡部分，表明 PO_2 发生较小变化就可导致血氧饱和度明显改变，故也是 HbO_2 与 O_2 解离的部分。在组织活动加强时，PO_2 可降为 15mmHg 时，Hb 氧饱和度约 22%，血氧含量仅为 4.4ml/100ml。这样每 100ml 血液由动脉流至组织时，向组织释放 15ml O_2（利用系数 75%），是安静时的 3 倍。因此该段氧解离曲线生理意义为在组织活动加强时，PO_2 进一步降低，HbO_2 仍能释放大量 O_2 供组织利用，说明 Hb 有较大的 O_2 贮备。如环境中 PO_2 低（高原地带），也可通过这一途径维持对机体组织氧供。慢性阻塞性肺病患者采用间断、低浓度吸氧治疗也是因为含氧量低的静脉血流经肺部时，通过低浓度吸氧 PO_2 轻度升高就可使血氧饱和度明显增加，达到改善组织缺氧的目的。

4. 影响氧解离曲线的因素

Hb 与 O_2 的结合和解离受多种因素的影响，它们可以改变 Hb 对 O_2 的亲和力，从而使氧解离曲线的位置偏移（图 7-14）。主要的影响因素有：

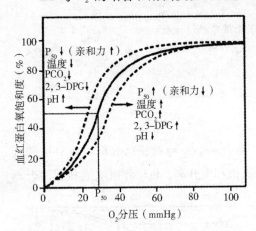

图 7-14 影响氧解离曲线的主要因素

（1）pH 和 PCO_2 的影响　当血液中 pH 下降或 PCO_2 升高，曲线右移，Hb 对 O_2 亲和力下降，反之亦然。pH 改变对血氧亲和力的影响称为波尔效应。波尔效应生理意义为，当血液流经肺时，CO_2 从血液向肺泡扩散，PCO_2 下降，$[H^+]$ 降低，均使 Hb 对 O_2 的亲和力增加，曲线左移，血液运 O_2 量增加；当血液流经组织时，CO_2 从组织扩散进入血液，血液 PCO_2 和 Hb 对 O_2 的亲和力降低，曲线右移，促使 HbO_2 解离向组织释放更多的 O_2。既可促进肺毛细血管的氧合，又有利于组织毛细血管血液释放 O_2。

（2）温度的影响　温度增加，氧解离曲线右移，O_2 释放量增加；温度降低，氧解离曲线左移，不利于 O_2 释放。温度对氧解离曲线的影响，可能与温度会影响 H^+ 有关。温度增加，H^+ 活动增加，Hb 对 O_2 亲和力下降。机体代谢活跃时，局部组织温度升高，CO_2 和酸性代谢产物增加，使 H^+ 升高，O_2 释放量增加，有利于组织获得更多 O_2，以适应代谢增加的需要。

（3）其他因素的影响　Hb 与 O_2 的结合还受 Hb 质和量的影响。若 Hb 分子中的 Fe^{2+} 氧化成 Fe^{3+} 即失去运 O_2 能力。贫血患者 Hb 的量减少，血液总运氧能力降低，机体安静时可能不出现缺氧，但在活动增强时可发生。

知识拓展

红细胞中含有许多有机磷化合物，特别是 2,3-二磷酸甘油酸（2,3-DPG）在调节 Hb 与 O_2 的亲和力中起着重要的作用。2,3-DPG 浓度升高，Hb 对 O_2 亲和力下降，曲线右移（机制可能是 2,3-DPG 与 Hbβ 链形成盐健，促使 Hb 变成 T 型，此外可提高 H^+ 浓度，影响 Hb 对 O_2 亲和力）。2,3-DPG 浓度降低时，Hb 对 O_2 亲和力增加，曲线左移。胎儿 Hb 与 O_2 亲和力大，异常 Hb 的运 O_2 功能降低；CO 与 Hb 的亲和力是 O_2 的 250 倍，既妨碍 Hb 与 O_2 的结合，又妨碍对 O_2 的解离。

（二）二氧化碳的运输

1. 物理溶解

血液中以物理溶解形式运输的 CO_2 约占 CO_2 总运输量的 5%，以化学结合形式运输的 CO_2 约占 CO_2 总运输量的 95%，故 CO_2 主要以化学结合的形式存在于血液

2. 化学结合

CO_2 的化学结合有两种方式，分别是碳酸氢盐（主要在血浆中）和氨基甲酸血红蛋白（主要在红细胞内），以前者为主。

(1) 碳酸氢盐　约占 CO_2 总运输量的 88%；组织代谢产生的 CO_2 扩散入血后，大部分进入红细胞，在碳酸酐酶的催化下，CO_2 和 H_2O 结合生成碳酸（H_2CO_3），此反应迅速可逆，生成的 H_2CO_3 又迅速解离成 HCO_3^- 和 H^+。HCO_3^- 除小部分与红细胞内的 K^+ 结合生成 $KHCO_3$ 外，大部分 HCO_3^- 通过红细胞膜扩散进入血浆，与血浆中的 Na^+ 结合生成 $NaHCO_3$ 而运输，使血液运输 CO_2 的能力大大加强，而 H^+ 则迅速与氧合血红蛋白结合而被缓冲，生成为还原血红蛋白（HHb），同时释放 O_2（图 7-15）。当静脉血流经肺部时，由于肺泡内 CO_2 的分压较低，反应则按相反方向进行。因此上述反应的特点有：①是可逆的，在组织则向右进行，在肺部反应向左进行；②需要酶的参与；③红细胞内富含碳酸酐酶，反应主要在红细胞进行；④Cl^- 转移有利于促进 CO_2 化学结合的运输。

$$CO_2 + H_2O \xrightleftharpoons{\text{碳酸酐酶}} H_2CO_3 \rightleftharpoons HCO_3^- + H^+$$

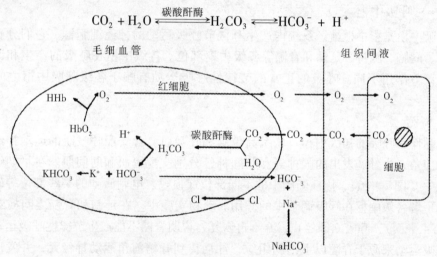

图 7-15　CO_2 运输示意图

(2) 氨基甲酸血红蛋白　约占 CO_2 总运输量的 7%。小部分进入红细胞内的 CO_2 还能直接与血红蛋白的氨基结合，生成氨基甲酸血红蛋白（HHbNHCOOH）。该反应是可逆的，迅速，无需酶的参加。

$$HbNH_2O_2 + H^+ + CO_2 \underset{\text{肺}}{\overset{\text{组织}}{\rightleftharpoons}} HHbNHCOOH + O_2 \rightleftharpoons HHbNHCOO^- + H^+ + O_2$$

调节它的主要因素是氧合作用。氧合血红蛋白的酸性高，不易与 CO_2 直接结合；而还原血红蛋白的酸性低，容易与 CO_2 直接结合。因此在组织内 PCO_2 较高，当血液流经组织时，毛细血管内 CO_2 与还原血红蛋白结合，反应向右进行，生成较多的氨基甲酸血红蛋白；而当血液流经肺泡时，在肺泡毛细血管处，PCO_2 较低，血红蛋白与 O_2 结合，反应向左进行促使氨基甲酸血红蛋白解离，CO_2 即被释放入肺泡呼出。该反应虽然不是主要运输形式，但效率却高，占肺排出 CO_2 的 17.5%，以氨基甲酸血红蛋白形式运输 CO_2 的量约占总运输量的 7%。

第三节 呼吸运动的调节

呼吸运动具有两个明显的特点：一是有节律性；二是受意识控制，其频率和深度可随机体内外环境的变化而发生相应的改变。呼吸肌属于骨骼肌，本身没有自动节律性，而呼吸运动又是呼吸肌的舒缩所引起的一种节律性活动，它的节律性活动是在自中枢神经系统的控制下进行的。同时呼吸运动的深度和频率可随机体活动（运动、劳动）水平改变而适应机体物质和能量代谢的需要。如运动时，肺通气量增加供给机体更多的 O_2，同时排出 CO_2，维持了内环境的相对稳定，特别是维持了血液中 O_2 分压、CO_2 分压及 H^+ 浓度的相对稳定。因此呼吸运动的节律性及其对机体代谢的适应，都是通过神经系统调节和控制下而实现的。

一、呼吸中枢与节律性呼吸运动发生的机制

（一）呼吸中枢

呼吸中枢是指中枢神经系统内产生和调节呼吸运动的神经细胞群。它们分布在大脑皮层、间脑、脑桥、延髓和脊髓等各级中枢部位。各级中枢在呼吸的产生和调节中所起的调节作用不同。呼吸的正常的节律性呼吸运动有赖于各级呼吸中枢之间协调配合。

1. 脊髓

脊髓作为呼吸的初级中枢，联系高位脑和呼吸肌。含支配呼吸肌的运动神经元位于脊髓前角，由脊髓发出的膈神经和肋间神经分别支配膈肌和肋间肌。在早期哺乳动物实验中（图 7-16），用横断脑干的不同部位或损毁、电刺激脑的某些部位等研究方法，来了解各级中枢在呼吸调节中的作用。动物实验中，在延髓和脊髓之间横断（图 7-16，4 平面），呼吸立即停止，并不再恢复，说明脊髓不能产生节律性呼吸运动，节律性呼吸运动来源于脊髓以上的脑组织，冲动传到脊髓前角运动神经元，并发出传出冲动，经膈神经、肋间神经到达呼吸肌，控制呼吸肌的活动。脊髓前角运动神经元起到呼吸运动的最后公路。在前角运动神经元受到损害时，呼吸肌麻痹，呼吸运动会立即停止。

2. 低位脑干

自主呼吸由低位脑干调节，低位脑干包括延髓和脑桥。由横切脑干的实验表明：在延髓和脊髓之间横断（图 7-16，4 平面），呼吸立即停止；在中脑和脑桥之间横断（图 7-16，1 平面），呼吸节律无明显变化。表明呼吸节律产生于低位脑干，而高位脑对节律性呼吸运动的产生不是必需的。在脑桥中、上部之间横断（图 7-16，2 平面），呼吸将变慢变深，如再切断双侧颈迷走神经，吸气大大延长，这种形式的呼吸称为长吸式呼吸。这一结果表明，脑桥中、上部可能有一呼吸调整中枢，抑制吸气活动。

在猫或兔等动物实验中，在它的延髓与脑桥交界处切断（图 7-16，3 平面），动物仍能保持节律性呼吸，但与正常形式不同，呈现一种吸气突然发生，又突然停止，呼气时间延长的喘式呼吸。因此有人提出脑桥中下部可能存在长吸中枢，它能兴奋延髓吸气中枢，引起长吸式呼吸，但长吸中枢迄今未能被证明。以上实验说明延髓存在

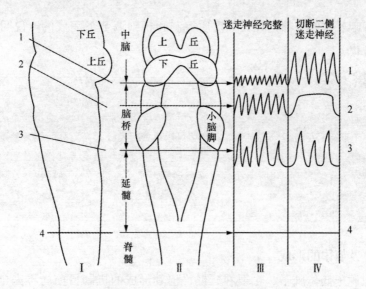

图 7-16 横切脑干后呼吸的变化

1、2、3、4 表示不同的平面横切；Ⅰ.脑干；Ⅱ.脑干背侧面；Ⅲ、Ⅳ表示呼吸的变化

着产生节律性呼吸的基本中枢但正常节律还有赖于延髓以上中枢参与。

在利用电生理，组织化学等近代方法，对延髓中与呼吸周期有关的神经元群，进行了进一步的研究，发现延髓内有与呼吸周期相关的节律性放电神经元，包括吸气神经元、呼气神经元、吸气-呼气跨时相神经元和呼气-吸气跨时相神经元。

目前认为延髓呼吸神经元主要分布在孤束核、疑核和后疑核。吸气神经元是指在吸气时发放冲动的神经元，呼气神经元是在呼气时发放冲动的神经元。在吸气时相开始放电并延续到呼气相的神经元称吸气-呼气跨时相神经元，在呼气时相开始放电并延续到吸气相的神经元称呼气-吸气跨时相神经元。它们的轴突下行到脊髓前角支配膈、肋间肌等呼吸肌的运动神经元，由此再发出纤维到呼吸肌。

延髓是产生呼吸的基本中枢，但仅靠延髓产生的呼吸节律并不规则，必须有脑桥的呼吸调整中枢加以调整。（图 7-17）脑桥的呼吸调整中枢，主要含呼气神经元，位于臂旁内侧核（NPBM）和 KF 核，（合称 PBKF 核群），功能是限制吸气，促使吸气向呼气转换。所以，基本的呼吸节律产生于延髓，但正常的呼吸节律的形成是延髓和脑桥呼吸中枢相互配合，共同作用的结果。

3. 高位中枢

呼吸还受脑桥以上中枢部位的影响，如大脑皮层，边缘系统、下丘脑等的调节作用。体温升高时的呼吸加快就是由于刺激了下丘脑的体温调节中枢。大脑皮层通过皮层脊髓束和皮层脑干束控制呼吸运动神经元的活动，调节随意呼吸，人可以有意识地控制呼吸深度和频率，当然这种控制是有限度的。日常生活中说

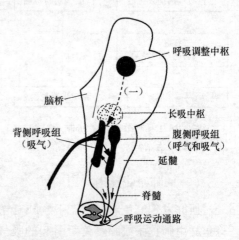

图 7-17 呼吸中枢定位

（-）表示抑制

话、唱歌、吞咽、排便等都是在大脑皮质控制和精细调节下完成的,说明大脑皮质是呼吸的高级中枢。

> **知识拓展**
>
> 大脑皮质对呼吸的调节是随意的呼吸系统调节,而低位脑干则可以为不随意的自主呼吸调节,这两个下行通路可以分开,所以临床上可以见到自主呼吸与随意呼吸分离的现象。例如,在脊髓前外侧索下行的自主呼吸通路受损后,自主呼吸可出现异常甚至停止,但病人可以通过随意呼吸或依靠带人工呼吸机来维持肺通气,如果不进行人工呼吸,一旦病人入睡,呼吸运动就会停止。

(二)呼吸节律的形成

呼吸节律源于低位脑干,主要在延髓,但其形成的机制目前尚不完全清楚。有人在大量实验的基础上提出中枢吸气活动发生器和吸气切断机制的看法,认为吸气与呼气之间的周期性转换是呼吸中枢神经网络中不同神经元之间相互作用或相互抑制的结果。

延髓有一个中枢吸气活动发生器(其兴奋性与PCO_2和H^+有关),当它兴奋,会自发地递增式放电,引起吸气神经元兴奋,产生吸气(肺扩张)。延髓还有一个吸气切断机制,当吸气活动发生器兴奋,可直接刺激吸气切断机制和脑桥呼吸调整中枢,使吸气停止,转为呼气,也可通过迷走神经兴奋吸气切断机制,抑制吸气,产生呼气。而呼气后,吸气切断机制的活动减弱,对吸气中枢的抑制解除,中枢吸气活动发生器又兴奋,吸气神经元兴奋引起吸气。这样周而复始形成了自动的呼吸节律。如切断迷走神经或毁损脑桥呼吸调整中枢,吸气切断机制达到阈值所需要的时间就会延长,吸气因而延长,呼吸变慢。这其中神经网络对于正常节律性呼吸活动的模式和频率的维持是必不可少的(图7-18)。

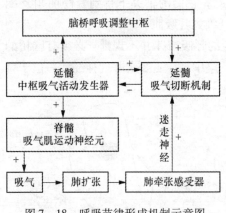

图7-18 呼吸节律形成机制示意图
+. 表示兴奋; -. 表示抑制

二、呼吸的反射性调节

呼吸中枢接受多种感受器的传入冲动,反射性地使呼吸深度和频率发生改变,实现对呼吸的调节。调节呼吸运动的反射主要有肺牵张反射、化学感受性呼吸反射、呼吸肌本体感受性反射和防御性呼吸反射等。

(一)肺牵张反射

研究发现家兔麻醉状态下,肺充气或肺扩张引起吸气抑制,肺萎陷引起吸气兴奋。像这样由肺扩张或肺萎缩所引起的吸气抑制或吸气兴奋的反射性呼吸变化,称为肺牵张反射又称黑—伯反射。包括肺扩张反射和肺萎缩反射两种表现形式。

肺牵张反射的感受器主要分布在支气管和细支气管的平滑肌中，接受的适宜刺激为肺扩张或回缩时引起的感受器机械性牵张。传入神经为迷走神经，中枢在延髓。吸气时，呼吸道扩张肺扩张，气管和细支细管的平滑肌中牵张感受器兴奋，迷走神经传入冲动增加，兴奋延髓吸气切断机制，抑制吸气，使吸气转为呼气。呼气时，肺缩小，对牵张感受器的刺激减弱，传入神经冲动减少，吸气中枢再次兴奋，重新开始新的呼吸周期。肺牵张反射是一种负反馈调节机制，其意义是阻止吸气过深过长，促使吸气转为呼气，使呼吸频率增加。

知识拓展

肺牵张反射有明显的种间差异，家兔这一反射较明显，切断双侧迷走神经后，动物的吸气过程延长，吸气加深，呼吸变得深而慢。正常成人平静呼吸时肺牵张反射不发挥作用，深吸气时潮气量需达到 800~1000ml 时才能引起肺牵张反射。肺牵张反射对于控制婴儿潮气量及呼吸频率起重要作用，因为婴儿引起该反射的阈值在其正常潮气量范围。病理情况下，如肺炎、肺水肿等，肺不易扩张，吸气时对牵张感受器的刺激作用增强，传入冲动增多，可引起这一反射，使呼吸变浅变快。

（二）化学感受性呼吸反射

动脉血中或脑脊液中 PCO_2、PO_2 和 H^+ 浓度改变，可通过化学感受器，反射性地引起呼吸运动变化，称为化学感受性呼吸反射。其生理意义为通过调节肺通气量，维持内环境中 PCO_2、PO_2 和 H^+ 浓度的相对稳定。

1. 化学感受器

根据其所在部位不同，化学感受器可分为中枢化学感受器和外周化学感受器。

（1）中枢化学感受器　位于延髓腹外侧浅表部位（图7-19）。特点是对脑脊液和局部细胞外液中的 H^+ 敏感，中枢化学感受器不直接与动脉血相接触，而是浸浴在脑脊液中。血脑屏障将脑脊液与血液分开，可限制血 H^+ 和 HCO_3^- 通过，但允许 CO_2 自由通

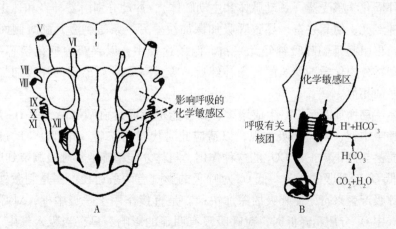

图7-19　中枢化学感受器

A. 延髓腹外侧的三个化学敏感区；B. 血液或脑脊液 PCO_2 升高刺激呼吸中枢机制

透。由于外周血 H^+ 不易通过血脑屏障，故血液 pH 的变化对于中枢化学感受器的直接作用不大。中枢化学感受器对 CO_2 的敏感性比外周高，反应潜伏期较长；血液中的 CO_2 能迅速通过血脑屏障，与水在碳酸酐酶的作用下生成碳酸，继而解离出 H^+，使 H^+ 浓度增加，从而刺激中枢化学感受器，引起呼吸中枢兴奋，增强呼吸运动。此外中枢化学感受器对血液中 PO_2 的变化不敏感。中枢化学感受器的生理功能可能是调节脑脊液中 H^+ 浓度，使中枢神经系统有一个稳定的 pH 环境。

（2）外周化学感受器　位于颈动脉体和主动脉体，特点为血供丰富，对血 PO_2、PCO_2、H^+ 浓度改变敏感。每分钟流经它们的血量大约是各自重量的 20 倍，即每 100g 该组织的血流量每分钟 2000ml（每 100g 脑组织的血流量每分钟约为 54ml）。它们的动脉和静脉之间的 PO_2 差几乎为零。在 CO 中毒或贫血时，只要 PO_2 正常，血流量充分，血氧含量虽然下降，但感受器传入冲动并不增加。可见外周化学感受器感受的刺激是 PO_2，而不是血氧含量。相对而言颈动脉体对呼吸中枢的影响远大于主动脉体。当动脉血中 PO_2 降低、PCO_2 或 H^+ 浓度升高时，外周化学感受器受到刺激而兴奋，冲动沿着窦神经和迷走神经传入延髓呼吸中枢，反射性地引起呼吸加深加快。外周化学感受器的作用主要是机体发生低氧时反射性地使呼吸运动加强。

2. CO_2、O_2 和 H^+ 对呼吸的调节

（1）CO_2 对呼吸的调节　CO_2 是调节呼吸的最重要的生理性化学因素。动脉血液中保持一定浓度的 CO_2 分压，呼吸中枢才能保持正常的兴奋性。正常人动脉血中 PCO_2 兴奋呼吸中枢的阈值大约为 5.3kPa。人如在过度通气后，可发生呼吸暂停。这是由于过度通气能排出过多的 CO_2，动脉血中 PCO_2 下降，低于 5.3kPa，对呼吸中枢的刺激减弱。可见动脉血液中 CO_2 分压是维持正常呼吸活动的必要条件。血中 CO_2 浓度在一定范围内升高，可以加强呼吸中枢的活动，但超过一定的限度则有抑制或麻醉效应。实验发现，当吸入气中 CO_2 含量增加 2%，呼吸加深加快，含量达 4% 时，通气加倍，含量超过 7% 时，CO_2 清除困难，出现头昏、头痛等症状；若超过 15%，出现 CO_2 麻醉，呼吸被抑制，意识丧失，昏迷，进而呼吸停止。

CO_2 通过刺激中枢化学感受器和外周化学感受器两条途径兴奋呼吸中枢。一条是通过刺激外周化学感受器（颈动脉体和主动脉体），冲动分别由窦神经和迷走神经传入延髓呼吸神经元，使其兴奋，导致呼吸加深加快。另一条是刺激延髓腹侧面的中枢化学感受区，再引起延髓呼吸神经元兴奋。两条途径中，以兴奋中枢化学感受器为主。因为切断动物外周化学感受器的传入神经后，吸入高 CO_2 后出现的呼吸加强反应，与未切断神经前相似。

当机体活动增加时，CO_2 生成增多，CO_2 能迅速通过血脑屏障，使 H^+ 浓度增加，兴奋延髓呼吸中枢，引起呼吸加强，以适应此时代谢的需要。同理，CO_2 过少，呼吸运动会减弱甚至停止。正是 CO_2 的这种作用，机体才能精确地将呼吸调节到所需水平。

（2）低 O_2 对呼吸的调节　低 O_2 对呼吸的影响有两条途径：一是刺激外周化学感受器，对呼吸产生兴奋，使呼吸加深加快；二是直接作用于呼吸中枢，对呼吸中枢抑制。吸入气中 O_2 分压稍降低时，对呼吸没有明显的影响。只有当吸入气中 O_2 的含量下降到 10% 左右，使动脉血 O_2 分压下降到 10.64kPa（80mmHg）以下时，则通过外周化学感受器反射性地加强呼吸运动。损毁或切断外周化学感受器的传入神经，则动脉

血缺 O_2 不再引起呼吸加强反射，因缺 O_2 对中枢的直接作用是抑制呼吸，甚至可以使呼吸停止。不同程度的低 O_2 对呼吸的影响也不同，轻度低 O_2 时，来自外周化学感受器对呼吸中枢的兴奋作用占优势，通常可对抗低 O_2 对呼吸中枢抑制作用，使呼吸加强；但在严重缺 O_2 时，前者不足以克服低 O_2 对中枢的抑制作用，将导致呼吸障碍。

> **知识拓展**
>
> 临床一些慢性阻塞性肺疾病、呼吸衰竭患者，既有低 O_2 又伴 CO_2 潴留，患者中枢化学感受器对 CO_2 反应性差，呼吸的维持主要靠低氧血症对外周化学感受器的兴奋作用。对这种患者不宜快速给氧，应采取低浓度持续给氧，以免突然解除低氧的刺激呼吸中枢作用，导致呼吸抑制。故在临床氧疗时应予以注意。

(3) H^+ 对呼吸的调节　动脉血 H^+ 浓度升高时，呼吸加深加快，肺通气增加；反之，呼吸减弱。H^+ 对呼吸的调节也是通过外周化学感受器和中枢化学感受器实现的。中枢化学感受器对 H^+ 敏感性约为外周化学感受器的 25 倍，虽然中枢化学感受器对 H^+ 敏感性高，但血中 H^+ 很难通过血脑屏障，对中枢化学感受器兴奋的作用小，因此，血液中 H^+ 对呼吸的影响主要通过刺激外周化学感受器产生的反射性活动。

在自然呼吸情况下，CO_2、H^+ 和 O_2 在呼吸调节中的相互作用相互影响。CO_2 对呼吸的刺激作用最强，如 PCO_2 升高，H^+ 浓度随之升高，两者的作用发生总和，使肺通气反应较单因素刺激呼吸作用为大。H^+ 的作用次之，低 O_2 的作用最弱。H^+ 升高或 PCO_2 下降，肺通气增加，CO_2 排出增加，可部分抵消 H^+ 升高或 PCO_2 下降的刺激作用。

(三) 呼吸肌本体感受性反射

由呼吸肌本体感受器（肌梭和腱器官）传入冲动引起的反射性呼吸变化，称为呼吸肌本体感受性反射。当吸气阻力升高时，呼吸肌本体感受器兴奋，传入冲动频率增加，反射性增强吸气肌收缩力，以克服阻力保证肺通气量。平静呼吸时作用不明显，对清醒或麻醉动物和人的肢体作被动运动时，可使肺通气量增加。当气道阻力升高时（如支气管痉挛）时作用也明显。这是通过肌肉和关节中的本体感受器受刺激引起的反射，该反射在肌肉运动时增加呼吸的反应中，可能起重要作用。

(四) 防御性呼吸反射

呼吸道黏膜受刺激时，引起的一些对人体有保护作用的呼吸反射，称为防御性呼吸反射。主要有咳嗽反射和喷嚏反射。

咳嗽是最常见的重要防御性呼吸反射，是一种消除气道阻塞或异物的反射。感受器位于喉、气管和支气管的黏膜内。大支气管以上部位的感受器对机械刺激敏感，二级支气管以下部位对化学敏感。传入神经是迷走神经，中枢在延髓。

咳嗽时，先深吸气，关闭声门，再作强而有力的吸气，使肺内压急剧上升，然后突然开放声门，呼出气在强大压力下急速冲出，呼吸道中的异物或分泌物也随之而排出，故咳嗽可起到清洁呼吸道的作用。剧烈咳嗽时，可因胸膜腔内压显著增高而阻碍静脉回流，使静脉压和脑脊液压升高。

喷嚏反射是类似于咳嗽的反射，不同的是感受器在鼻黏膜内，传入神经是三叉神经，反射效应表现为腭垂下降，舌压向软腭，气流经鼻腔喷出，以清除鼻腔中的异物。

除上述反射性调节外，呼吸运动还受其他多种感受器的传入性影响，但它们的调节作用一般较弱，生理意义有限。例如来自躯体不同的感觉可以反射性地引起呼吸改变。突然地寒冷刺激可以使呼吸暂停，疼痛刺激有时可以使呼吸加强。

知识拓展

临床常见的呼吸异常（呼吸频率、深度和节律的变化）

呼吸频率改变有呼吸频率过速或过缓。呼吸气促表现为呼吸频率增快而呼吸深度变浅，它常见于各种胸膜或腹壁病变引起的疼痛，限制了呼吸深度，反射性引起呼吸频率增快。另外，发热后，体温下降过程中也可出现气促，快而浅的呼吸有利于散热。呼吸暂停指呼吸运动出现短暂的停止，一般在数秒至数十秒内，可自动恢复节律呼吸活动。应用吸入性麻醉药时，有时会出现呼吸暂停，是传入刺激减弱和中枢反应性减弱的共同结果，及时采用人工呼吸法，可以促使节律性呼吸恢复，并防止由呼吸暂停引起的循环衰竭。

最常见呼吸节律变化的有潮式呼吸（陈-施呼吸）和间停呼吸（比奥呼吸）。陈-施呼吸又是最常见的周期性呼吸之一。特点是呼吸缓缓加强达到最强以后，又缓缓减弱后突然停止，一段时间后，又再出现上述呼吸，往往是中枢性窒息的征象。脑干的呼吸中枢的神经元活动受抑制，要发展到低 O_2 和 CO_2 对化学感受器的刺激极度加强，其传入冲动足以使抑制的呼吸中枢神经元转为活动，呼吸复苏，随着缺 O_2 情况逐渐解除，动脉血 PO_2 升高，PCO_2 降低，它们对化学感受器的刺激不再存在，呼吸中枢神经元活动由减弱到停止活动，再度出现呼吸停止。

间停呼吸表现为有规律的呼吸几次后，突然停止一段时间，又开始呼吸，如此周而复始。此两种呼吸多见于中枢神经系统内疾病（脑炎、脑膜炎、颅内高压等）和某些中毒（如糖尿病酮症酸中毒），间停呼吸比潮式呼吸更严重，多在临终前出现。

目标检测

一、名词解释

1. 呼吸 2. 解剖无效腔 3. 肺活量 4. 肺泡通气量 5. 通气/血流比值

二、选择题

1. 下面哪项不是呼吸系统的结构（　　）
   A. 咽   B. 支气管   C. 喉   D. 舌骨   E. 气管
2. 肺的血管、神经、支气管出入肺的部位是（　　）
   A. 心切迹   B. 肺尖   C. 肺泡囊   D. 肺门   E. 肺底
3. 正常静息状态每次呼吸时吸入或呼出的气体量是（　　）

A. 肺活量　　B. 潮气量　　C. 肺总量　　D. 残气量　　E. 吸气量
4. 呼吸的基本中枢是（　　）
　　A. 延髓　　B. 脊髓　　C. 中脑　　D. 脑桥　　E. 大脑皮层
5. 正常人安静时的呼吸频率为（　　）
　　A. 6 – 8 次/分　　　　　　B. 12 – 18 次/分　　　　　　C. 4 – 5 次/分
　　D. 60 – 100 次/分　　　　E. 70 – 80 次/分

三、简答题

1. 呼吸运动的三个环节包括哪些？
2. 胸膜腔负压的生理意义是什么？
3. 影响肺换气的因素有哪些？

实训一　呼吸道、肺、胸膜与纵隔的观察

【实训目的】

通过观察呼吸道、肺、胸膜与纵隔的标本和模型，了解呼吸道、肺、胸膜与纵隔的基本结构。

【实训要求】

在教师的指导下，观察呼吸道的组成、各器官的位置、形态，注意呼吸道各器官的连通关系。仔细辨认鼻腔位置，分部和形态，鼻粘膜分部。鼻旁窦的组成及引流。观察喉的位置及组成，喉腔的形态分部。比较气管的位置，形态，左、右主支气管的形态特点。观察肺的形态、位置、分叶。观察胸膜的分布、胸膜腔的构成以及肋膈隐窝的位置。辨别纵隔的境界、分部和主要内容。

【实训内容】

（一）呼吸道的观察

呼吸系统的功能主要是进行气体交换，即吸入氧，呼出二氧化碳。人的呼吸系统包括呼吸道和肺，呼吸道分鼻、咽、喉、气管、支气管，为气体的传导部分。

1. 在活体上观察鼻根、鼻背、鼻尖、鼻翼、鼻孔。在标本上观察鼻前庭和固有鼻腔：上、中、下鼻甲；上、中、下鼻道；鼻泪管开口。观察嗅区及呼吸区范围的黏膜。在鼻旁窦标本上观察各窦与鼻腔的位置关系，能指出额窦，上颌窦，筛窦前中群开口于中鼻道。筛窦后群开口于上鼻道。蝶窦开口于蝶筛隐窝。

2. 活体观察喉的位置及吞咽时喉的运动，触摸喉结、环状软骨。在离体喉标本、喉软骨标本上识别喉的软骨及连结，识别甲状软骨、环状软骨、会厌软骨和杓状软骨。在喉标本上观察咽口的位置，注意会厌与喉口的位置关系。辨认喉腔中部侧壁的两对矢状位粘膜皱襞。注意前庭襞之间为前庭裂；声襞之间为声门裂。观察喉腔分三部分即喉前庭、喉中间腔和声门下腔的分界标志。

3. 取离体气管及主支管标本，观察气管软骨是否为 14 ~ 16 个"C"形透明软骨环，缺口均朝后，且被膜性组织封闭。观察气管颈部的位置关系。观察左、右主支气

管形态特点。注意左主支气较细长走向略水平；右主支气管较粗短走向略垂直。

(二) 肺的观察

肺是容纳气体和进行气体交换的器官。取离体左、右肺标本，观察肺的质地、颜色、形态及位置。注意左、右肺外形的差异；辨认出入肺门的主支气管及血管等重要结构。比较肺的后缘，前缘和下缘的形态特点。查看左肺心切迹与心的位置关系。观察两肺的裂隙，辨认各肺叶。观察两肺位置，注意肺尖与锁骨、肺底与膈的位置关系。记忆肺的体表投影。

(三) 胸膜和纵隔的观察

胸膜属浆膜，分脏、壁两层。壁层贴在胸廓内面、纵隔的外面及膈的上面，分别称肋胸膜、膈胸膜和纵隔胸膜。脏层紧贴在肺表面，胸膜壁层和脏层在肺门处相互移行，脏、壁两层之间的窄腔隙称胸膜腔。内有少量浆液，可减少呼吸时两层胸膜之间的摩擦。纵隔是位于两侧纵隔胸膜之间的器官及结缔组织的总称。在胸腔解剖标本上观察脏胸膜、壁胸膜两部分的配布，注意观察肋胸膜与膈胸膜转折形成的肋膈隐窝，肋胸膜与膈胸膜的返折线即胸膜下界，观察胸膜下界与肺下缘的位置关系。在纵隔标本上观察纵隔的境界（前界：胸骨；后界：胸椎；上界：胸廓上口；下界：膈；两侧界：纵隔胸膜。）通过胸骨角平面的分部及主要内容。（以心包为标志分前纵隔、中纵隔、后纵隔）注意观察心和食管在纵隔内位置。

【实训评价】

1. 对呼吸道观察的评价

教师取呼吸系概观标本，头颈部正中矢状切面标本，鼻旁窦标本，切除鼻甲，显露鼻道的标本，离体喉标本，喉软骨标本，离体气管及主支管标本，要求学生在标本上辨认出主要呼吸道的结构名称，可根据学生观察到的结构名称数量和准确性做出评价。

2. 对肺、胸膜与纵隔标本观察的评价

教师取肺、胸膜与纵隔的标本，要求学生辨认出肺、胸膜与纵隔的组成和主要结构，教师可根据学生辨认结构的正确性进行评价。

实训 二 呼吸系统细微结构特点的观察

【实训目的】

通过观察气管和肺的光镜切片结构，掌握气管和肺的细微组织学结构，特别是肺内传导部和呼吸部的结构变化规律，了解气-血屏障的结构和功能。

【实训要求】

在教师的指导下，观察人气管组织 HE 染色切片，注意低倍、高倍镜下气管的细微结构。观察肺组织 HE 染色切片，注意低倍、高倍镜下肺的细微结构。

【实训内容】

(一) 人气管组织 HE 染色切片观察

肉眼观察人气管组织标本形态。气管组织呈环形，管腔紫红色部分为黏膜，管壁中部可见浅蓝色的透明软骨，管壁外围部分染色较浅，是结缔组织。通过低倍镜观察气管的管壁组织结构，掌握气管组织的细微组织学结构。管壁的管腔面向外依次是黏膜层、黏膜下层和外膜。即黏膜层：上皮为假复层纤毛柱状上皮，上皮基底部有基膜，基膜向外为细密结缔组织即固有层。黏膜下层：为疏松结缔组织，内有血管、淋巴管、神经和大量由浆液性和黏液性腺泡组成的混合腺。外膜：由结缔组织和半环状软骨（有的为块状）构成，软骨为透明软骨。要求学生先将黏膜层、黏膜下层分清，然后再逐层观察。

（二）肺组织 HE 染色切片观察

1. 肉眼观察肺组织标本，掌握肺组织分实质和间质两部分，实质即肺内支气管的各级分支及其终端的大量肺泡，间质为肺内的结缔组织及血管、淋巴管和神经等。肺组织疏松，其内有较大的腔隙为气管和支气管的断面。低倍镜观察镜下所见的大小不等、外形不规则和染色较浅的肺泡结构为肺泡的断面。肺泡之间的薄层结缔组织为肺泡隔。肺泡之间可见支气管和血管的断面。

2. 低倍镜观察肺实质传导部，掌握肺实质传导部的结构变化规律以及细微组织学结构。支气管从肺门入肺后反复分支呈树状，称支气管树。包括肺叶支气管、小支气管、细支气管和终末细支气管。从肺叶支气管直至终末细支气管是气体出入肺的通道称肺的传导部。肺内小支气管，管腔较大，管壁由黏膜、黏膜下层、外膜构成。黏膜：表面被覆假复层纤毛柱状上皮，柱状细胞间夹有杯状细胞，深层有平滑肌束。黏膜下层：位于黏膜深层平滑肌束的外侧，由结缔组织构成，内有血管、淋巴管、神经和大量由浆液性和黏液性腺泡组成的混合腺。外膜：由透明软骨和结缔组织构成，软骨呈大小不一的块状。软骨缺口处有平滑肌。软骨构成管壁支架，保持气道通畅。

3. 高倍镜观察肺的呼吸部和气－血屏障的结构，掌握肺实质传导部的结构变化规律以及细微组织学结构，了解气－血屏障的结构。终末细支气管再分支成呼吸性细支气管、肺泡管、肺泡囊。而呼吸性细支气管、肺泡管、肺泡囊和肺泡是进行气体交换的部位，称肺的呼吸部。

呼吸部的管腔小于小支气管，管壁薄，黏膜突入管腔形成许多皱襞。细支气管结构特点是黏膜上皮中的杯状细胞和黏膜下层中的混合腺及外膜的软骨片明显减少以至消失，而黏膜深层的平滑肌相对增多。杯状细胞、混合腺、软骨片完全消失的更细的细支气管为终末细支气管，平滑肌形成完整的环行层。呼吸部肺泡管呈不规则弯曲状，连肺泡，相邻肺泡口之间的结节性膨大，是肺泡管管壁内的平滑肌和结缔组织。一般将肺泡与毛细血管壁之间结构称为呼吸膜或气－血屏障。由六层结构组成，即肺泡内表面的液体层、肺泡上皮细胞层、上皮基底膜层、弹力纤维和胶原纤维构成的网状间隙层、毛细血管基底膜层、毛细血管内皮细胞层。肺泡壁极薄，上皮边缘不清晰。肺泡之间是肺泡隔，其内可见毛细血管的断面和外形大而不规则的巨噬细胞。

【实训评价】

1. 对气管组织 HE 染色切片观察的评价

教师取气管组织 HE 染色切片，要求学生在标本上辨认出气管组织切片低倍、高倍镜下气管的细微组织学结构，可根据学生观察到的结构名称数量和准确性做出评价。

2. 对肺组织 HE 染色切片观察的评价

教师取肺组织 HE 染色切片，要求学生在标本上辨认出肺组织切片低倍、高倍镜下肺组织的细微组织学结构。教师可根据学生观察到的结构名称数量和准确性做出评价。

实训 三　肺通气的测定技术

【实训目的】

利用肺活量计测定肺通气功能的方法，了解肺通气的测定技术，加深对肺容量各组成部分和测定肺活量常用指标的理解。

【实训要求】

在教师的指导下，观察熟悉肺活量计的构造，学会使用肺活量计。学会独立测定肺活量、时间肺活量、连续肺活量和每分最大通气量的测定方法。分析肺活量的组成成分，比较分析肺活量、时间肺活量和连续肺活量的意义有何不同。

【实训内容】

1. 原理

呼吸功能是保证机体在新陈代谢过程中实现气体交换的重要条件。（通气的目的是为了 O_2 的摄入和 CO_2 的排出，一定 O_2 的摄入需要一定的通气量作保证）。肺通气是指肺与外界环境之间的气体交换，其功能的大小可用交换气体量的多少来衡量，与肺容量有关。肺可容纳的最大气体量称肺的总容量，包括潮气量、补吸气量、补呼气量和余气量。除余气量外，其他三部分可用肺量计测定。测定肺通气功能的常用指标为肺活量、时间肺活量、连续肺活量和每分最大随意通气量。

肺活量由三部分气体容积组成，即潮气量，补吸气量，补呼气量。肺活量是一次呼吸的最大通气量，在一定意义上可反映呼吸功能的潜在能力。成年男子肺活量约为3.5L，女子约为 2.5L。青壮年人的肺活量最大，幼年和老年人较小。健康状况愈好的人肺活量愈大。肺活量测定方法简便，可重复性很好，应用很广。但肺活量测定时不加以时间限制，测不出呼吸道通气不畅的情况，因而反映肺通气功能有其局限性。因此采用时间肺活量测定，作为肺功能的动态指标较为理想。同时分别记录第 1、2、3s 末呼出的气量。FVE1/FVC；正常人应分别呼出其肺活量的 83%、96% 和 99%。呼吸运动受限的许多病理状态下，第 1s 时间肺活量增加，因此，时间肺活量可作为鉴别阻塞性或限制性通气障碍的参考。

每分最大通气量（12s 自由呼吸 ×5 = 60s 通气量）是检验肺通气储备能力的指标，用以衡量胸廓组织弹性，气道阻力，呼吸肌力量。正常值：男：104L；女：83L。大于正常值的 80% 为正常，低于正常值的 60% 为异常，说明肺通气储备能力差。

2. 用品

肺活量计、吹嘴（一次性使用）、鼻夹、75% 酒精。

3. 对象

人

4. 方法与步骤

（1）熟悉肺活量计的构造。

（2）开机、调零，连接吹嘴，对呼吸吹嘴消毒，戴好鼻夹，不漏气。

（3）被测者站立（参数中取：VC-肺活量），平静呼吸到仪器出现提示：Start the SVC, Test（开始肺活量测试），此时猛吸一口气，到最大限度时，立即由吹气口向筒内作用力呼气，然后快速吸一口气，恢复正常呼吸。读出刻度，连续 3 次，所得的结果记录在纸上，计算平均值。

（4）连续测 5 次肺活量，并纪录。

连续肺活量测定表

	第1次	第2次	第3次	第4次	第5次
肺活量（毫升）					

（5）时间肺活量测定　开始平静呼吸 5s，然后大力吸气，并以最快速度用力将气呼出，在呼出后的 10s 大口将气吸回，恢复正常呼吸。（参数中取：FVC-时间肺活量；FEV1-第 1s 呼出的气体量；FEV1/ FVC %；计算第 2s 呼出的气量、第 3s 呼出气量及他们各自占 FVC 的百分比）

（6）最大通气量的测试　（参数中取：MVV-最大通气量）受试者以适宜的呼吸速度和频率进行呼吸，测试并记录 12s 的通气量，乘以 5 即为最大通气量。

【实训评价】

教师要求学生独立使用肺活量计，测定肺活量、时间肺活量、连续肺活量和每分最大通气量，并记录下实验结果。可根据学生使用肺活量计的准确性和写出的实验报告及分析做出评价。

（黄维琳）

第八章 消化系统

学习目标

通过学习消化系统的组成和功能、理解三大营养物质在消化管各段的消化和吸收的过程和机制,能解释消化系统组织结构和生理机能之间的关系。为今后后续药理学、临床医学概要等课程的学习打好基础。

知识目标

1. 掌握消化系统的组成和功能;重要消化器官(胃、小肠、肝、胆、胰)的位置、形态和结构,消化和吸收的过程和机制,特别是小肠对三大营养物质和水的吸收过程和机制。

2. 熟悉消化器官的组织结构特点,消化道平滑肌的生理特性,消化系统的神经调节特点。

3. 了解消化系统体液调节的特点,腹膜的概念和结构。

技能目标

学会观察和辨认消化器官的解剖结构和组织学结构,充分理解消化系统生理功能,能够将消化器官的形态结构和消化及其吸收的生理功能结合起来。同时在实验过程中逐步培养起严肃、严谨和严密的工作作风以及独立思考、解决实际问题的能力。

第一节 消化系统的组成和结构

消化系统是由长约 8~10m 的消化管和与之相连的消化腺两部分组成(图 8-1)。其主要功能是对食物进行消化和吸收。此外,消化器官还能分泌多种胃肠激素,具有重要的内分泌功能。

消化管是自口腔至肛门的一条肌性管道,包括口腔、咽、食管、胃、小肠(十二指肠、空肠、回肠)、大肠(盲肠、阑尾、结肠、直肠和肛管)等。在临床上,常把口腔到十二指肠一段的消化管称为上消化道,空肠以下的管道称为下消化道。消化腺包括三大唾液腺(腮腺、颌下腺、舌下腺)、肝、胰及消化管壁内的小腺体,如胃腺、肠腺等,它们均借排出管道将分泌物排入消化管腔内,对食物进行化学性消化。

一、消化管

(一)消化管管壁的一般组织结构

消化管(除口腔和咽以外)各段的结构基本相同,由内向外一般可分为黏膜层、黏膜下层、肌层和外膜四层(图 8-2)。

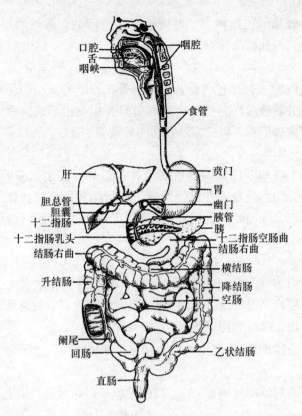

图 8-1 消化系统示意图

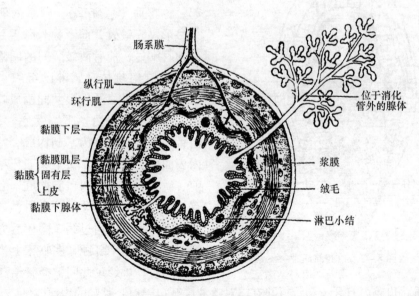

图 8-2 消化管管壁一般组织结构

1. 黏膜

由上皮、固有层和黏膜肌层组成，具有保护、吸收和分泌功能。上皮衬于消化管壁内表面，其类型因各段功能不同而异。口腔、咽、食道上段和肛门等处为复层扁平上皮，在胃肠等处为单层柱状上皮。上皮下为结缔组织构成的固有层，内含腺体、腺体导管、血管、神经和淋巴组织等。黏膜肌层为平滑肌，收缩时可改变黏膜的形态，有利于吸收、血液运行和腺体分泌。

2. 黏膜下层

由疏松结缔组织构成，含有小血管、淋巴管、神经丛及小消化腺。它使黏膜具有一定移动性。大部分黏膜层和黏膜下层共同向管腔内突出形成肉眼可见的隆起，称为皱襞。皱襞扩大了内表面积，以适应器官功能的需要。

3. 肌层

除在咽、食道上段与肛门周围的肌层为骨骼肌外，其余部分的肌层均为平滑肌。平滑肌的排列一般分为内环行、外纵行两层，环行肌和纵行肌彼此协调活动，产生运动以改变器官的形态，推动腔内内容物的运转。在肌层内有肌间神经丛支配平滑肌的活动。

4. 外膜

由薄层结缔组织构成，位于消化管最外层，有纤维膜和浆膜之分。胃肠的外膜为浆膜，其表面系单层扁平上皮（又称间皮），光滑有利于胃、肠蠕动；咽和食管的外膜为纤维膜，仅由一层结缔组织构成。

（二）消化管各段的解剖

1. 口腔

口腔是消化管的起始部（图8-3）。口腔前方开口叫口裂，由上下唇围成，两侧壁为颊，上壁（顶）为腭。前2/3为硬腭，后1/3为软腭，软腭后缘正中有乳头状突起，称腭垂（悬雍垂）。腭垂两侧各有两条弓形黏膜皱襞，前者称为腭舌弓，后者称为腭咽弓，前后两皱襞间的凹陷内有卵圆形的腭扁桃体，属淋巴组织。软腭后缘、两侧腭舌弓及舌根共同围成咽峡，此为口腔和咽连通处。下壁（底）是口底，由舌与舌骨上肌群为基础构成。整个口腔内表面由黏膜覆盖，被上、下牙弓分隔为前、后两部，前部叫口腔前庭，后部叫固有口腔。在上、下牙列咬合时，口腔前庭和固有口腔可以通过第3磨牙后方的缝隙相连。利用这个缝隙，在临床上当病人牙关紧闭时，可经过此间隙插管给药或送入营养物质。口腔内有牙齿和舌，并有三对唾液腺开口于口腔黏膜的表面。

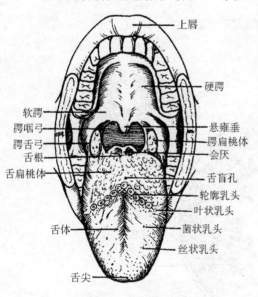

图8-3 口腔前面观

（1）牙 口腔内的牙齿是人体最硬的器官，嵌于上、下颌骨的牙槽内。牙是对食物进行机械加工的器官，对语言、发音亦有辅助的作用。在人的一生中，先后有两组牙发生，第一组称为乳牙，一般在出生后6个月开始萌出，3岁初生全，共20个，6岁开始先后自然脱落，并逐渐长出第二组牙（恒牙）替换全部乳牙，恒牙共32个，上、下颌各16个。恒牙中，第一磨牙首先长出，除第三磨牙外，其余各牙约在14岁左右出齐。第三磨牙又称迟牙（智齿），萌出时间最晚，有的要迟到 28 岁或更晚，迟牙终生不萌出的大约有 30%（图 8-4）。

牙形态和大小虽然各不相同，但其基本形态是相同的。每个牙齿都是由牙冠、牙颈和牙根组成的。暴露在口腔中的部分叫牙冠，包埋在牙槽骨中的是牙根，牙冠与牙根的交界处称为牙颈。牙冠上的组织光泽度好，质坚硬，被称为牙釉质。牙釉质覆盖在牙冠上，使牙冠呈白色或淡黄色。牙内部有容纳牙髓的牙腔。牙髓由神经、血管和结缔组织共同构成，内含丰富的感觉神经末梢，牙髓发炎时，可引起剧烈的疼痛。

（2）舌 位于口腔底，是被覆黏膜的肌性器官，具有协助咀嚼、吞咽、辅助发音和感受味

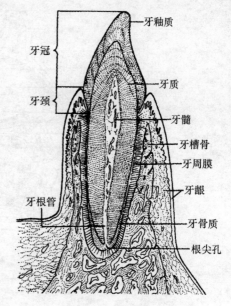

图 8-4 口腔前面观

觉功能。舌肌为骨骼肌，分舌固有肌和舌外肌。舌固有肌可使舌缩短、变窄或变薄。舌外肌有四对，以颏舌肌在临床上为重要。两侧颏舌肌同时收缩时，拉舌向后下方，即伸舌；一侧收缩时，使舌伸向对侧。在舌背面及侧缘有不同形状的黏膜突起称舌乳头，根据其形态的不同，可分为 4 种，即丝状乳头、菌状乳头、叶状乳头和轮廓乳头。

较大的轮廓乳头和呈红色钝圆形的菌状乳头上的黏膜上皮中含有味蕾，是味觉感受器，有感受酸、甜、苦、咸等各种味觉的功能。

2. 咽

咽是一个垂直的肌性管道，略呈漏斗形，前后略扁，位于鼻腔、口腔和喉的后方，第 1～6 颈椎前方。上起自颅底，向下与食管相连。

咽自上而下分别与鼻腔、口腔、喉相通，因此可分鼻咽部、口咽部和喉咽部。鼻咽部是咽腔的上部，其侧壁上左右各有一个咽鼓管口，鼻咽腔经此与中耳的鼓室相通，咽部有感染时，可以此通道延及中耳，引起中耳炎（图 8-5）。口咽部是咽腔的中部，上开始于软腭后缘，下截止于会厌上缘。喉咽部是咽腔的下部，上开始于会厌上缘，下截止于环状软骨下缘。在喉的两侧和甲状软骨内面之间，黏膜下陷形成梨状隐窝，是异物易滞留的部位。

3. 食管

食管是前后扁窄的肌性长管，是消化管最狭窄的部分。上端在第 6 颈椎下缘平面续咽，向下穿过膈肌进入腹腔，与胃的贲门连接，全长约 25cm。食管后贴脊柱，前与气管、支气管、心脏等器官相邻。食管壁的肌层，在上 1/3 段为骨骼肌，下 1/3 段为平滑肌，中 1/3 段骨骼肌和平滑肌兼有。

食管在形态上最重要的特点是有三处生理性狭窄。第一狭窄为食管的起始处，距离中切牙约 15cm；第二狭窄为食管在左主支气管的后方与其交叉处，距离中牙约 25cm；第三狭窄为食管通过膈的食管裂孔处，距离中牙约 40cm。三个狭窄是食管内异物容易滞留及食管癌的好发部位（图 8-6）。

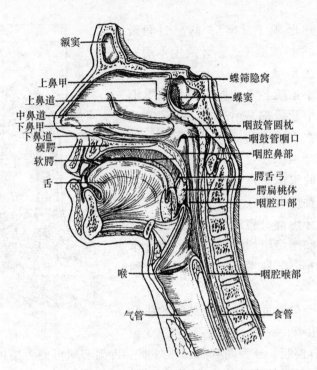

图 8-5 头颈部正中矢状面图

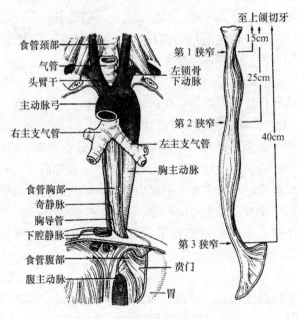

图 8-6 食管及其三个狭窄图

4. 胃

是消化管最膨大的部分（图 8-7）。上连食道，下通十二直肠。成人胃的容量 1500ml。胃的形态、位置、大小不仅因人而异，而且随全身体位和胃的充盈程度而变化。卧位时，较高；站立时，位置较低；在胃过度充盈时，可达脐平面以下。

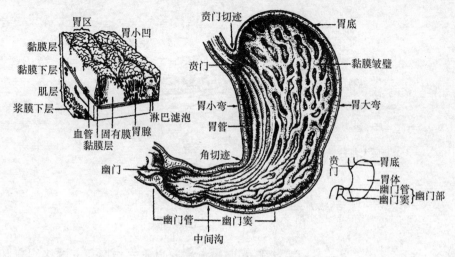

图 8-7 胃的形态、分部及黏膜

(1) 胃的形态和分部　胃分为前、后壁，大、小弯，出、入口。上缘为凹缘，较短，朝右上方，称胃小弯，下缘为凸缘，较长，朝左下方，称胃大弯。胃与食管连接处的入口，称贲门，胃的下端与十二指肠连接处的出口，称幽门。通常将胃可分为四部：近贲门的部分称为贲门部；自贲门向左上方突出的部分称为胃底；角切迹与幽门之间的部分称为幽门部，幽门部的大弯侧有一不甚明显的浅沟称为中间沟，将幽门部分为右侧的幽门管和左侧的幽门窦；胃底和幽门部之间的部分称为胃体。

胃中等充盈时，大部分位于左季肋区，小部分位于腹上区。

(2) 胃壁的结构特点　主要表现在黏膜和肌层。

胃黏膜的上皮为单层柱状上皮，能分泌黏液，保护胃黏膜。胃黏膜的固有层有许多胃腺，主要有贲门腺、幽门腺、胃底腺。贲门腺和幽门腺能分泌黏液和溶菌酶。胃底腺是分泌胃液的主要腺体，主要由三种细胞组成：颈黏液细胞分泌黏液；主细胞分泌胃蛋白酶原；壁细胞分泌盐酸和内因子。

肌层可分为内斜、中环、外纵三层平滑肌。环形肌在幽门处增厚形成幽门括约肌，它能调节胃内容物进入小肠的速度，也可以防止小肠内容物逆流至胃。

5. 小肠

是消化管最长的一段，上端起自胃的幽门，下端与盲肠相连，是消化食物和吸收营养物质的主要器官。

(1) 小肠的分部及形态结构特点　成人的小肠全长约 5~7m，分为十二指肠（图 8-8）、空肠和回肠三部分。

十二指肠位于上腹部，紧贴腹后壁，长约 25cm 左右，呈"C"形，包绕胰头，可分为上部、降部、水平部和升部。上部近幽门处的一段肠管，壁薄内面光滑，环状襞少，临床上称为十二指肠球，是十二指肠溃疡及穿孔的好发部位。降部的后内侧壁上有一纵行皱襞，其下方的突起称十二指肠大乳头，是胆总管和胰管的共同开口处。十二指肠与空肠转折处形成的弯曲称十二指肠空肠曲，是手术时确定空肠起点的标志。

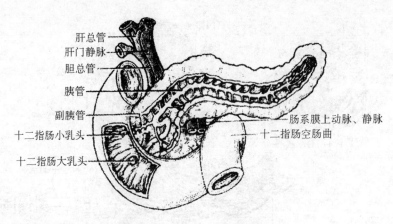

图8-8 肝道、十二指肠和胰

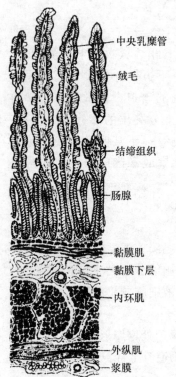

图8-9 小肠组织结构

空肠和回肠上端起自十二指肠，下端接续盲肠，迂曲盘旋于腹腔中下部，借肠系膜固定于腹后壁，二者间无明显界限。通常将近侧2/5称空肠，远侧3/5称回肠。空肠比回肠的管径大，管壁较厚，黏膜环状皱襞和绒毛结构较多。

（2）小肠壁的微细结构特点　小肠黏膜和黏膜下层共同向肠腔突出形成环形皱襞，黏膜表面可见许多细小的突起，称肠绒毛，由上皮和固有层共同向肠腔突出形成（图8-9）。绒毛表面覆盖单层柱状上皮，包括吸收细胞和杯状细胞，占少数的杯状细胞散在于吸收细胞之间，分泌黏液，对黏膜有保护和润滑作用。固有层含有较多的淋巴细胞、浆细胞等细胞成分，并有丰富的毛细血管，利于氨基酸和葡萄糖的吸收。绒毛中央可见中央乳糜管，可收集和运送上皮细胞吸收进来的脂肪。

绒毛根部的上皮向固有层内凹陷形成肠腺，肠腺直接开口于肠腔。

6. 大肠

是消化管的末段，长约1.5m，起自右髂窝，止于肛门，包括盲肠、阑尾、升结肠、横结肠、降结肠、乙状结肠、直肠和肛管。大肠的主要功能是吸收水分、维生素和无机盐，使食物残渣形成粪便，排出体外。

（1）盲肠　是大肠的起始部，一般位于右髂窝内，上通升结肠，左接回肠，回肠末端突入盲肠处环形肌增厚，并覆有黏膜，一般形成上下两个半月形皱襞，叫回盲瓣（图8-10）。回盲瓣具有括约肌的作用，既可控制回肠内容物进入盲肠的速度，又可防止盲肠内容物的返流，其下方约2cm处，有阑尾腔的开口。阑尾位于右髂窝内的蚯蚓状突起，长6~8cm，阑尾根部是三条结肠带汇集点，远端游离并闭锁，移动性大，位置因人而异。阑尾根部的体表投影点通常在脐与右髂前上棘连线的中、外1/3交点处，称为麦氏点（McBurney点），阑尾发炎时此处有压痛。

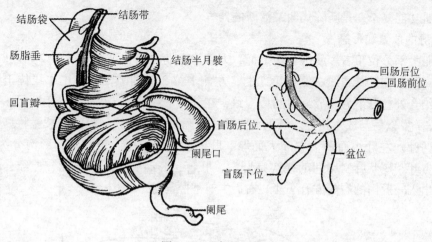

图 8-10 盲肠和阑尾

(2) 结肠 起于盲肠、续于直肠，围绕空肠和回肠，呈"M"形排列，分为升结肠、横结肠、降结肠和乙状结肠 4 部分。结肠和盲肠表面有沿肠纵轴排列的三条彼此平行的结肠带，由纵行肌增厚形成的。结肠带间肠壁形成多数横沟隔开的囊状突起，称为结肠袋，在结肠袋附近，由于浆膜下脂肪聚集，形成许多大小不一、形状不同的突起，叫肠脂垂。结肠带、结肠袋、肠脂垂这三个形态特点是辨别大肠和小肠的重要标志。

(3) 直肠 位于盆腔内，长约 15~16cm，由第 3 骶椎前方起下行穿过盆腔终于肛门（图 8-11）。直肠有骶曲和会阴曲两个弯曲，骶曲凸向后，会阴曲凸向前。直肠下部肠腔膨大，称为直肠壶腹。

(4) 肛管 上接直肠，向下止于肛门，长约 4cm。肛管壁环形平滑肌增厚形成肛门内括约肌，

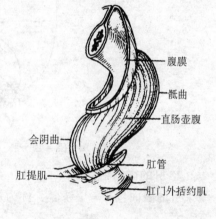

图 8-11 直肠与肛管

有协助排便的作用；肛管周围骨骼肌，围绕肛门内括约肌外面形成肛门外括约肌，有控制排便的作用。

二、消化腺

消化腺包括大消化腺和小消化腺。大消化腺包括大唾液腺、肝和胰。

（一）唾液腺

唾液腺有三对，分别为腮腺、下颌下腺、舌下腺。腮腺是最大的口腔腺，为不规则三角形，分浅、深两部，位于耳廓前下方，其导管开口于平对上颌第二磨牙的颊黏膜上。下颌下腺位于下颌骨体内侧，经口腔底黏膜深面前行，开口于舌下阜。舌下腺位于口腔底舌下襞深面，有大、小两种腺管，大管与下颌下腺管共同开口于舌下阜，小管开口于舌下襞。

（二）肝

是人体最大的腺体，成人的肝重量约为 1500g。肝脏血液供应非常丰富，呈红褐

色，肝脏功能复杂，是新陈代谢最活跃的器官。

1. 肝的位置和形态

肝脏大部分位于右季肋区和腹上部，大部为右肋弓所覆蔽（图8-12）。肝上界与膈穹窿一致，在锁骨中线右侧平第5肋，左侧平第5肋间隙，在前正中线位于胸骨体与剑突结合处。肝下界与成人右肋弓一致，在剑突下约3cm。幼儿可低于肋弓，但不超出2cm，7岁以后与成人相等。肝上面隆凸，与膈肌毗邻，故称膈面。被镰状韧带分为左、右两叶。左叶小而薄，右叶大而厚。肝下面凹凸不平，被"H"形沟分为左叶、右叶、方叶、尾状叶。中间的横沟是肝门，肝管、肝动脉、肝门静脉、神经、淋巴管等由此出入。肝门的右前方有胆囊，右后方有下腔静脉。

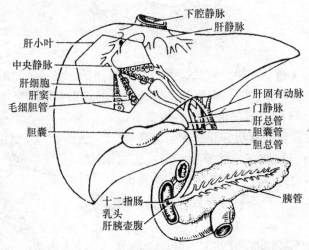

图8-12 肝、胆囊、胰、十二指肠的解剖关系

2. 肝的微细结构

肝的表面包有一层浆膜，称为被膜。被膜下的致密结缔组织深入肝的实质，将整个肝脏分隔成几十万个结构基本相同的肝小叶（图8-13）。肝小叶是肝的基本结构和功能单位，主要是由肝细胞构成，肝细胞承担胆汁分泌、激素代谢、解毒等多种功能。

肝小叶为不规则棱柱体。在光镜下肝细胞胞体较大，呈多面体，核大而圆，一般为一个，也可见双核，细胞核染色浅；肝细胞胞质丰富，多呈嗜酸性，胞质内有较多糖原颗粒和少量脂滴。在肝小叶中央贯穿着一条小静脉称为中央静脉，肝细胞以中央静脉为中心，向四周呈放射状排列成一行行的肝细胞索（又称为肝板），肝细胞索之间的空隙是肝血窦，即扩大的毛细血管，窦壁有枯否氏细胞，能吞噬异物。肝血窦互相吻合，并与中央静脉相通。

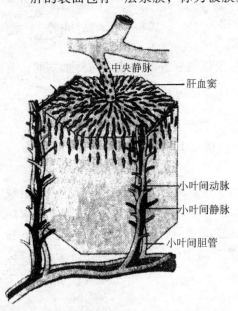

图8-13 肝小叶立体模式图

肝细胞表面与血窦内皮细胞之间的狭窄间隙被称为窦周隙。其中充满从血窦来的血浆成分，肝细胞的微绒毛可以与血浆进行广泛的接触。窦周隙在肝小叶内的相互连通，成为肝细胞与血液之间进行物质交换的场所。

由相邻的肝细胞局部细胞膜凹陷形成的小管道称胆小管，腔内有肝细胞突出的微绒毛。胆小管在肝板内连成网格状，向肝小叶周围放射状走行。胆小管周围的相邻肝细胞膜形成紧密连接，以封闭胆小管，防止胆汁外溢。几个肝小叶相邻的区域，内含少量结缔组织，肝门静脉、肝动脉和肝管三者由肝门入肝后均分支伴行在此区域，分别称为小叶间静脉、小叶间动脉、小叶间胆管，该区域称门管区。通过肝动脉流入肝脏的动脉血（富含氧气）以及通过介于胃、肠、胰、脾的毛细血管和肝血窦之间的肝门静脉流入肝脏的静脉血（富含营养物质），分别经小叶间动脉和小叶间静脉流入肝血窦，这两种血液在此与肝细胞进行物质交换，然后汇入中央静脉，最后汇集成肝静脉，出肝后即入下腔静脉，肝的血液流向可归纳如下：

$$\left.\begin{array}{l}\text{肝固有动脉}\to\text{小叶间动脉}\\ \text{肝门静脉}\to\text{小叶间静脉}\end{array}\right\}\to\text{肝血窦}\to\text{中央静脉}\to\text{小叶下静脉}\to\text{肝静脉}\to\text{下腔静脉}$$

3. 胆囊及输胆管道

肝外胆管系统是指走出肝门以外的胆道系统而言，包括胆囊和输胆管道。胆囊位于肝右叶下面胆囊窝内，分为胆囊底、胆囊体、胆囊颈。输胆管道包括肝左、右管，肝总管、胆囊管、胆总管。肝细胞不断分泌的胆汁进入胆小管后，经小叶间胆管流到左右肝管，出肝后的左右肝管合成一条肝总管，肝总管与胆囊管合成胆总管，胆总管斜穿十二指肠降部后内侧壁中，与胰管汇合，形成略膨大的肝胰壶腹，开口于十二指肠大乳头，在肝胰壶腹周围有肝胰壶腹括约肌包绕。胆汁最后经十二指肠大乳头流入十二指肠；或由肝总管转经胆囊管入胆囊贮存。胆囊可吸收水分使胆汁浓缩。在食物消化时，胆囊收缩，肝胰壶腹括约肌舒张，贮存于胆囊的浓缩胆汁就通过十二指肠大乳头被排入十二指肠，以助食物的消化和吸收。胆汁的流向可归纳如下：

肝细胞分泌胆汁→胆小管→小叶间胆管→左右肝管→肝总管→胆总管→十二指大乳头
　　　　　　　　　　　　　　　　　　　　　　　　↑胆囊管↓
　　　　　　　　　　　　　　　　　　　　　　　　　胆囊

（三）胰

胰是人体的第二大腺，全长14~20cm，呈狭长的三棱形，位于胃的后方，横跨在第1、2腰椎的前方，分头、体、尾三部分。胰外被以结缔组织被膜，结缔组织伸入腺体内，将实质分隔为许多小叶。腺实质包括外分泌部和内分泌部。外分泌部有许多分泌胰液的腺泡，腺泡的导管汇入一条横贯全腺体的胰管，胰管贯穿胰全长经胰头穿出，在十二指肠降部壁内与胆总管汇合共同开口于十二指肠大乳头。副胰管位于胰管上方，开口于十二指肠小乳头。分泌的胰液由此两处流入肠腔内（图8-12）。此外，胰又是一个内分泌器官，在腺泡之间有散在的大小不一的细胞团，称胰岛，能分泌胰岛素与胰高血糖素等激素。这些激素直接进入血液和淋巴，主要参与糖代谢的调节。

第二节 营养物质的消化及吸收

消化系统的基本功能是消化从外界摄取的食物和吸收各种营养物质,供机体新陈代谢所需的物质和能量,并将未被消化和吸收的食物残渣经肛门排出体外。食物中的营养物质包括蛋白质、脂肪、糖类、维生素、水和无机盐。除维生素、水和无机盐可以被直接吸收利用外,蛋白质、脂肪和糖类等物质均属分子结构复杂的有机物,不能被机体直接吸收利用,需在消化管内被分解为结构简单的小分子物质,才能被吸收利用。食物在消化管内被分解成结构简单、可被吸收的小分子物质的过程,称为消化。这种小分子物质透过消化管黏膜上皮细胞进入血液和淋巴液的过程,称为吸收。消化和吸收是两个紧密联系的过程。

食物在消化管内被消化的方式有两种:一是通过消化管肌肉的运动来完成的机械性消化,其作用是磨碎食物,使食物与消化液充分混合,以及推送食物到消化管的远端;二是通过消化腺细胞分泌的消化液来完成的化学性消化,消化液中最重要的成分是各种消化酶,它们能分别将蛋白质、脂肪和糖类等物质分解为小分子物质。这两种消化方式是同时进行,互相配合的。

消化系统除具有消化和吸收功能外,还有内分泌功能和免疫功能。

一、消化管各部的消化功能

(一) 消化管平滑肌的一般生理特性

消化管平滑肌具有以下特点:

1. 兴奋性较低,收缩缓慢

消化管平滑肌的电兴奋性较骨骼肌为低,完成一次收缩和舒张的时间比骨骼肌的长得多,且变异较大。

2. 自律性

将离体的消化管置于适宜的环境中,其平滑肌能呈现节律性收缩,但其节律不如心肌那样规则,且收缩缓慢。

3. 紧张性

消化管平滑肌在静息时仍保持在一种轻度的持续收缩状态,即紧张性。这种紧张性使消化管管腔内经常保持着一定的基础压力,并使消化管各部分保持一定的形状和位置。消化管平滑肌的各种收缩都是在紧张性的基础上发生的。

4. 富有伸展性

在外力作用下,消化管平滑肌能作很大的伸展,以适应实际的需要。例如胃内可以容纳好几倍于自己原来体积的食物。

5. 对刺激有选择性

消化管平滑肌对一些生物组织产物、化学、温度和牵张等刺激具有较高的敏感性,对电刺激不敏感。

> **知识拓展**
>
> 消化道平滑肌除了一般的生理特性外，还具备共同的电生理特性。即消化道平滑肌存在的静息电位、慢波电位、动作电位。
>
> 胃肠平滑肌细胞的静息电位在 $-50 \sim 60mV$ 之间，主要是 K^+ 外流形成，其次有 Na^+-K^+ 泵的生电作用。许多胃肠平滑肌的静息电位不稳定，可在静息电位的基础上产生自发性和周期性的电位波动，其频率较慢，故称为慢波电位或慢波，又称为基本电节律。胃为 3 次/分钟，十二指肠为 12 次/分钟，波幅为 $10 \sim 15mV$，时程为几秒至几十秒。基本电节律不触发肌肉收缩、可以扩布且与 Na^+ 有关。当慢波去极化达到阈电位水平时，即可爆发动作电位。动作电位产生在慢波电位基础上，一个至数个，时程较长，持续 $10 \sim 20ms$，但幅值较低。去极相由慢钙通道介导的内向离子流形成（主要是 Ca^{2+}，也有 Na^+）。对于基本电节律与动作电位来说，慢波使平滑肌细胞的膜电位接近阈电位，为动作电位的产生创造了条件。慢波决定着胃肠运动的频率、扩布的方向和速度；动作电位决定着平滑肌收缩的力量和持续的时间。

（二）消化管内机械性消化

1. 咀嚼和吞咽

食物在口腔内的机械性消化通过咀嚼完成。咀嚼是咀嚼肌群依次收缩所组成的复杂的反射性活动。再加上舌的搅拌，食物与唾液充分混合，形成食团，便于吞咽，且有利于化学性消化的进行。

咀嚼肌是骨骼肌，咀嚼的强度和时间可由意识控制。在正常情况下，咀嚼运动不仅能反射性地完成口腔内食物的机械性和化学性加工过程，还能反射性地引起消化管下段的运动和消化腺的分泌，为食物的进一步消化准备有利条件。

吞咽也是一种复杂的反射动作，它使食团从口腔经咽入食管。食团由口腔送入咽的过程是受大脑皮层控制的随意运动，但进入咽后，整个吞咽动作就成为自动过程。食团进入食管后引起食管蠕动。蠕动是食管肌肉的顺序舒张和收缩形成的一种向前推进的波形运动。在食团的上端为一收缩波，下端为一舒张波，舒张波和收缩波不断向下移动，食团也逐渐被推送入胃。蠕动是整个消化管平滑肌共有的运动形式。

在食管和胃之间存在一个高压区，宽约 $1 \sim 2cm$，起到了类似生理性括约肌的作用，可阻止胃内容物逆流入食管，被称为食管下括约肌。食管下括约肌的张力受到神经和体液调节。

2. 胃的运动

（1）胃的运动形式　胃的运动形式包括紧张性收缩、容受性舒张和蠕动三种。其作用为：①贮存食物；②使食物和胃液充分混合变成半流体的食糜；③将食糜分批排入十二指肠。

胃壁平滑肌经常保持着一定程度的收缩状态，称紧张性收缩，其意义在于维持胃内一定的压力和胃的形状、位置。当胃内充满食物时，紧张性收缩加强，所产生的压力有助于胃液渗入食物和促进食糜向十二指肠移行。

当咀嚼和吞咽食物时，食物刺激咽、食管等处感受器，反射性地引起胃底和胃体部肌肉舒张，这种舒张使胃能够适应大量食物的涌入，而胃内压上升不多，以完成贮存食物的功能，故称容受性舒张。

食物进入胃后约 5min，胃即开始蠕动，蠕动波从胃体中部开始，逐渐推向幽门。胃反复蠕动可使胃液与食物充分混合，并推送胃内容物分批通过幽门入十二指肠。

（2）胃的排空　指胃的内容物被排放到十二指肠的过程。一般在食物入胃后 5 分钟就开始有部分排入十二指肠。胃对不同食物的排空速度与食物的物理状态和化学组成有关。流体食物比固体食物排空快，颗粒小的食物比颗粒大的食物排空快；在三种主要食物成分中，糖类较蛋白质的排空快，蛋白质又比脂肪类排空快。人们日常的食物都是混合性的，一次用餐的食物由胃完全排空一般需 4～6h。胃排空受来自胃和十二指肠两方面因素控制。

（3）呕吐　呕吐是指胃和肠内容物经口腔强力驱出体外的反射性动作。呕吐动作是复杂的反射活动。机械的和化学的刺激作用于舌根、咽、胃、大小肠、胆总管等处的感受器可引起呕吐。胃肠道以外的器官，如泌尿生殖器官、视觉、味觉、嗅觉和内耳前庭位置觉等感受器受到异常刺激时也可引起呕吐。

呕吐可将胃内有害的物质排出，是一种具有保护意义的防御反射，临床上常用催吐的方法抢救药物或食物中毒的病人。但呕吐对人体也有不利的一面，若长期剧烈的呕吐，不仅影响正常进食和消化活动，而且使大量消化液丢失，造成体内水、电解质和酸碱平衡的紊乱。

3. 小肠的运动

（1）紧张性收缩　是小肠其他运动形式的基础，可使小肠内保持一定的基础压力，以维持小肠保持一定的形态和位置。在进餐后显著增高，可使食糜与消化液混合充分，加快食糜的推进速度。

（2）分节运动　分节运动是一种以环行肌为主的节律性收缩和舒张的运动，主要发生在食糜所在的一段肠管上。进食后，有食糜的肠管上若干处的环行肌同时收缩，将肠管内的食糜分割成若干节段。随后，原来收缩处舒张，原来舒张处收缩，使原来每个节段的食糜分为两半，相邻的两半又各自合拢来形成若干新的节段，如此反复进行（图 8-14）。分节运动的意义在于使食糜与消化液充分混合，并增加食糜与肠壁的接触，为消化和吸收创造有利条件。此外，分节运动还能挤压肠壁，有助于血液和淋巴的回流。

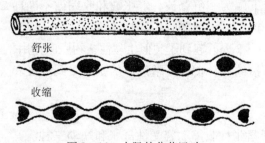

图 8-14　小肠的分节运动

（3）蠕动　小肠的蠕动通常重叠在节律性分节运动之上，两者经常并存。小肠蠕动的速度很慢，约 1～2cm/s，每个蠕动波只把食糜推进一段短距离（约数厘米）后即消失。蠕动的意义在于使分节运动作用后的食糜向前推进，到达一个新肠段，再开始分节运动。在小肠还常见到一种行进速度很快、传播较远的蠕动称为蠕动冲，它将食糜从小肠开始端一直推送到末端，有时还可以推送到大肠。

4. 大肠的运动和排便

大肠的运动形式类似小肠的分节运动和蠕动，但频率较慢，与大肠主要是吸收水分和暂时贮存粪便的功能相适应。大肠具有的特殊的分节运动称为袋状往返运动，可以使结肠袋内容物向两个方向作短距离往返位移，但并不向前推进。集团运动是大肠具有的特殊的蠕动，其推进速度快、行进距离远、力量强大，多发生在起床后、进餐（早餐）后，开始于横结肠，可直达直肠甚至肛门，引起便意。

排便是一种反射活动。粪便入直肠时，刺激直肠壁内的感受器，冲动沿盆神经和腹下神经中的传入纤维传至脊髓腰骶部的初级排便中枢，同时传入冲动还上传至大脑皮质，引起便意。如条件许可，大脑皮质发出冲动，通过盆神经的传出纤维（副交感纤维），引起降结肠、乙状结肠和直肠收缩，肛门内括约肌舒张，与此同时，阴部神经的传出冲动减少，肛门外括约肌舒张，粪便则排出体外。

如果排便反射经常被抑制，就逐渐使直肠对粪便的压力刺激失去正常的敏感性，粪便在大肠中停留过久，会因过多的水分被吸收而变得干硬，结果不易排出，这是产生习惯性便秘的常见原因之一。当直肠黏膜由于炎症而敏感性增高时，肠内只有少量粪便、黏液就可以引起便意和排便反射，在排便后总有未尽的感觉，临床上称这种现象为"里急后重"，常见于痢疾或肠炎时。

> **知识拓展**
>
> 便秘多见于老年人，可分结肠便秘和直肠便秘。老年人的牙多不健全，喜吃低渣精细饮食，因而缺少纤维素对肠壁的刺激使结肠运转粪便的时间延长；加之老年人运动少，肠肌收缩力普遍下降，均易促成结肠便秘。老年人提肛肌和肛门括约肌松弛无力，造成粪便嵌塞在直肠窝内而成直肠便秘。便秘也可由肛周疾病如痔、瘘、结肠癌、直疝等引起。某些铁、铝、钙制剂也可引起便秘。由于习惯性便秘，患者往往长期服用泻剂，这可导致肠功能紊乱。

（三）化学消化-消化液的作用

每天由各种消化腺分泌的消化液总量达 6~8L，主要由消化酶、电解质和水组成。消化液的主要功能是：①改变消化腔内的 pH，适应消化酶活性的需要；②分解复杂的食物成分为结构简单、可被吸收的小分子物质；③稀释食物，使之与血浆渗透压相等，有利于吸收；④通过分泌黏液、抗体和大量液体，保护消化道黏膜，防止物理性和化学性的损伤。

1. 唾液

唾液是由大、小唾液腺分泌的混合液体，无色无味近于中性（pH 6.6~7.1），正常成人每日分泌量 1.0~1.5L，其中水分约占 99%，其余成分主要是黏蛋白、唾液淀粉酶、溶菌酶、尿素、尿酸等有机物和少量无机盐。

唾液主要作用：①湿润和溶解食物，以引起味觉，并使食物易于被吞咽；②清洁和保护口腔，唾液可清除口腔中的残余食物，冲淡、中和进入口腔的有害物质，唾液中的溶菌酶还有杀菌作用；③唾液淀粉酶可使淀粉分解为麦芽糖，唾液淀粉酶发挥作用的最适 pH 是在中性范围内，食物进入胃后，唾液淀粉酶还可继续作用直到胃内容物的 pH 变为 4.5 而使其失去活性；④唾液还具有排泄功能，体内一些物质，如碘化钾、铅和汞等都可随唾液排出。

> **知识链接**
>
> 支配唾液腺的传出神经有交感神经和副交感神经。此两种神经兴奋时，均引起唾液分泌增加，但以副交感神经的作用为主。当副交感神经兴奋时，其末梢释放乙酰胆碱，作用于唾液腺使之分泌大量稀薄的、酶多具强消化能力的唾液。用乙酰胆碱或类似药时，可引起大量唾液分泌，而用抗乙酰胆碱药（如阿托品），则能抑制唾液分泌。

2. 胃液

胃液是胃腺及胃黏膜上皮细胞分泌的混合物。纯净的胃液是一种无色透明的酸性液体，pH 值约为 0.9~1.5。正常成人每日胃液分泌量约 1.5~2.5L。胃液所含的重要成份有盐酸、胃蛋白酶原、黏液和内因子。

（1）盐酸　由胃腺壁细胞分泌的盐酸又称胃酸。胃酸存在着两种形式：一种为游离酸；另一种为结合酸，即与蛋白质结合的盐酸蛋白质。二者的浓度合称为总酸度，其中游离酸占绝大部分。正常人的盐酸最大排出量可达 20~25mmol/h，男性略高于女性，50 岁以后分泌量下降。

盐酸的主要作用是：①能激活胃蛋白酶原，并提供胃蛋白酶发挥作用所需的酸性环境；②可抑制和杀死随食物进入胃内的细菌；③盐酸进入小肠后能促进胰液、胆汁和小肠液的分泌；④盐酸所造成的酸性环境，有助于小肠对铁和钙的吸收；⑤盐酸可使食物中的蛋白质变性，易于消化。若盐酸分泌过少，会引起消化不良。若分泌过多，对胃和十二指肠黏膜有损害，这可能是引起溃疡的原因之一。

（2）胃蛋白酶　胃腺主细胞分泌入胃腔的胃蛋白酶原是无活性的，在胃酸作用下，转变为具有活性的胃蛋白酶。已激活的胃蛋白酶对胃蛋白酶原也有激活作用。胃蛋白酶能水解蛋白质，主要产物是䏡和胨、少量多肽和氨基酸。但胃蛋白酶必须在酸性较强的环境中才有作用，其最适 pH 为 2.0，随着 pH 的增高，其活性降低，当 pH 大于 5 时，胃蛋白酶失去活性。

（3）黏液和碳酸氢盐　胃内的黏液是由黏膜表面的上皮细胞、胃底泌酸腺的黏液细胞以及贲门腺和幽门腺分泌的，其主要成分为糖蛋白。黏液覆盖于胃黏膜的表面，具有润滑作用，可减少粗糙的食物对胃黏膜的机械损伤。胃黏膜表面黏液细胞之间的紧密连接和黏液，可保护胃黏膜不被胃液内高浓度盐酸和胃蛋白酶损害。其中，胃上皮表面覆盖的黏液层，由不溶性的黏液凝胶构成，内含有大量 HCO_3^-。凝胶层将上皮与胃蛋白酶相隔离，并延缓 H^+ 向黏膜弥散；HCO_3^- 可中和 H^+，构成保护胃的黏液-碳酸氢根屏障。如果饮酒过多或服用乙酰水杨酸一类药物过多，可能破坏这种保护因素。

（4）内因子　内因子是由壁细胞分泌的一种糖蛋白。内因子与食入的维生素 B_{12} 结合，不仅可保护维生素 B_{12} 不被小肠内水解酶破坏，还可以促进回肠上皮吸收维生素 B_{12}。若机体缺乏内因子，维生素 B_{12} 吸收不良，将影响红细胞的生成，造成巨幼红细胞性贫血。

食物是引起胃液分泌的生理性刺激物，一般按感受食物刺激的部位，分为三个时期：头期、胃期和肠期。各期的胃液分泌在质和量上有一些差异，但在时间上各期分泌是重叠的，在调节机制上，都包括神经和体液两方面的因素。精神、情绪以及与进食有关的条件的恶劣刺激，都可通过中枢神经系统反射性减少胃酸的分泌。盐酸、脂肪和高渗溶液则是胃肠道内抑制胃液分泌的三个重要因素。

知识链接

组织胺是一种很强的胃酸分泌刺激物。正常情况下，胃黏膜恒定地释放少量组织胺，通过局部弥散到达邻近的壁细胞发挥作用。近年来认为，组织胺不仅本身具有刺激胃酸分泌的作用，它还可以提高壁细胞对胃泌素和乙酰胆碱的敏感性。拟副交感神经药物如乙酰胆碱、乙酰甲胆碱和毛果芸香碱，都是促进胃液分泌的药物。阿托品类胆碱能神经阻断药，则抑制胃液分泌。肾上腺皮质激素可增强胃腺对迷走神经冲动和胃泌素等刺激的反应，但它也有抑制胃黏液分泌的作用。因此，对消化性溃疡患者使用这类激素时要慎重。

知识拓展

质子泵抑制剂

质子泵抑制剂（Proton-pump inhibitors，PPIs）用于治疗胃酸相关性疾病，是目前临床应用最广泛、疗效最好的药物。它通过抑制胃酸分泌的最后步骤，即胃壁细胞内质子泵驱动细胞内 H^+ 与小管内 K^+ 的交换过程，从而达到抑制胃酸分泌的作用。

PPIs 与以往临床应用的抑制胃酸药物 H^+ 受体拮抗剂相比较，具有作用靶点不同、临床特点不同的特性，即夜间的抑酸作用好、起效快，抑酸作用强且时间长、服用方便，所以能抑制基础胃酸的分泌及组胺、乙酰胆碱、胃泌素和食物刺激引起的酸分泌。

第 1 个 PPI 奥美拉唑（omeprazole）1987 年在瑞典上市，之后兰索拉唑（lansoprazole）、泮托拉唑（pantoprazole）、雷贝拉唑（rabeprazole）等相继上市，目前 PPIs 已经成为治疗胃、十二指肠溃疡、胃食道反流综合征等消化系统疾病的最主要的临床用药。

3. 胰液

胰液由胰腺的腺泡细胞及小导管管壁细胞分泌，无色无嗅，pH 约为 7.8~8.4。成人每日分泌 1~2L。

胰液由无机物和有机物组成。无机成分中最重要的是胰腺小导管的上皮细胞分泌的碳酸氢盐，其浓度随胰液分泌率增加而增加。碳酸氢盐的主要作用是中和进入十二指肠的胃酸，使肠黏膜免受胃酸的侵蚀，并为小肠内多种消化酶的活动提供最适宜的 pH 环境（pH 7~8）。此外，胰液中还有 Cl^-、Na^+、K^+、少量的 Ca^{2+} 和微量的 Mg^{2+}、Zn^{2+} 等。

胰液中的有机物主要是消化三种营养物质的消化酶，由腺泡细胞分泌，主要有胰淀粉酶、胰脂肪酶、胰蛋白酶原和糜蛋白酶原。前两种酶具有活性，胰淀粉酶可将淀粉水解为麦芽糖及葡萄糖，胰脂肪酶可分解甘油三酯为脂肪酸、甘油一酯和甘油。后两种酶原均不具活性,当胰液进入十二指肠后,胰蛋白酶原被肠液中的肠致活酶激活成为具有活性的胰蛋白酶。此外,酸和胰蛋白酶也能使胰蛋白酶原活化。糜蛋白酶原由胰蛋白酶激活为糜蛋白酶。胰蛋白酶和糜蛋白酶都能分解蛋白质为䏡和胨,二者共同作用时,可使蛋白质分解为小分子的多肽和氨基酸。糜蛋白酶还有较强的凝乳作用。

胰液含有的消化酶的种类最多,是消化能力最强的消化液,是消化脂肪和蛋白质的主力。当胰液分泌障碍时,即使其他消化液分泌正常,食物中的脂肪和蛋白质仍不能完全消化,从而影响它们的吸收,但糖的消化和吸收一般不受影响。

4. 胆汁

胆汁是由肝细胞不断生成的具有苦味的有色液汁,成人每日分泌量约 800～1000ml。胆汁的颜色由所含胆色素的种类和浓度决定,由肝脏直接分泌的肝胆汁呈金黄色或桔棕色,而在胆囊贮存过的胆囊胆汁则因浓缩使颜色变深。肝胆汁呈弱碱性(pH 7.4),胆囊胆汁因碳酸氢盐被吸收而呈弱酸性(pH 6.8)。

胆汁除水分外,还有胆色素、胆盐、胆固醇、卵磷脂、脂肪酸、无机盐等成分。胆汁中没有消化酶,但胆汁对脂肪的消化和吸收具有重要作用。胆汁中的胆色素是血红蛋白的分解产物,主要为胆红素,其氧化物为胆绿素。胆汁中的胆盐为肝脏所分泌的胆汁酸与甘氨酸或牛磺酸结合的钠盐或钾盐。

胆汁的作用主要是胆盐的作用。胆盐、胆固醇和卵磷脂等均可降低脂肪的表面张力,使脂肪乳化成许多微滴,从而增加胰脂肪酶的作用面积,有利于脂肪的消化;胆盐可与脂肪酸、甘油一酯等结合,形成水溶性复合物,促进脂肪消化产物的吸收,同时能促进脂溶性维生素(维生素 A、D、E、K)的吸收。

胆汁排入小肠后,到达回肠末端时,90% 的胆汁被重新吸收入血,通过肝门静脉重新运送回到肝脏,促进胆汁分泌,这个过程称为胆盐的肠肝循环。

肝细胞不断分泌胆汁,但在非消化期间,肝细胞所分泌的胆汁贮存于胆囊中。在消化期间,胆汁则直接由肝脏以及由胆囊大量排至十二指肠内,尤以食物进入小肠后的作用最明显。

知识拓展

胆结石病即胆道内胆汁的某些成分(胆色素、胆固醇、黏液物质及钙等)在各种因素的作用下,析出、凝集而形成石头导致的疾病。结石可以发生在胆道的任何部位。胆结石的发生与饮食、感染、胆汁停滞等因素有关。在日常生活中有些因素可能促进胆结石病的发生:①长期食入高糖、高脂膳食者,可造成胆汁中三种脂类(胆固醇、卵磷脂、胆汁酸)比例失调,胆固醇过饱和而引起胆固醇结石。②与胆固醇结石相反,惯用低蛋白、粗碳水化合物饮食者容易发生胆色素结石。在农村,沿海卫生条件相对较差的地区,胆红素结石的发病率高。胆汁培养带有大肠杆菌生长,大肠杆菌在繁衍过程中产生酶,超过胆汁中存在的葡萄糖二酸-1、4-内酯对其的抑制作用,使结合胆红素水解,而形成胆红素结石。胆结石的形成是一个慢性复杂过程,合理的饮食结构和良好的卫生习惯可预防本病的发生。

5. 小肠液

小肠液由小肠黏膜中的小肠腺分泌,呈弱碱性,pH 约为 7.6。成人每日分泌量约

1~3L。小肠液边分泌边吸收,这种液体的交流为小肠内营养物质的吸收提供了媒介。小肠液中除水和电解质外,还含有黏液、免疫蛋白和肠激酶。小肠液的作用主要有:肠激酶可激活胰蛋白酶原为胰蛋白酶;弱碱性的黏液能保护肠黏膜免受机械性损伤和胃酸的侵蚀,免疫蛋白能抵抗进入肠腔的有害抗原。

6. 大肠液

大肠液由大肠黏膜表面的上皮细胞及杯状细胞分泌,富含黏液及碳酸氢盐,呈碱性(pH 8.3~8.4),没有重要的消化功能。

大肠内有许多细菌,细菌中含有能分解食物残渣的酶。大肠内细菌对食物残渣中的糖类和脂肪的分解称发酵作用,其分解产物有单糖、醋酸、乳酸、二氧化碳、沼气、氢气等,这类产物过多则刺激大肠而引起腹泻。大肠内细菌对蛋白质的分解称为腐败作用,其分解产物除肽、氨基酸、氨等外,还有多种具有毒性的物质,如吲哚、酚等,这类物质产生后,一部份被吸收入血到肝脏解毒,另一部分则随粪便排出。大肠细菌能利用大肠的内容物合成人体必需的某些维生素,如硫胺素、核黄素及叶酸等B族维生素和维生素K。经细菌分解作用后的食物残渣及其分解产物、肠黏膜的分泌物、脱落的肠上皮细胞和大量的细菌一起组成粪便。

> **知识拓展**
>
> 大肠埃希氏菌通常称为大肠杆菌,1885年由Escherich发现,分布在自然界,大多数是不致病的,主要附生在人或动物的肠道里,在肠道中大量繁殖,几乎占到粪便干重的1/3,为正常菌群。少数的大肠杆菌具有毒性,可引起疾病。在环境卫生不良的情况下,大肠杆菌常随粪便散布在周围环境中。若在水和食品中检出此菌,可认为是被粪便污染的指标,从而可能有肠道病原菌的存在。因此,大肠菌群数(或大肠菌值)常作为饮水和食物(或药物)的卫生学标准。

二、消化管各部的吸收功能

(一)吸收的部位

消化管不同部位的吸收能力有很大差异,这主要与消化管各部位的组织结构、食物在该部位停留时间的长短和食物被分解的程度等因素有关。在正常情况下,口腔和食管基本上没有吸收功能,胃内仅仅能吸收少量的水和酒精。小肠是吸收的主要部位,大部分营养成分在小肠内已吸收完毕,小肠内容物进入大肠时已经不含有多少可被吸收的物质了。大肠主要吸收水分和盐类。

小肠之所以成为三大营养物质吸收的主要部位,主要因为它具备了许多有利条件:①食物在小肠内已被分解成可被吸收的小分子物质,利于吸收。②食物在小肠内停留的时间较长,一般是3~8h,这提供了充分吸收时间。③小肠的吸收面积大,小肠是消化管中最长的部分,人的小肠长约4m,小肠黏膜形成许多环形皱褶和大量绒毛突入肠腔,每条绒毛的表面是一层柱状上皮细胞,柱状上皮细胞顶端的细胞膜又形成许多细小的微绒毛,使小肠黏膜的表面积达到200m^2左右。④小肠绒毛内部有毛细血管、毛细淋巴管、平滑肌纤维和神经，平滑肌纤维的舒张和收缩可使绒毛作伸缩运动和摆动，绒毛的运动可加速血液和淋巴的流动，有助于吸收。

（二）小肠对三种营养物质和水分的吸收

小肠内的营养物质和水通过肠黏膜上皮细胞，最后进入血液和淋巴。物质吸收的方式包括单纯扩散、易化扩散、主动转运、入胞和出胞转运等。

1. 糖的吸收

糖以单糖的形式被小肠主动吸收，其中半乳糖和葡萄糖的吸收快，果糖的吸收慢。葡萄糖（或半乳糖）吸收的动力来自钠泵的活动，属继发性主动转运。肠腔中的葡萄糖借助小肠上皮微绒毛细胞膜上的 Na^+ - 葡萄糖同向转运体，将钠和葡萄糖同时转运至细胞内。当 Na^+ 和葡萄糖进入细胞后，就与转运体脱离，Na^+ 可借细胞侧膜上的钠泵主动转运至细胞外，葡萄糖分子以扩散方式通过侧膜和底膜最终入血。肠腔中的果糖可能通过易化扩散转运入小肠上皮细胞内。

2. 蛋白质的吸收

食物中的蛋白质经消化分解后，几乎全部被小肠吸收。目前认为，氨基酸以及各种氨基酸组成的二肽和三肽的吸收与单糖相似，属于继发性主动转运。当肽进入肠黏膜上皮细胞后，立即被存在于细胞内的肽酶水解为氨基酸。因此，吸收入肝门静脉血中的几乎全部是氨基酸。某些情况下，少量的完整蛋白质也可以通过小肠上皮细胞进入血液，它们完全没有营养学意义，相反可作为抗原引起过敏反应，从而对人体不利。

3. 脂肪的吸收

脂类的水解产物包括脂肪酸、甘油一酯和胆固醇等，它们都不溶解于水。但它们与胆盐形成水溶性微胶粒后，就可以通过小肠黏膜表面的静水层而到达微绒毛上。在这里，脂肪酸、甘油一酯等从微胶粒中释出，通过微绒毛的细胞膜进入肠上皮细胞内，胆盐则回到肠腔。

进入上皮细胞内的长链脂肪酸和甘油一酯，大部分重新合成甘油三酯，并与细胞中的载脂蛋白合成乳糜微粒，若干乳糜微粒包裹在一个囊泡内。当囊泡移行到细胞侧膜时，便以出胞作用的方式离开上皮细胞，进入淋巴循环，然后归入血液。中、短链甘油三酯水解产生的脂肪酸和甘油一酯是水溶性的，可直接进入肝门静脉而不入淋巴（图 8 – 15）。由于膳食中的动、植物油中含 15 个以上碳原子的长链脂肪酸很多，所以脂肪的吸收途径仍以淋巴为主。

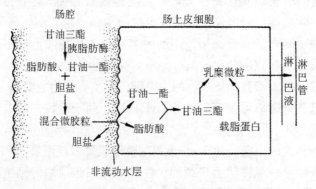

图 8 – 15 脂肪吸收示意图

4. 水的吸收

成人每日摄取水分约 1.5L，分泌各种消化液约 6.5L，即每日经过消化道的液体总量有 8L 之多。其中绝大部分在小肠内吸收，仅余下 0.5～1.0L 进入结肠，最后随粪便排出的约 150ml。

肠道内的水分都是被动吸收的。各种溶质，尤其是 NaCl 的主动吸收所产生的渗透压梯度是水吸收的主要动力。由于渗透压的作用，水通过上皮细胞和细胞间紧密连接进入细胞间隙，使间隙内静水压增高，然后进入毛细血管。如果发生频繁的呕吐、腹泻，造成大量水分的丢失，会引起严重的脱水甚至虚脱，危及生命，需要依靠输液补充体液。

第三节 消化器官活动的调节

人体在不同的状态下，消化器官活动水平也不相同。消化系统活动水平的改变主要是在神经和体液两方面的共同调节下，互相配合完成的。消化器官活动调节使得消化系统成为一个完整的统一体，适应人体的不同需要。

一、神经调节

（一）消化道的神经支配及其作用

消化道除口腔、咽、食管上段及肛门外括约肌受躯体神经支配外，其余均受交感神经和副交感神经的双重支配。另外，食管中段至结肠的绝大部分管壁内，还有壁内神经丛分布。通常称交感神经和副交感神经为外来神经，消化管壁的壁内神经丛为内在神经。

1. 交感神经

支配胃肠道的交感神经节前纤维从胸腰段脊髓侧角发出，经过交感神经节更换神经元，节后纤维分布到胃肠壁内神经丛、平滑肌、血管和外分泌细胞。节后纤维末梢释放去甲肾上腺素，属肾上腺素能纤维。

2. 副交感神经

支配胃肠道的副交感神经，主要来自脑干发出的迷走神经，支配远端结肠的副交感神经则来自脊髓骶部发出的盆神经。它们的节前纤维进入胃肠壁后，在壁内神经丛更换神经元，换元后的节后纤维分布到胃肠壁平滑肌和腺细胞。在节后纤维中，多数是兴奋性胆碱能纤维，即纤维末梢释放乙酰胆碱，对效应器官起兴奋作用。在支配胃肠道的交感和副交感神经内还有许多内脏传入神经，它们参与消化的反射活动。

3. 壁内神经丛

壁内神经丛包括分布于胃肠壁内的两组神经丛：①位于纵行肌和环行肌之间的肌间神经丛；②位于环形肌与黏膜层之间的黏膜下神经丛。

这些神经丛含有运动神经元（支配平滑肌）、感觉神经元（感受消化道内的机械、化学和温度等刺激）以及中间神经元，它们连接在一起，形成一个完整的胃肠局部反射系统（图 8-16）。有人把壁内神经丛看作是植物性神经系统中的第三组成部分。

4. 胃肠道神经对胃肠活动的作用

在正常情况下，各级神经中枢通过支配胃肠的交感神经和副交感神经，对壁内神经丛的活动进行调节。一般说来，副交感神经兴奋时，可引起胃肠运动加强，腺细胞分泌增加。交感神经兴奋时，则上述活动抑制。在特殊情况下，如肠肌的紧张性高，则无论交感神经或副交感神经兴奋，均抑制肠运动；反之，如肠肌紧张性低，则两种神经兴奋时均可以增强肠运动。当切断外来神经后，节细胞间仍有功能上的联系，内在神经可以单独起作用，完成局部反射。例如，胃肠蠕动就是通过肌间神经丛的局部反射而产生的，在切断胃肠道外来的迷走神经和交感神经后，蠕动仍然可以产生，但局部神经丛被麻痹后，蠕动就消失。

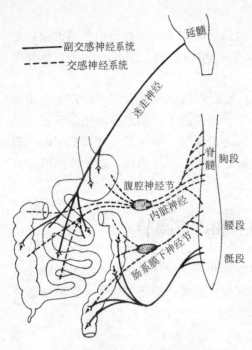

图8-16 消化器官的神经支配

（二）消化器官活动的反射性调节

调节消化器官的中枢在延髓、下丘脑、大脑皮层等处。消化活动的反射性调节包括非条件反射和条件反射。

1. 非条件反射

食物在口腔内被咀嚼和吞咽时，刺激口腔和咽部等处的感受器，反射性地引起唾液分泌、胃肠道运动增强和各种消化液分泌，为食物进一步消化作好准备。食物入胃后，刺激胃内的机械和化学感受器，使胃肠运动增强、胆汁排放、各种消化液分泌增多。食物入肠后刺激小肠壁内的感受器，通过迷走神经的传入和传出纤维引起小肠运动的增强，胰液、小肠液和胆汁的分泌。

2. 条件反射

属于高级中枢对消化器官活动调节的方式。食物的形状、颜色、气味以及有关食物的语言、文字等均可成为条件刺激，反射地引起胃肠运动增强和消化液的分泌，为食物的消化作好充分准备。但食物质量低劣或情绪抑郁则可引起食欲减退、消化管运动减弱和消化腺分泌减少，进而影响消化和吸收。

二、体液调节

消化器官的体液调节主要是指胃肠道激素的作用。从胃至结肠的黏膜层中含有多种内分泌细胞，它们散在于胃肠道黏膜上皮细胞之间。由于胃肠道黏膜的面积特别大，胃肠内分泌细胞的总数超过所有其他内分泌腺的细胞总和。因此，消化管也是身体内最大、最复杂的内分泌器官。胃肠内分泌细胞分泌的激素，统称为胃肠激素，它们的化学结构属于肽类。调节消化活动的几种主要胃肠激素的分泌细胞、产生部位及主要生理作用见表8-1。

表 8-1　几种胃肠激素的产生部位及主要生理作用

激素名称	分泌细胞	产生部位	主要生理作用
胃泌素	G 细胞	胃窦和十二指肠	促进胃液、胰液、胆汁分泌 促进胃运动 刺激消化管黏膜的生长
胆囊收缩素	I 细胞	十二指肠、空肠	引起胆囊收缩、肝胰壶腹括约肌舒张 促进胰酶的分泌 促进胰腺外分泌组织生长
促胰液素	S 细胞	十二指肠、空肠	促进胰液和胆汁的分泌 加强胆囊收缩素引起的胰酶分泌 抑制胃酸分泌和胃运动
抑胃肽	K 细胞	胃、十二指肠、胰	抑制胃液分泌 抑制胃运动 引起胰岛素释放

胃肠激素由内分泌细胞释放后，有些通过血液循环到达靶细胞、有些通过细胞间液弥散至邻近的靶细胞、有些可能沿着细胞间隙弥散入胃肠腔内起作用。此外，有些胃肠激素作为支配胃肠的肽能神经元的递质而发挥作用。胃肠激素的生理作用主要有以下三方面：

1. 调节消化腺的分泌和消化管的运动

例如胃泌素促进胃液分泌和胃运动，抑胃肽抑制胃液分泌和胃运动；胆囊收缩素引起胆囊收缩、增加胰酶的分泌等。

2. 调节其他激素的释放

例如从小肠释放的抑胃肽不仅可以抑制胃液分泌和胃运动，而且有很强的刺激胰岛素分泌的作用。又如，生长抑素、血管活性肠肽等，对胃泌素的释放起抑制作用。

3. 营养作用

一些胃肠激素具有刺激消化道组织的代谢和促进生长的作用。例如，胃泌素能促进胃和十二指肠黏膜的蛋白质合成，从而促进其生长。又如胆囊收缩素（Cholecystokinin，CCK）能促进胰腺外分泌组织的生长等。有些胃肠激素，除了存在于胃肠道外，还存在于脑组织内，而原来认为只存在于脑内的肽，也在胃肠、胰等消化器官中发现，这种双重分布的肽类物质被称为脑-肠肽。胃泌素、胆囊收缩素、P 物质、生长抑素、神经降压素等均属脑-肠肽。这种双重分布的生理意义正在被广泛而深入地研究。

第四节　腹　　膜

一、腹膜的解剖生理

腹膜为覆盖在腹、盆壁内面和腹、盆腔脏器表面的一层浆膜。衬覆于腹壁、盆壁内面的腹膜，叫壁腹膜；覆盖在脏器表面的部分，叫脏腹膜。壁层和脏层互相延续移行，形成一个潜在的腔隙，称为腹膜腔。男性腹膜腔为一个封闭的腔隙，女性腹膜腔则通过输卵管腹腔口经输卵管、子宫、阴道与外界相通（图 8-17）。

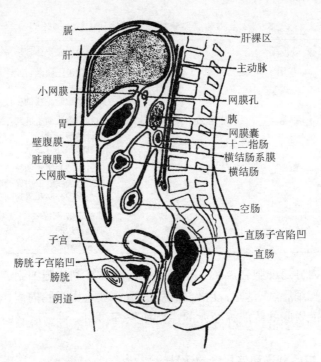

图 8-17 女性腹盆腔正中矢状切面示意图

在正常情况下，腹膜分泌少量浆液，可润湿脏器表面，保护脏器和减少脏器之间的磨擦。此外，腹膜还有吸收功能、防御功能、修复再生能力，所形成的韧带、系膜等结构对脏器还有支持固定的作用。

二、腹膜与内脏器官的关系

根据腹、盆腔器官被腹膜覆盖范围的大小，二者的关系可以分为3类，即腹膜内位器官、腹膜间位器官和腹膜外位器官。

1. 腹膜内位器官

指表面均被腹膜覆盖的器官。此类器官几乎全部包被腹膜，活动度较大。主要的器官有：胃、十二指肠上部、空肠、回肠、阑尾、横结肠、乙状结肠、脾、卵巢、输卵管等。

2. 腹膜间位器官

指表面大部分被腹膜覆盖的器官，此类器官三面包被腹膜，活动度较小。主要的器官有：升结肠、降结肠、肝、膀胱、子宫等。

3. 腹膜外位器官

指仅有一面被腹膜覆盖的器官。此类器官只有一面包被腹膜，几乎不能活动。主要的器官有：胰、肾、输尿管、肾上腺等。

三、腹膜形成的结构

（一）网膜

包括小网膜和大网膜。

1. 小网膜

是连结于肝门与胃小弯、十二指肠上部之间的双层腹膜。形似围在脖下的"餐巾"。右侧部称肝十二指肠韧带，内有胆总管、肝固有动脉、肝门静脉等结构通过。左侧部称肝胃韧带。

2. 大网膜

是连于胃大弯和横结肠之间的四层腹膜。呈"围裙"状悬挂于横结肠和小肠之前。大网膜内含脂肪、血管、淋巴管等，活动度大，有限制炎症蔓延的作用。

（二）韧带

韧带是连于腹壁与脏器或脏器与脏器之间的腹膜结构。对器官起固定作用。主要的韧带有镰状韧带、肝圆韧带、冠状韧带、胃脾韧带、脾肾韧带、膈脾韧带等。

（三）系膜

系膜是肠管连于腹后壁的双层腹膜结构。其中肠系膜是将空、回肠固定于腹后壁的双层腹膜结构；横结肠系膜是将横结肠固定于腹后壁的横位腹膜结构；乙状结肠系膜是将乙状结肠固定于盆壁的腹膜结构；阑尾系膜是将阑尾连于肠系膜下端的双层腹膜结构。

（四）腹膜陷凹

腹膜陷凹是腹膜在盆腔器官之间，形成的凹陷。在男性主要有直肠膀胱陷凹，在女性主要有膀胱子宫陷凹和直肠子宫陷凹。人处于立位和坐位时，这些陷凹的位置较低，腹膜内有积液时首先聚集于这些陷凹处。

目标检测

一、名词解释

1. 消化 2. 吸收 3. 回盲瓣 4. 麦氏点 5. "黏液－碳酸氢盐"屏障

二、选择题

1. 人体最重要的消化液是（   ）
   A. 唾液　　B. 胃液　　C. 胰液　　D. 小肠液　　E. 胆汁
2. 胃排空最慢的食物是（   ）
   A. 糖　　B. 脂肪　　C. 蛋白质　　D. 混合食物　　E. 维生素
3. 小肠是吸收的主要部位，原因是（   ）
   A. 吸收面积大　　　　　　　　　　B. 食糜停留的时间长
   C. 食物经胃和小肠消化，已适合于吸收　　D. 以上都是
   E. 以上都不是
4. 关于唾液的生理作用，下列哪项叙述是错误的（   ）
   A. 湿润、溶解食物，便于吞咽　　B. 清除口腔中的残余食物
   C. 有杀菌作用　　　　　　　　　　D. 可使食物中的蛋白质初步分解
   E. 引起味觉

5. 与蛋白质消化密切相关的消化液有（　　）
   A. 唾液，胃液　　　　　B. 唾液，小肠液
   C. 胆汁，胰液　　　　　D 胃液，胰液　　　　E. 胆汁，胃液

三、简答题

1. 简述胰液的主要成分和作用？
2. 简述消化管的一般组织结构？
3. 简述胆汁的产生和排出途径？
4. 为什么胃液不会消化其自身？
5. 为什么说小肠是消化和吸收的重要部位？

实训一　消化管、消化腺的观察

【实训目的】

在标本或模型上辨别消化系统的组成；能够辨识消化系统重要器官食管、胃、十二指肠、盲肠（阑尾）、肝、胰、胆囊的位置、形态、分部及其毗邻关系。

【实训要求】

能够在标本或模型上正确指出消化系统的组成和位置，能够在标本或模型上辨明重要消化器官食管、胃、十二指肠、盲肠（阑尾）、肝、胰、胆囊的位置、形态、分部及其毗邻关系。熟悉贲门、幽门、十二指肠球部、肝门、胆管等重要结构的形态特点。

【实训内容】

（一）消化管标本和模型的观察

1. 在口腔解剖标本和模型上观察口腔的四壁的结构、内部器官牙齿、舌、腭扁桃体的形态结构、数量；在头颈部正中矢状切面标本观察咽的形态位置，与鼻腔、口腔和喉的毗邻关系。注意区分鼻咽部、口咽部和喉咽部。观察鼻咽部的咽鼓管口，在模型上观察咽鼓管，熟悉其与中耳之间的解剖关系。学生互相观察活体口腔内牙齿和舌的形态及其位置。

2. 在食管解剖标本和模型上观察食管的形态、结构和器官、主动脉之间的毗邻关系；观察食管的三处生理性狭窄。了解生理性狭窄与口腔之间的距离。

3. 在胃解剖标本和模型上观察胃的形态、结构和分部；观察胃的前、后壁，大、小弯，出、入口。观察贲门、幽门的位置，胃的体表投影，胃壁结构。

4. 在十二指肠解剖标本和模型上观察十二指肠的"C"形形态、结构和分部，观察上部近侧与幽门相连的十二指肠球（十二指肠溃疡好发部位）；观察十二指肠大乳头、了解十二指肠大乳头与胆总管和胰管的毗邻关系。

5. 在盲肠解剖标本和模型上观察盲肠形态（结肠袋、结肠带、肠脂垂）、回盲瓣、阑尾形态、位置及阑尾腔开口、在人活体上定位麦氏点（在脐与右髂前上棘连线的中外1/3交点处）。

(二)消化腺标本和模型的观察

1. 在人活体上定位肝的位置；在肝解剖标本和模型上观察肝形态、位置和与胃、横结肠等器官的毗邻关系；观察肝门结构及其组成、肝外胆管系统走向、胆囊形态和结构。

2. 在胰解剖标本和模型上观察其形态，位置及其与胃、十二指肠的毗邻关系，观察头、体、尾三部分，观察胰管走向及其开口。

【实训评价】

1. 学生能够辨识消化系统结构、重要解剖标识和重要器官的标本为准，可根据学生观察到的结构名称数量和准确性做出评价。

2. 学生能在消化系统模型上组装消化系统概观的模型为准，以学生组装准确度和时间做出实训评价。

实训 二 胃腺、小肠壁、肝小叶组织结构的观察

【实训目的】

通过观察胃腺、小肠壁、肝小叶的 HE 染色切片结构，在光镜下能够识别胃腺、小肠壁、肝小叶的微细结构，特别是肝小叶的微细结构，从而理解肝的生理功能。

【实训要求】

在实验教、辅人员的指导下，观察胃腺、小肠壁、肝小叶组织 HE 染色切片。要求具备掌握在光镜下辨认消化系统重要器官微细结构的能力。

【实训内容】

(一)胃腺组织结构的观察

组成腺体的细胞主要有壁细胞、主细胞、颈黏液细胞、内分泌细胞等。重点观察前三种细胞。壁细胞主要分布于胃底腺的颈部和体部。光镜下，胞体较大，多呈圆锥形，胞质嗜酸性，核圆居中；主细胞数量最多，主要分布在胃底腺的体部和底部。光镜下，细胞呈柱状，核圆形，位于基底部，顶部胞质在 HE 染色标本上呈泡沫状；颈黏液细胞较少，位于胃底腺的颈部，常夹于壁细胞间，核扁圆，位于细胞基部，核上方有较多黏原颗粒，染色浅淡。分泌稀薄的可溶性酸性黏液。

(二)小肠腺组织结构的观察

小肠壁由黏膜、黏膜下层、肌层、外膜构成。HE 染色切片由管壁的管腔面向外依次是黏膜层、黏膜下层、肌层和外膜。可观察小肠壁的黏膜（由上皮、固有层和黏膜肌层组成）和黏膜下层向肠腔突出，形成的许多环行皱襞；黏膜上皮和固有层结缔组织向肠腔内突出形成的肠绒毛；黏膜上皮从绒毛根部下陷到固有层形成管状的小肠腺，由薄层内环行和外纵行平滑肌组成的黏膜肌层及外膜。

(三)肝小叶组织结构的观察

肉眼观察一个肝小叶大约有小米粒大，HE 染色切片观察为不规则的多面棱柱体，由中央静脉、肝板、肝血窦与胆小管组成。中央静脉在小叶中央纵向行走；肝板、肝

血窦以中央静脉为中心，向四周呈放射状排列，并相互吻合成网状；胆小管夹在肝板内，肝小叶间结缔组织很少，小叶分界不明显。

【实训评价】

以学生能够辨识消化系统的胃腺、小肠壁、肝小叶 HE 染色的切片为合格。

（任　宏）

第九章 泌尿系统

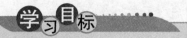

通过学习泌尿系统,使学生掌握泌尿系统各个组成的形态、位置及功能。

知识目标

1. 掌握泌尿系统的组成,肾的位置、形态和微细结构,输尿管、膀胱、尿道的位置和形态以及输尿管的三处狭窄,尿生成的基本过程及其影响因素,尿液的理化特性等。
2. 熟悉肾的剖面结构,排尿反射。
3. 了解肾的血液循环特点,尿液浓缩与稀释。

技能目标

1. 能在男、女泌尿生殖系统概观标本上,指出泌尿系统的各个组成部分。
2. 能在腹膜后位的标本上辨认出肾的位置、形态、毗邻及被膜,指出肾门的位置,说出肾窦内结构的排列顺序;观察输尿管的位置、形态、行程并辨认出三个狭窄的部位。
3. 能在膀胱离体标本上,观察膀胱的形态、位置和毗邻,寻认输尿管的开口和尿道内口,指出膀胱三角并说出其临床意义。
4. 能肉眼辨认出肾皮质和肾髓质,在高倍显微镜下能观察到肾小体、近端小管曲部、远端小管曲部、集合小管。
5. 能够完成动物麻醉、固定、尿液引流等实验操作,观察静脉注射20%葡萄糖溶液和速尿后尿量的变化情况并分析原因。

第一节 尿的生成

泌尿系统是由肾、输尿管、膀胱和尿道共同组成。肾是产生尿液的器官,输尿管是输送尿液的管道,膀胱是储存尿液的器官,尿道是尿液排出的通道(图9-1)。泌尿系统的主要功能是产生尿液,通过尿液将体内的某些代谢废物如尿素、尿酸、无机盐及多余的水分等排出体外。

一、肾的结构

(一)肾的形态

肾形似豆形,前后略扁,为成对的实质性器官,富含血液,新鲜时呈红褐色,质地柔软,表面光滑。肾分为前后两面,上下两端,内外侧两缘。肾前面隆凸,后面较平坦。肾外侧缘隆凸；内侧缘中央凹陷，称为肾门，是肾血管、肾盂、淋巴管和神经等出入的部位。出入肾门的结构被结缔组织包裹成束，称为肾蒂。

肾门向肾实质凹陷形成的腔隙，称为肾窦，其内容纳肾血管、肾小盏、肾大盏、肾盂及脂肪等结构。

（二）肾的位置

肾紧贴腹后壁上部，脊柱的两侧，腹膜的后方，是腹膜外位器官。左肾上端平第 11 胸椎下缘，下端平第 2 腰椎下缘；由于受肝脏的影响，右肾位置比左肾略低，其上端平第 12 胸椎上缘，下端平第 3 腰椎上缘。左侧第 12 肋斜过左肾后方的中部，右侧第 12 肋斜过右肾后方的上部。肾门的位置较固定，约平第 1 腰椎椎体平面（图 9 – 2）。

在腰背部，肾门的体表投影称肾区，其位于竖脊肌外侧缘和第 12 肋的夹角处。肾病患者此区会有叩击痛或触压痛。肾的位置随年龄、性别、体型和体位的不同而有差异。两肾的上方邻肾上腺。

（三）肾的被膜

肾表面由内向外有三层被膜包裹，即纤维囊、脂肪囊、肾筋膜（图 9 – 3）。

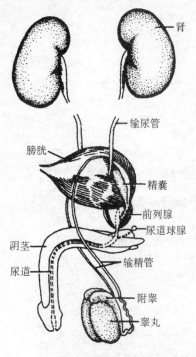

图 9 – 1 男性泌尿生殖系统概观

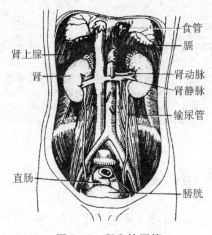

图 9 – 2 肾和输尿管

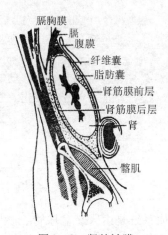

图 9 – 3 肾的被膜

1. 纤维囊

纤维膜是薄而且坚韧的致密结缔组织膜，包于肾脏表面。正常时容易与肾实质剥离，但在肾脏有病变时，可与肾实质发生粘连，不易剥离。因此在修复肾破裂时或行肾脏部分切除术时，需要缝合纤维囊。

2. 脂肪囊

纤维囊外周的囊状脂肪层，经过肾门与肾窦内的脂肪组织相续。脂肪囊对肾脏起弹簧垫似的保护作用。

临床上常作的肾囊封闭就是将药物直接注入肾脂肪囊内。

3. 肾筋膜

位于脂肪囊外面的致密结缔组织膜。肾筋膜分前后两层包裹肾和肾上腺。肾筋膜借助结缔组织对肾脏起固定作用。

在肾的外侧及上方，两层肾筋膜互相融合；在肾的下方，前、后两层互相分离，其间有输尿管通过；在肾的内侧，肾筋膜前层延续到腹主动脉和下腔静脉的前面与对侧前层互相连续，后层与腰大肌筋膜融合。

肾的三层被膜、肾血管、腹膜、腹压及肾周围器官等因素对维持肾的正常位置有重要作用。当肾固定装置发育不良时，可导致肾下垂或肾移位。

（四）肾的剖面结构

观察肾的冠状切面，可见表层的肾皮质和深层的肾髓质两部分。肾皮质位于浅层，富含血管，为红褐色，是肾的泌尿部，主要由肾小体和肾小管组成；肾皮质深入肾髓质的部分称为肾柱。肾髓质由于血管较少，颜色较浅，位于肾皮质的深层，由15～20个肾锥体构成。肾锥体呈圆锥形，其基底部朝向皮质，尖端钝圆，伸向肾窦，称肾乳头。肾乳头尖端的开口称为乳头孔，为乳头管通向肾小管的开口。肾乳头被一些漏斗形的膜性短管包绕，称肾小盏。尿液由肾乳头流入肾小盏。每侧肾7～8个肾小盏，每2～3个肾小盏合成一个肾大盏。每侧有2～3个肾大盏合成漏斗形的肾盂，肾盂出肾门后向下弯行，逐渐变细，移行为输尿管（图9-4）。

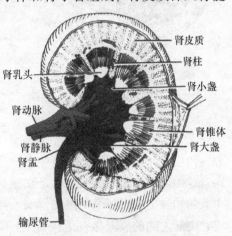

图9-4 肾的剖面结构

（五）肾的微细结构

肾实质是由大量的泌尿小管构成，其间有少量的结缔组织、血管、淋巴管和神经共同构成肾间质。泌尿小管是形成尿液的结构，由肾单位和集合管组成，其组成如下：

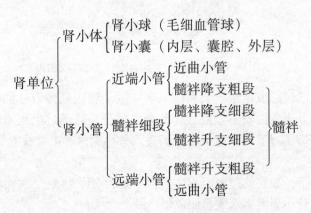

1. 肾单位

肾单位是肾结构和功能的基本单位。每侧肾有 100 万 ~ 150 万个肾单位。肾单位分为肾小体和肾小管。

（1）**肾小体** 形似球形，又称肾小球，主要位于肾皮质内。每个肾小体由两个极，一个是血管的出入极为血管极，由两条血管构成，一条为入球微动脉，一条为出球微动脉；另一个为尿极，与肾小管相连。

肾小体由血管球和肾小囊组成（图 9-5）。

① **血管球** 是包裹在肾小囊内一团蟠曲成球状的毛细血管。血管球两端连两条微动脉，即入球微动脉和出球微动脉。入球微动脉较粗短，出球微动脉较细长，所以血管球内血压较高。入球微动脉进入肾小囊后进行反复分支，形成网状的毛细血管袢，构成血管球，最后汇成一条出球微动脉离开肾小囊。当循环血液流经血管球时，大量的水分和小分子物质经过肾小球的毛细血管壁滤出进入肾小囊内，形成原尿。在电镜下观察，血管球的毛细血管壁仅有一层有孔的内皮细胞及其外面的基膜组成。

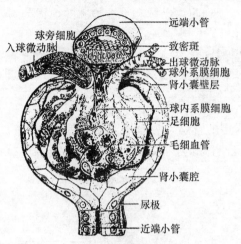

图 9-5　肾小体结构模式图

② **肾小囊** 是肾小管的起始端膨大并凹陷形成的杯状双层囊。囊有壁层和脏层之分，两层之间的腔隙为肾小囊腔。壁层是单层扁平上皮，与近端小管相续；脏层紧贴血管球的毛细血管球表面，由足细胞组成。在电镜下观察，足细胞的胞体大，伸出几个大的初级突起，每个初级突起又发出许多次级突起。相邻足细胞的次级突起互相交错，突起之间的裂隙称裂孔。裂孔上覆盖着裂孔膜（图 9-6）。

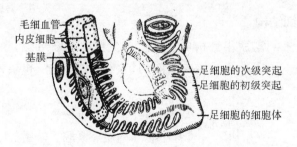

图 9-6　足细胞与毛细血管超微结构模式图

肾小体经过滤过形成原尿。当血液从入球微动脉流经血管球的毛细血管时，血液中的血细胞和大分子蛋白质不被滤过，其余的成分均可通过毛细血管球内皮、基膜和足细胞裂孔膜（即滤过膜或滤过屏障）而进入肾小囊内。正常成人每 24 小时两肾可生成的 180L 的原尿。

在病理情况下，如果滤过膜受损，血液中的大分子物质（如血细胞、蛋白质）可经过滤过膜进入肾小囊内，形成血尿或蛋白尿。

（2）**肾小管** 肾小管与肾小囊壁层相连续，并与肾小囊相通。肾小管分为近端小管、细段和远端小管三部分（图 9-7）。肾小管具有重吸收、分泌和排泄功能。

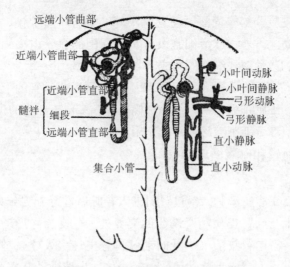

图9-7 泌尿小管和肾血管模式图

① 近端小管 是肾小管中最粗长的一段，分为曲部和直部。近端小管与肾小囊相通。近端小管管壁的上皮细胞呈立方形或锥体形，细胞界限不清，细胞质呈嗜酸性，细胞核圆形，位于细胞的基底部，细胞游离面有刷状缘。在电镜下观察，刷状缘是排列整齐的微绒毛，它使细胞表面积扩大，有利于近端小管的重吸收功能。

近端小管是重吸收原尿中有用成分的重要场所。

② 细段 是肾小管中最细的一段，一端与近端小管直部相连，另一端与远端小管直部相连，三者共同形成"U"字形的肾单位袢（髓袢）。细段管壁薄，为单层扁平上皮，细胞质呈弱嗜酸性，细胞核椭圆形。

髓袢的主要功能是减缓原尿在肾小管中的流速，有利于吸收原尿中的水分和无机盐。

③ 远端小管 是连于细段和集合小管之间的部分，分为直部和曲部。远端小管曲部的长度比近曲小管短。远端小管的管壁上皮为单层立方上皮，游离面无刷状缘。

远端小管是离子交换的重要部位，对维持体液的酸碱平衡起重要作用。远曲小管的功能活动受醛固酮和ADH的调节，醛固酮能促进此段对钠离子的重吸收和对钾离子的排泄；ADH能促进对水的重吸收，使尿液被浓缩，导致尿量减少。

2. 集合小管

集合小管续接远端小管曲部，开口于肾小盏。集合小管自肾皮质行向髓质，沿途有多条远端小管曲部汇入。至肾锥体的肾乳头时，几条集合管再汇合成乳头管，开口于肾小盏。集合小管管壁上皮是由单层立方上皮逐渐移行为单层柱状上皮，至乳头管开口处与肾小盏的变移上皮相连续。

集合管具有重吸收水分、钠离子和排泄钾离子的功能。

3. 球旁复合体

又称肾小球旁器，包括球旁细胞和致密斑（图9-5）。

（1）**球旁细胞** 位于入球微动脉进入肾小体处，由管壁中的平滑肌细胞特化而成的上皮样细胞。球旁细胞呈立方形或多边形，细胞核呈圆形，细胞质呈弱嗜碱性，内含分泌颗粒，颗粒内含肾素。

球旁细胞主要功能是合成和分泌肾素。肾素不但能引起小动脉收缩，使血压升高；

而且还能使肾上腺皮质分泌醛固酮，使远端小管和集合小管保钠、保水和排钾，血容量增加，使血压升高。另外，球旁细胞及肾小管周围的血管内皮细胞还能合成和分泌促红细胞生成素，刺激骨髓红细胞的生成，与贫血有关。

（2）致密斑　位于远曲小管靠近球旁细胞处，为远曲小管的上皮细胞增高变窄而形成的椭圆形结构，细胞排列紧密，细胞核椭圆形，多位于细胞的顶部。

致密斑具有调节球旁细胞分泌肾素的作用。

（六）肾脏的血管和血液循环特点

1. 肾脏的血管

肾动脉直接来自于腹主动脉，经过肾门进入肾脏后进行分支分为数支为叶间动脉，叶间动脉在肾柱内上行到肾皮质和肾髓质的交界处，分支为弓形动脉，弓形动脉在分出若干小叶间动脉，行向肾皮质，小叶间动脉再分出许多入球微动脉进入肾小体，形成血管球，由血管球再汇合成出球微动脉出肾小体，出球微动脉离开肾小体后又分支，形成球后毛细血管网，然后依次汇合成小叶间静脉、弓形静脉、叶间静脉，最后形成肾静脉出肾。

肾的血液循环通路可归纳如下：

肾动脉——叶间动脉——弓形动脉——小叶间动脉——入球微动脉——血管球——出球微动脉——球后毛细血管网——小叶间静脉——弓形静脉——叶间静脉——肾静脉

2. 血液的循环特点

（1）血液供应丰富　肾动脉直接起自腹主动脉，肾的血液供应非常丰富，血流量较大。正常成人安静时肾血流量约为1200ml，约占心输出量的20%～25%。

（2）血液分配不均　肾不同区域血流量分配不同。肾皮质血流量较多，约占肾血流量的94%；髓质血流量较少，约占5%～6%；其余不足1%供应内髓。肾血液供应的这一特点与肾的泌尿功能相适应。肾血流量的92%分布于肾小球，仅有8%为肾组织代谢所需。皮质肾单位主要与肾小球滤过有关，而肾小球均位于肾皮质内，故肾皮质血流量最多，肾血流量通常主要指肾皮质血流量。

（3）两套毛细血管网

① 肾小球毛细血管网　肾小球毛细血管网介于入球微动脉和出球微动脉之间，由于入球微动脉比出球微动脉的口径粗一倍，使出球小动脉形成的阻力较大，所以肾小球毛细血管内压较高，有利于肾小球滤过。

② 肾小管周围毛细血管网　由出球小动脉分支形成，特点是血压较低，血浆胶体渗透压较高，有利于肾小管的重吸收。

知识链接

在肾的发育过程中，肾经常会出现畸形或位置与数量的一场。诸如：①马蹄肾，两侧肾的下端互相连接呈马蹄铁形，出现率为1%～3%。容易引起肾盂积水，感染或结石。②多囊肾，胚胎时肾小管和集合管不交通，致使肾小管分泌物排出困难，引起肾小管膨大成囊状。随着囊肿的增大，肾组织会逐渐萎缩、坏死以至最终导致肾功能衰竭。③双肾盂及双输尿管，有输尿管芽重复分支形成。④单肾，一侧发育不全或缺如，国人以右侧为多。⑤低位肾，多因胚胎期的肾上升受影响所致，一侧者多见。因输尿管短而变形，易引起肾盂积水、感染和结石。

（七）肾脏的功能

1. 排泄功能

排泄是指机体将物质代谢的终产物、过剩的或者不需要的物质经过血液循环由排泄器官排出体外的过程。排泄是机体新陈代谢中最后的一个环节。肾脏是通过泌尿过程来完成排泄功能的。经肾脏排出的代谢终产物的物质种类最多，数量最大，并可随机体的不同状态来改变尿量及其物质含量，因此肾脏是机体最重要的排泄器官。

> **知识链接**
>
> 排泄可通过不同的排泄器官经过不同的排泄途径来完成。机体的排泄途径主要由以下几种。①呼吸器官，以气体的形式排泄二氧化碳、少量的水分和挥发性物质等。②消化器官，唾液腺可排出少量的铅和汞，粪便可排出胆色素和一些无机盐。③皮肤，以汗液的形式向外排泄部分水分、无机盐、尿素及乳酸。④肾脏，以尿液形式向外排泄水分、无机盐、尿素、尿酸、肌酐、肌酸、某些药物和毒物以及胆色素等。

2. 维持内环境稳态

肾脏通过对机体内有用物质的保留，对有害物质和体内过剩物质的清除，实现对内环境的净化，同时维持机体的水盐代谢、酸碱平衡及血浆渗透压和血容量的相对稳定。一旦肾脏功能障碍，将导致代谢产物积聚，水盐代谢和酸碱平衡紊乱。

3. 内分泌功能

肾脏也是一个内分泌器官。肾脏可合成和释放肾素，来参与动脉血压的调节；也可合成和释放促红细胞生成素，调节骨髓红细胞的生成；还可合成激肽释放酶、前列腺素、1,25-二羟维生素 D_3 等，参与调节全身血管的活动和血钙水平。

二、尿的生成过程

尿是在肾单位和集合管中生成的，其基本过程包括：①肾小球的滤过功能；②肾小管和集合管的重吸收功能；③肾小管和集合管的分泌与排泄功能。

（一）肾小球的滤过功能

当循环血液流经肾小球毛细血管网时，血浆当中的水分、电解质和小分子有机物等通过肾小球滤过膜滤入肾小囊的囊腔形成原尿（超滤液），这一过程称为肾小球的滤过功能。原尿中除不含大分子蛋白质外，其余的成分及浓度都与血浆基本相同（表9-1）。

表9-1 血浆、原尿和终尿的主要成分比较

成　分	血浆（g/L）	原尿（g/L）	终尿（g/L）
水	900	980	960
蛋白质	80	微量	0
葡萄糖	1	1	0
Na^+	3.3	3.3	3.5
K^+	0.2	0.2	1.5
Cl^-	3.7	3.7	6.0
碳酸根	0.7	1.5	1.5
磷酸根	0.03	0.03	1.2
尿素	0.3	0.3	20.0
尿酸	0.02	0.02	0.5
肌酐	0.01	0.01	1.5
氨	0.001	0.001	0.4

1. 滤过膜及其通透性

滤过膜是肾小球滤过的结构基础，具备通透性。它的通透性是由机械屏障和电学屏障共同作用。机械屏障由三层结构组成，内层是毛细血管壁内皮细胞，内皮细胞上有许多圆形小孔，称为窗孔，可阻止血细胞通过，但不能阻止血浆蛋白的滤过。中间层是基膜，是由水合凝胶形成的微纤维网结构，可允许水和部分溶质通过，这是屏障作用的主要结构。外层是肾小囊脏层上皮细胞，伸出许多足突，贴附于基膜外面，相互交错形成裂隙，称为裂孔，裂孔上覆盖一层薄膜，膜上有微孔，可限制大分子蛋白质通过。在滤过膜的三层结构中，都覆盖有一薄层带负电荷的唾液蛋白（一种酸性糖蛋白），对带有负电荷的物质（如血浆蛋白）具有排斥作用，限制其滤过。这形成了肾小球滤过的电学屏障。两种屏障以机械屏障更为重要。因此，滤过膜既是分子大小的选择性过滤器，又是分子电荷的选择性过滤器。

2. 有效滤过压

有效滤过压（effective filtration pressure，EFP）是肾小球的滤过功能的动力。它由肾小球毛细血管血压、血浆胶体渗透压和肾小囊内压三种力量共同组成（图9-8）。其中，肾小球毛细血管血压是促使血浆滤出的动力；血浆胶体渗透压和肾小囊内压是阻止血浆滤出的阻力。其计算公式如下：有效滤过压 = 肾小球毛细血管血压 -（血浆胶体渗透压 + 肾小囊内压）

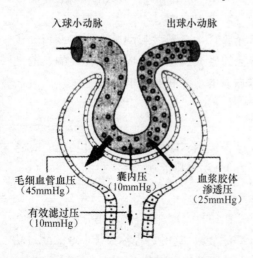

图9-8 肾小球有效滤过压示意图

实验结果显示，肾小球毛细血管并不是全段均有滤过作用的，从肾小球毛细血管入球端到出球端的有效滤过压是一递减的过程。在入球端，有效滤过压为10mmHg，所以有滤过作用，而在出球端有效滤过压下降到零，故无滤过作用，无滤液生成。

3. 肾小球滤过功能评价

肾小球滤过率和滤过分数是衡量肾小球滤过功能的重要指标。

(1) **肾小球滤过率** 每分钟由两肾所生成的原尿量称为肾小球滤过率 (glomerular filtration rate, GFR)。据测定, GFR 与体表面积成正比, 一个体表面积约为 $1.73m^2$ 正常成人个体, 其肾小球滤过率约为 125ml/min 左右。按此值计算, 每天由两肾所生成的原尿量约为 180L, 约为人体血浆总量的 60 倍, 即全身血浆总量每天要通过肾脏净化 60 次。由此可见肾在维持内环境稳态中具有重要意义。可用菊粉清除率来代表肾小球滤过率。

> **知识拓展**
>
> **菊粉**
>
> 菊粉是一种对人体无毒、体内不能生成又不被破坏的物质, 可经肾小球完全滤过, 但不被肾小管和集合管重吸收。由于该物质从肾小球滤过后, 在小管液中浓度既不增多又不减少, 全部由尿排出。因此, 菊粉清除率即为肾小球滤过率。如静脉滴注菊粉并使之在血浆中的浓度维持在 1mg/100ml 恒定水平, 然后分别测得尿量为 1ml/min, 尿中菊粉浓度为 125mg/100ml, 则菊粉的血浆清除率为: 125mg/min × 1ml/min ÷ 1mg/100ml = 125ml/min。由此得出肾小球滤过率为 125ml/min。

(2) **滤过分数** 每分钟流经两肾的血浆总量称为肾血浆流量 (renal plasma flow, RPF)。肾小球滤过率与肾血浆流量的比值 (GFR/RPF) 称为滤过分数 (filtration fraction, FF)。正常情况下, RPF 约为 650ml。FF 为 125/650 × 100% = 19%, 表明流经肾的血浆约有 1/5 由肾小球滤出到肾小囊形成原尿。

> **知识拓展**
>
> 血浆在流经肾脏后, 肾静脉血中的某种物质的浓度接近于零, 即表示血浆中该物质经肾小球滤过和肾小管、集合管重吸收及分泌后, 从血浆中全部被清除。因此, 其清除率实际上就代表肾血浆流量。例如静脉滴注碘锐特或对氨基马尿酸钠盐后, 使之在血浆的浓度恒定, 同时测定其在尿中的浓度及单位时间的尿量, 结果测得肾血流量与该物质的血浆清除率相等。如测得血浆浓度为 1mg/100ml, 尿中浓度为 220mg/100ml, 尿量为 3ml/min, 求出血浆清除率为 660ml/min, 也就是肾血浆流量。前述滤过分数就是根据肾小球滤过率和肾血浆流量来推算的。
>
> 肾小球滤过率的大小主要取决于肾小球滤过膜的通透性及其有效滤过压的大小。

4. 影响肾小球滤过的因素

凡能影响肾小球滤过膜、有效滤过压、肾血浆流量的因素, 都可影响肾小球滤过, 影响尿液成分和尿量。

(1) **肾小球滤过膜的改变** 滤过膜通透性的改变主要影响滤液的成分。正常情况下, 肾小球滤过膜的通透性比较稳定。但在某些病理情况下, 如某些肾疾病、缺血、缺氧等，可使肾小球滤过膜上带负电荷的糖蛋白减少，滤过膜的通透性增大，使原来难以滤过和不能滤过的血细胞与蛋白质可通过滤过膜而进入肾小囊，出现血尿和蛋白尿。

滤过膜面积变化主要影响尿量。正常成人两侧肾小球滤过膜的总面积约为 $1.5m^2$ 以上，生理状态下变化不明显。当某些疾病时，如急性肾小球肾炎，由于肾小球毛细血管管腔变窄或完全阻塞，有效滤过面积减少，使肾小球滤过率降低，出现少尿甚至无尿。

(2) 有效滤过压的改变　有效滤过压是肾小球滤过的动力。凡能影响肾小球毛细血管血压、血浆胶体渗透压和肾小囊内压的因素，都可改变有效滤过压，从而影响肾小球滤过率。

肾小球毛细血管血压受全身动脉血压的影响。当动脉血压在 80～180mmHg 之间变动时，肾血管可通过自身调节，维持肾小球毛细血管血压相对稳定，使肾小球滤过率无明显改变。当动脉血压降低到 80mmHg 以下时，超出肾自身调节范围，使肾小球毛细血管血压和有效滤过压降低，肾小球滤过率减少，导致少尿。当动脉血压进一步降低至 40～50mmHg 时，使有效滤过压下降，肾小球滤过率将降为零，出现无尿。当血压超过 180mmHg 的重度高血压患者，由于全身小动脉痉挛，导致肾血浆流量急剧减少，肾小球滤过分数严重降低，尿量不但不增多，反而出现少尿或无尿现象。

生理状态下，血浆胶体渗透压的变化不大。在静脉输入大量生理盐水或病理情况下肝、肾功能受损时，血浆蛋白被稀释或导致低蛋白血症，降低了血浆胶体渗透压，可使有效滤过压和滤过率增高，使尿量增多。

正常情况下，肾小囊内压比较稳定。当肾盂或输尿管结石、肿瘤、某些药物结晶或前列腺肥大时，可阻塞或压迫尿流，使肾小囊内压增高，有效滤过压降低，肾小球滤过率下降，尿量减少。

(3) 肾血浆流量的改变　正常情况下，肾血浆流量可保持相对稳定。当剧烈运动、剧痛、大失血、休克、严重缺氧时，交感神经兴奋性增强，使肾血管收缩，肾血浆流量减少，肾小球毛细血管血压降低，而使肾小球滤过率减少，目的是使更多的血液流经心、脑等器官，使血液重新分配。

此外，肾上腺素、去甲肾上腺素、血管紧张素等，也可使肾血管收缩，肾血浆流量减少，肾小球滤过率降低，原尿量减少。

(二) 肾小管、集合管的重吸收功能

原尿流入肾小管后，称为小管液。小管液在流经肾小管和集合管时，其中绝大部分水和某些溶质透过肾小管和集合管壁上皮细胞，重新进入血液的过程，称为肾小管和集合管的重吸收功能。小管液被肾小管和集合管重吸收后，成为终尿。原尿和终尿从数量和质量上都存在着明显的差别。正常成人每昼夜生成的原尿量约180L，而终尿量仅有 1.5L 左右。说明原尿中约99%的水和大部分溶质被肾小管和集合管重吸收，只有1%的水以尿的形式排出体外。另外，正常人的原尿中有与血浆相等浓度的葡萄糖和蛋白质，而终尿中仅含有微量的葡萄糖和蛋白质。这说明肾小管有较强的重吸收能力，可将小管液中的水及某些溶质重吸收回到血液中。肾小管各段和集合管的重吸收功能各有特点，其中选择性重吸收是其最主要的特点（表9-2）。近端小管尤其是近曲小管重吸收的物质种类最多，数量最大，为等渗性重吸收，是重吸收的最主要部位。

表9-2 肾小管各段和集合管的重吸收

肾小管各段和集合管	水的重吸收（%）	重吸收的主要物质
近端小管	65~70	全部：葡萄糖、氨基酸、维生素、蛋白质 大部：水、Na^+、K^+、PF_3^{2+}、Cl^-、HCO_3^- 部分：尿素、尿酸、硫酸盐、磷酸盐
髓袢	10	水、Na^+、Cl^-
远曲小管	10	水、Na^+、Cl^-、HCO_3^-
集合管	10~20	水、Na^+、Cl^-、尿素

另外，肾小管各段和集合管对各种物质的重吸收能力是有一定限度的，如果原尿中某些物质超过肾小管和集合管对该物质重吸收的限度时，该物质将在终尿中出现，如葡萄糖。

1. 重吸收的机制

肾小管和集合管的重吸收可分为主动和被动重吸收两种。

主动重吸收是指肾小管上皮细胞逆浓度梯度或电位梯度（电-化学梯度），将小管液中溶质转运到组织液、血液的过程。例如葡萄糖、氨基酸、Na^+、K^+等物质，主要是主动重吸收。被动重吸收是指小管液中的溶质顺电化学梯度通过肾小管上皮细胞的过程。多以被动扩散、渗透的方式，例如水、尿素等是被动重吸收。

2. 几种主要物质的重吸收（图9-9）

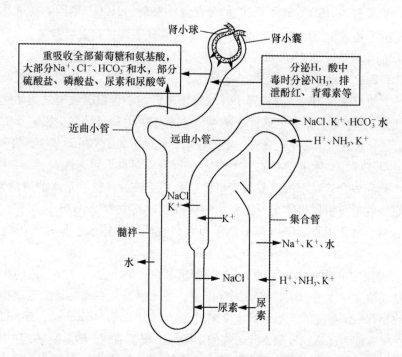

图9-9 肾小管和集合管物质重吸收概况

（1）Na^+的重吸收 Na^+是细胞外液中主要的正离子。肾小管对Na^+的重吸收量直接影响了某些负离子如Cl^-、HCO_3^-和其他物质的重吸收，并对维持细胞外液及其渗透压具有十分重要的意义。肾小管液中99%以上的Na^+被肾小管和集合管重吸收，仅有不到1%的Na^+从尿中排出。肾小管各段对Na^+的重吸收率不同，其中近端小管重吸收约占滤过量的65%~70%，在髓袢升支细段、粗段重吸收20%~30%，其余10%左右在远曲小管和集合管重吸收，主要以主动重吸收形式进行重吸收。远曲小管和集合管对Na^+的主动重吸收还与H^+和K^+的分泌相伴随，称之为H^+-Na^+交换和K^+-Na^+交换，以维持细胞内外的电解质平衡。

(2) Cl^-的重吸收 滤液中约99%的Cl^-被重吸收，Cl^-的重吸收在肾小管各段和集合管大部分是随着Na^+的重吸收而被动重吸收的，只有在髓袢升支粗段是主动重吸收。Na^+在钠泵的作用下进入细胞间隙和组织液中，Cl^-则进入组织液，同时K^+顺浓度梯度经管腔膜返回小管液。

(3) K^+的重吸收 肾小管液中的94%左右的K^+被重吸收。近端小管是K^+重吸收的主要部位，属于主动重吸收。终尿中排出的K^+则几乎是由远曲小管和集合管分泌的。

(4) HCO_3^-的重吸收 约80%~85%的HCO_3^-是在近端小管重吸收。由于HCO_3^-不易透过管腔膜，故以CO_2的形式被重吸收。在小管液内HCO_3^-与H^+结合生成H_2CO_3，H_2CO_3进一步分解成CO_2和H_2O，CO_2很容易透过管腔膜扩散进入上皮细胞内，并在细胞内碳酸酐酶的催化下与H_2O结合生成H_2CO_3，进而再解离为H^+和HCO_3^-。H^+被分泌到小管液中并将Na^+交换回细胞内，而HCO_3^-与Na^+一起转运入血。因CO_2是高度脂溶性物质，可迅速透过细胞膜，这将使HCO_3^-的重吸收优先于Cl^-的重吸收。如果滤过的HCO_3^-量大于H^+的分泌量，多余的HCO_3^-则因不易透过细胞膜而随尿排出体外，所以HCO_3^-的重吸收对维持体内酸碱平衡具有重要意义。

(5) 水的重吸收 原尿中99%的水被重吸收，是渗透性重吸收。

近端小管管壁对水的通透性很高，是远曲小管的4~5倍，此段水的重吸收量总是占肾小球滤过率的65%~70%，这种肾小球滤过率和近端小管重吸收率之间始终保持着一定比例的现象，称为球管平衡。球管平衡对机体水分变化和尿量多少影响不大，对维持细胞外液总量和渗透压相对稳定具有一定的作用。此段水属于不可调节性重吸收。

在髓袢降支细段，水的重吸收占10%。髓袢升支对水无通透性。

远曲小管和集合管对水的重吸收量虽比近端小管较少，管壁对水的通透性又较低，但此段的重吸收量可根据机体情况而发生相应改变，其主要受ADH的调节。故远曲小管和集合管对水的重吸收属于可调节性重吸收，在调节机体水平衡和无机盐代谢中具有重要意义。

(6) 葡萄糖的重吸收 小管液中的葡萄糖全部在近端小管（主要在近曲小管）被重吸收，它是逆浓度梯度进行的，需要消耗能量，属于继发性主动转运。近端小管对葡萄糖的重吸收是有一定限度的，当血糖浓度超过(160~180mg)/100ml时，有一部分肾小管对葡萄糖重吸收能力已达到极限，此时终尿中即可出现葡萄糖，称为糖尿。尿中刚开始出现葡萄糖时的最低血糖浓度，称为肾糖阈。当血糖浓度再继续升高，尿中葡萄糖含量也随之增加。正常两肾对葡萄糖的重吸收极限量，男性为375mg/min，女性为300mg/min。

(7) 其他物质的重吸收 肾小管液中的氨基酸几乎全部在近端小管重吸收，重吸收的机制与葡萄糖基本相同。小管液中少量蛋白质则通过近端小管上皮细胞胞饮作用而被重吸收。

3. 影响肾小管和集合管重吸收的因素

肾小管小管液中溶质的颗粒数目决定着其渗透压，渗透压是对抗肾小管和集合管重吸收水分从而使尿量增多的力量。当肾小管小管液某种或某些溶质数目增大时，渗透压就会升高，对抗肾小管对水的重吸收力量增大，使重吸收的水分减少，尿量增多。这种通过增加小管液溶质颗粒数，提高对抗肾小管重吸收水分的力量而使尿量增多的现象，称为渗透性利尿。

> **知识拓展**
>
> 糖尿病患者或静脉注射高渗糖，可使小管液中葡萄糖含量过高，超过肾小管重吸收的能力，致使小管液渗透压增高，肾小管对水的重吸收减少，出现多尿。临床上常采用能被肾小球完全滤过而不易被肾小管重吸收的药物，如甘露醇、山梨醇等，通过提高小管中溶质浓度，增加渗透压，达到利尿和消肿之目的。

（三）肾小管和集合管的分泌和排泄功能

肾小管和集合管上皮细胞通过新陈代谢，将所产生的物质排到小管液中的过程，称为肾小管和集合管的分泌；排泄是指肾小管上皮细胞直接将血浆中的某些物质排入管腔的过程。通常分泌和排泄无严格界限，一般统称为分泌。分泌的主要物质有 H^+、NH_3、K^+（图9-10）。

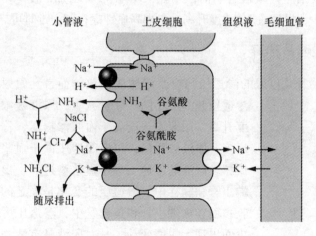

图 9-10　肾小管上皮细胞分泌 NH_3、H^+、K^+ 示意图

1. H^+ 的分泌

近端小管、远端小管和集合管的上皮细胞都能分泌 H^+，但主要是由近端小管上皮细胞分泌。在小管上皮细胞内有碳酸酐酶，进入细胞的 CO_2，在碳酸酐酶的催化下，与 H_2O 结合生成 H_2CO_3，H_2CO_3 可迅速解离为 H^+ 和 HCO_3^-。H^+ 被小管上皮细胞主动分泌到管腔，而 HCO_3^- 则留在细胞内。H^+ 的分泌造成了小管内外电荷的不平衡，因而在分泌 H^+ 的同时，小管液中的 Na^+ 则扩散进入细胞内。再借助 Na^+ 泵主动转运至组织液而入血液。与此同时，细胞内的 HCO_3^- 也顺电化学梯度随 Na^+ 一起进入血液，形成

$NaHCO_3$。由此可见,每分泌一个 H^+ 进入小管液中,就可从小管液中重吸收一个 HCO_3^- 和 Na^+ 进入血液,这种由于 H^+ 的分泌和 Na^+ 的重吸收相伴随进行的过程,称为 $H^+ - Na^+$ 交换。经过这一交换过程,既可以排出大量的 H^+,同时又保留了 $NaHCO_3$(储备碱),从而实现了排酸保碱的作用,维持了内环境的酸碱度。因此肾小管和集合管分泌 H^+ 的作用对维持体内酸碱平衡是非常重要的。

2. NH_3 的分泌

NH_3 是由远曲小管和集合管上皮细胞内谷氨酰胺脱氨而成的,是脂溶性物质,可以自由透过细胞膜扩散入管腔。NH_3 的分泌决定于小管液的酸碱度,具有易向 pH 低的一侧扩散的特性。小管液中的 NH_3 与 H^+ 结合成 NH_4^+。NH_4^+ 为水溶性物质,不易透过细胞膜,它与小管液中 Cl^- 结合成 NH_4Cl 随尿排出;Na^+ 可与 H^+ 交换,并与 HCO_3^- 结合在一起被转运回血液。NH_3 的分泌可促进 H^+ 的分泌,具有排酸保碱、维持体内酸碱平衡的作用。

3. K^+ 的分泌

原尿中的 K^+ 绝大部分在近端小管已被重吸收,终尿中的 K^+ 主要是由远端小管和集合管所分泌。K^+ 的摄入量与排出量是保持平衡的。K^+ 的分泌与 Na^+ 的重吸收有密切关系。Na^+ 被主动重吸收后,使肾小管内外电荷分布不平衡,促使 K^+ 从组织间隙向管腔内扩散,这一现象称为 $K^+ - Na^+$ 交换。由于远端小管和集合管泌 H^+、泌 K^+,都可与 Na^+ 进行交换,因此,$H^+ - Na^+$ 交换与 $K^+ - Na^+$ 交换之间存在着竞争抑制现象。当机体酸中毒时,肾小管上皮细胞内碳酸酐酶活性增强,H^+ 生成量增加,使 $H^+ - Na^+$ 交换增多,$K^+ - Na^+$ 交换减少,导致血 K^+ 浓度升高,出现高血钾症;碱中毒时可导致低血钾症。

三、尿的浓缩与稀释

尿的浓缩和稀释是以尿的渗透压与血浆渗透压相比较而言。原尿的渗透压与血浆渗透压基本上相同。尿量减少,尿液被浓缩,尿中溶质浓度升高,尿液渗透压高于血浆渗透压,称为高渗尿。尿量增多,尿液被稀释,尿液渗透压低于血浆渗透压,称为低渗尿。尿液的渗透压等于血浆渗透压,出现等渗尿。在近端小管和髓袢中,渗透压的变化是固定的,为等渗性重吸收;而在远端小管和集合管中,渗透压可随体内水分的多少而出现大幅度变动。肾对尿液具有浓缩与稀释能力,调整尿液中溶质和水的比例,维持体液的正常渗透压,对于机体的水平衡起着重要的调节作用(图 9-11)。

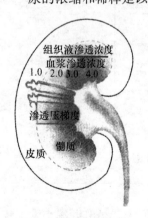

图 9-11 肾髓质渗透压梯度示意图

(一)肾髓质渗透压梯度的形成和保持

实验研究发现,肾皮质组织液的渗透压与血浆的渗透压相等,二者之比为 1∶1,这充分说明肾皮质的组织液是等渗溶液;而肾髓质的组织液的渗透压比血浆渗透压高。表明尿液的浓缩与稀释主要在肾髓质内进行,而且与肾髓质的渗透压梯度有着密切的关系。

1. 外髓部渗透压梯度的形成

在外髓部，由于髓袢升支粗段对 Na^+ 主动重吸收和对 Cl^- 继发性主动重吸收强，而对水却不易通透，故随着 NaCl 不断主动重吸收入周围组织液，升支粗段小管液中 NaCl 浓度和渗透压逐渐降低，而升支粗段周围组织液中的渗透压则升高，形成外髓部渗透压梯度（图 9-12）。

2. 内髓部渗透压梯度的形成

肾内髓部渗透压梯度主要由尿素的再循环和 NaCl 的重吸收两个方面的因素共同形成。髓袢升支粗段、远曲小管、皮质和外髓部的集合管对尿素不易通透，而集合管壁对水易通透。由于水被重吸收，致使小管液中的尿素浓度逐渐升高。集合管内髓部对尿素的通透性良好，当小管液流经内髓时，其中的尿素顺浓度梯度扩散进入内髓部组织液，使内髓部渗透压升高。由于髓袢升支细段对尿素也有中等程度的通透性，所以内髓部组织液中的尿素可顺浓度梯度扩散进入升支细段，再流经髓袢升支粗段、远曲小管、皮质部和外髓部的集合管，到达内髓部集合管时扩散到内髓部组织液，这就形成了尿素再循环。尿素再循环有助于内髓部高渗透压梯度的形成和加强。此外，小管液由髓袢转折处流入髓袢升支细段时，此段对水不易通透，对 NaCl 具有较强的通透性，因而 NaCl 顺浓度梯度扩散入内髓组织液，增加了内髓部组织液的渗透浓度。因此，肾内髓质渗透压梯度主要是由于尿素和 NaCl 的重吸收所形成。

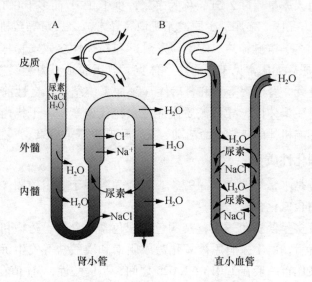

图 9-12 尿浓缩机制示意图

（二）肾髓质渗透压梯度的保持

肾髓质高渗透压梯度的保持主要有赖于直小血管的逆流交换作用。当血液流经直小管降支时，因为周围是高渗透压的组织液，所以水进入了肾髓质，尿素和 NaCl 进入血管。到达直小血管降支顶点转折处时，血中的尿素和 NaCl 的浓度达到最高值。当血液由直小血管升支向皮质方向流动时，由于直小血管升支内渗透压高于同一水平的组织液，故组织液中水进入直小血管升支；同时，直小血管升支中的 NaCl 和尿素则扩散到组织液，并由组织液再进入直小血管降支，形成 NaCl 和尿素在直小血管升支和降支间的循环，通过这一循环，既保留了肾髓质的溶质，又运走了重吸收的水分，从而保持肾髓质的高渗透压梯度。

（三）尿液浓缩与稀释过程

来自近端小管的高渗小管液流经髓袢时，其渗透压的变化与髓质组织液渗透压基本保持一致。髓袢升支粗段对 NaCl 的主动重吸收和对水的不易通透性，使小管液中 NaCl 浓度低于血浆浓度，使尿液稀释，这是尿液稀释的关键。当低渗小管液流经远曲小管和集合管时，由于管外组织液为高渗溶液，小管液中的水被重吸收入血，但其对水吸收量的多少取决于远曲小管和集合管管壁对水的通透性。管壁的通透性受 ADH 的调节。当机体脱水时，ADH 释放增多，远曲小管和集合管管壁的通透性增大，小管液中的水重吸收多，尿量减少，尿液浓缩。反之，尿液增多，尿液稀释。

四、尿液

尿液来源于血浆，而血浆是内环境的重要组成部分。测定尿量和尿液的理化性质，可反映血浆的化学成分或内环境的相对变化，是发现机体某些病理变化的主要途径之一。

（一）尿量

正常成人尿量每 24 小时一般为 1~2L，平均 1.5L。尿量的多少与水的摄入量和排出量有关。如果每天尿量超过 2.5L，称为多尿；少于 0.5L 而多于 0.1L 时，称为少尿；少于 0.1L 时，则为无尿。多尿、少尿或无尿均属异常。多尿可导致机体脱水，见于暂时性多尿（饮水过多、静脉输液、应用利尿剂）和病理性多尿（糖尿病、尿崩症慢性肾炎早期等）；少尿、无尿常见于肾前性（休克、严重脱水心力衰竭等）、肾中性（急性肾炎、肾小管坏死、肾衰竭等）和肾后性（泌尿系统结石、良性前列腺肥大症）原因，可使代谢产物积聚体内，导致氮质血症及水盐代谢紊乱，干扰内环境理化性质的相对稳定，严重影响机体的正常生命活动，甚至可产生严重后果。

（二）尿的理化性质

尿的主要成分是水，约占 95%~97%，其余为溶解于水中的固体物质，其中主要是电解质和非蛋白含氮化合物。

正常新鲜尿液多呈淡黄色透明，其颜色受尿色素、食物、药物和尿量等的影响较大。正常尿液久置后，由于尿胆原被氧化为尿胆素和磷酸盐等发生沉淀，而变得色深且混浊。正常尿液比重一般在 1.015~1.025 之间，呈弱酸性，pH 值在 5.0~6.0 之间，尿液的酸碱度变化主要受食物性质的影响。正常新鲜尿液一般无味，有时呈挥发酸性。若尿液长时间放置后，可出现氨臭味。

第二节 尿生成过程的调节

机体内环境稳态的实现，在很大程度上取决于肾对尿生成过程的调节。机体对尿生成过程的调节就是通过影响尿生成的三个基本过程实现的。影响尿液生成的任何一个环节，均可影响尿液的成分和尿量。

一、肾血流量的调节

肾血流量的调节包括自身调节、神经调节和体液调节。

1. 自身调节

在离体实验中发现：当肾动脉灌注压在 20～80mmHg 范围内，肾血流量将随着肾灌注压的升高相应地增加；当肾动脉灌注压在 80～180mmHg 范围内变动时，肾血流量保持相对稳定。此现象在切断支配肾的神经后依然存在。肾血流量在动脉血压一定的变动范围内不依赖神经和体液因素的作用，仍保持稳定的现象，称为肾血流量的自身调节。

2. 神经调节

调节肾血流量的神经主要是交感神经。正常情况下的体位改变、剧烈活动等；或异常情况下的大出血、休克、严重缺氧等，都可反射性地引起交感神经兴奋增强，使肾血管收缩，肾血流量减少，从而保证心、脑等重要器官的血液供应。

3. 体液调节

前列腺素、一氧化氮及缓激肽等体液因素可使肾血流量增加；肾上腺素、去甲肾上腺素、血管紧张素和血管升压素等体液因素可使肾血流量减少。

通常情况下，肾血流量主要靠肾自身调节来维持相对稳定，但在一些生理因素如剧烈活动等和病理因素如大失血等，则通过交感神经及肾上腺素等神经、体液调节，使全身血液重新分配，使肾血流量减少，滤过率降低，尿量减少。

二、抗利尿激素

抗利尿激素（antidiuretic hormone，ADH）是由下丘脑视上核（大部分）和室旁核神经细胞合成，经下丘脑-垂体束运送到神经垂体贮存、释放入血。ADH 主要影响了肾小管和集合管对水的重吸收，其生理作用是增强了远曲小管和集合管上皮细胞对水的通透性，使水的重吸收增多，尿液浓缩，尿量减少（图 9-13），血压回升，故又名血管升压素。

ADH 释放量的多少，主要取决于血浆晶体渗透压和血容量的变化。

（一）血浆晶体渗透压

血浆晶体渗透压的改变是影响 ADH 合成释放的最主要因素。下丘脑视上核及其附近存在着渗透压感受器，对血浆晶体渗透压，尤其是对 NaCl 的变化非常敏感。当机体缺水如大量出汗、严重呕吐、大面积烧伤或腹泻等，或 NaCl 物质摄入过多，血浆晶体渗透压升高，对渗透压感受器刺激加强，ADH 合成、释放量增加，使远曲小管和集合管对水的重吸收增多，尿量减少，尿液浓缩。反之，当大量饮水后，血浆晶体渗透压降低，对渗透压感受器刺激减弱，ADH 合成、释放量减少，远曲小管和集合管对水的重吸收减少，尿量增多，尿液稀释。大量饮清水后而引起尿量增多的现象，称为水利尿。

> **知识链接**
>
> 正常人一次饮入清水 1L 后，30 分钟时尿量便开始增加，1 小时末尿量达到最高峰，此后尿量逐减，一般在第 3 小时，尿量恢复至饮水前正常水平。但如饮生理盐水，由于血浆晶体渗透压不发生改变，不出现上述大量饮清水后的变化，因此大量出汗后宜引用淡盐水。

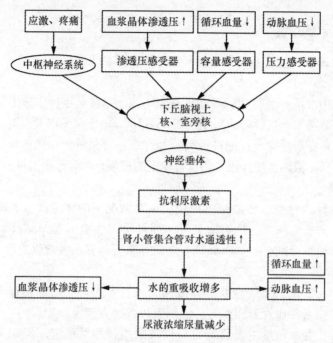

图9-13 抗利尿激素分泌及其作用示意图

（二）循环血容量

循环血容量的改变可刺激有关感受器影响ADH的分泌。在左心房和胸腔大静脉处存在着容量感受器，能感受牵张刺激，监测回心血量。循环血量增加时，容量感受器受牵拉刺激而兴奋，经迷走神经传入中枢，反射性抑制ADH的合成与释放，使水的重吸收减少，尿量增多。反之，当严重失血而造成循环血量减少时，对容量感受器的刺激减弱，传入冲动减少，ADH释放量增加，使水的重吸收增多，尿量减少。

血浆晶体渗透压和循环血量对ADH的调节是相互关联的，如机体缺水时不但使血浆晶体渗透压升高，同时也会使循环血容量减少，在二者共同作用下使ADH释放增多，尿量减少。若下丘脑、下丘脑-垂体束或神经垂体发生病变时，ADH合成与释放量减少，尿量可明显增多，每日排尿量多达10L以上，临床上称为尿崩症。

三、醛固酮

醛固酮是肾上腺皮质球状带分泌的一种类固醇激素，其主要作用是促进远曲小管和集合管对Na^+的主动重吸收，同时促进K^+的排泄。因此醛固酮具有保钠排钾及维持细胞外液和渗透压相对稳定的作用。如果醛固酮分泌过多，可导致机体钠、水潴留，组织水肿。醛固酮的分泌主要受肾素-血管紧张素-醛固酮系统，血中K^+、Na^+浓度及心房钠尿肽的影响（图9-14）。

（一）肾素-血管紧张素-醛固酮系统

肾素是由肾球旁细胞合成、分泌的一种蛋白水解酶。当循环血量减少，肾血流量减少，对入球小动脉壁上的牵张感受器刺激减弱，激活了牵张感受器，使肾素分泌增加。此外由于肾血流量的减少，肾小球滤过率下降，滤过的Na^+量减少，激活了致密斑感受器，也使肾素分泌增加。另外，交感神经兴奋时，也能使肾素分泌增加。肾素

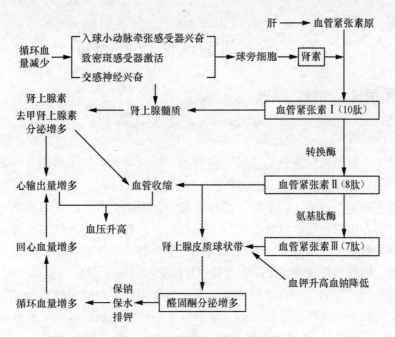

图 9-14 肾素-血管紧张素-醛固酮系统

进入血液后，可逐级转换为血管紧张素Ⅰ、Ⅱ、Ⅲ（见第六章）。血管紧张素Ⅱ和Ⅲ均可刺激肾上腺皮质球状带合成和分泌醛固酮。

（二）血 K^+ 和血 Na^+ 的浓度

血 K^+ 升高或血 Na^+ 降低时，都能刺激肾上腺皮质球状带分泌醛固酮增多，促进肾小管、集合管的保 Na^+ 排 K^+ 作用；相反，当血 K^+ 降低或血 Na^+ 升高时，醛固酮分泌则减少，保 Na^+ 和排 K^+ 作用减弱；使血中 K^+、Na^+ 保持正常水平。由此可见，血 Na^+ 和血 K^+ 浓度与醛固酮分泌的关系十分密切。通过实验证明，血 K^+ 浓度改变对醛固酮分泌的调节更为灵敏。

（三）心房钠尿肽

心房钠尿肽（ANP）是由心房肌细胞合成分泌的一种多肽类激素，又称心房肽或心钠素。心房钠尿肽主要作用于肾，抑制集合管对 Na^+ 的重吸收，从而产生排钠利尿效应。另外，它还能抑制肾素、醛固酮和 ADH 的分泌；能对抗去甲肾上腺素，特别是血管紧张素Ⅱ的缩血管作用。

> **知识拓展**
>
> 　　心肾相交，两脏关系密切，肾阳必须得到心阳养育温化，才能正常发挥主水的功能。随着现代医学对心脏生理及临床病理研究的发展，这一理论逐渐得到发展。心脏分泌的"心房钠尿肽"，能直接作用于肾脏，降低肾脏近球细胞对肾素的分泌，从而使血管紧张素和醛固酮分泌减少，产生较强的利尿、利钠作用。

第三节 排尿活动及其调节

一、输尿管、膀胱、尿道

(一) 输尿管

输尿管为一对细长的肌性管道，上接肾盂，下通膀胱，属于腹膜外位器官。成人长约 20～30cm，管径约 5～10mm，最窄处口径仅有 2～3mm。

输尿管上端起于肾盂，约平第 2 腰椎上缘，在腹膜后方沿腰大肌前面下行，于小骨盆上口处，左输尿管越过左髂总动脉末端的前方，右输尿管越过右髂外动脉起始部的前方，进入盆腔。入盆腔后，在膀胱底的外上角处，斜穿膀胱壁，开口于膀胱。全程分为 3 部，即输尿管腹部、输尿管盆部和输尿管壁内部（图 9-1）。

输尿管全长粗细不等，有三处狭窄。第一狭窄为肾盂与输尿管移行处；第二狭窄位于小骨盆入口、跨越髂血管处；第三狭窄位于穿膀胱壁处。这些狭窄是尿路结石易滞留的部位，当结石在输尿管下降或输尿管阻塞时，可引起剧烈疼痛及尿路梗阻等病症。

(二) 膀胱

膀胱是贮存尿液的肌性囊状器官，伸缩性很大，其形状、大小、位置和壁的厚度可随膀胱内尿量的多少而变化。成人容尿量 350～500ml，最大可达 800ml，女性膀胱容量较男性的略小，新生儿约为成年人的 1/10，约为 30～50ml。老年人因年龄原因导致膀胱肌张力低而容量减小。

1. 膀胱的形态和分部

成人膀胱在空虚时呈锥体形，分膀胱尖、膀胱体、膀胱底和膀胱颈四部。膀胱尖朝向前上方；膀胱底朝向后下方，呈三角形，膀胱底的二个外上角处有左右输尿管穿入膀胱；膀胱底与膀胱尖之间，即膀胱体；膀胱的最下部缩细，为膀胱颈，颈的下端有尿道的开口，称尿道内口。（图 9-15）

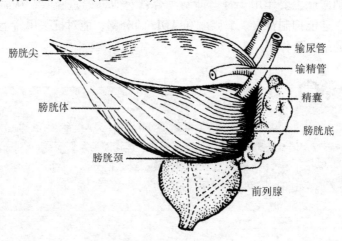

图 9-15 膀胱侧面观

2. 膀胱的位置和毗邻

成人膀胱位于小骨盆内，耻骨联合的后面。空虚时膀胱顶不超过耻骨联合上缘，充盈时呈卵圆形，顶部可超过此缘，并可在下腹部触及膀胱。

膀胱底的后方，在男性与精囊和输精管壶腹接触，后上邻接直肠；在女性借疏松结缔组织与阴道上段和子宫颈邻接。膀胱的下方，在男性邻接前列腺，在女性与尿生殖膈相接（图9-16）。

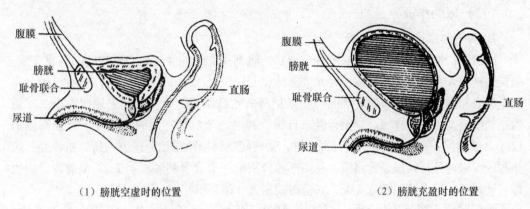

（1）膀胱空虚时的位置　　　　　　　　　　（2）膀胱充盈时的位置

图9-16　膀胱的位置

膀胱充盈时，膀胱尖上升至耻骨联合上缘以上，此时由腹前壁返折向膀胱的腹膜也随膀胱的充盈而上移。腹前壁与膀胱的前下壁直接相贴。此时，在耻骨联合上方行膀胱穿刺或手术，可不经腹膜腔而直接进入膀胱内，可以避免损伤腹膜和污染腹膜腔。

3. 膀胱壁的结构

膀胱壁分三层，由内向外依次是黏膜、肌层、外膜。

膀胱的黏膜是由变移上皮和固有层组成。膀胱空虚时，上皮有8~10层细胞组成，当膀胱充盈时，上皮变薄，只有3~4层细胞组成。当膀胱空虚时，膀胱内面的黏膜形成许多皱襞，充盈时皱襞消失。而在膀胱底的内面，左右输尿管口和尿道内口之间的三角形区域，黏膜始终平滑而无皱襞，称此区为膀胱三角，是肿瘤、结核和炎症的好发部位膀胱镜检时应特别注意。两输尿管口之间的横行皱襞，称为输尿管间襞，在膀胱镜下为苍白色带状结构，是临床上膀胱镜检时寻找输尿管口的标志。

膀胱的肌层由平滑肌构成，大致分为外纵、中环、内纵三层，这三层肌束相互交错，共同构成逼尿肌。在尿道内口处，环行肌层增厚形成膀胱括约肌。

膀胱上面的外膜为浆膜（腹膜），其他部分为纤维膜。

（三）尿道

尿道是膀胱通向体外的排尿管道。尿道起自于尿道内口，终止于尿道外口。因为男性尿道与生殖系统关系密切，故将在男性生殖系统叙述。

女性尿道仅有排尿功能，长约3~5cm，直径约0.6cm，女性尿道尿道短、宽、直，且开口于阴道前庭，距阴道口和肛门较近，故易引起逆行性尿路感染。

二、排尿反射和神经中枢对排尿的控制作用

（一）尿的输送与贮存

尿液的生成是连续的，由集合管、肾盏、肾盂经输尿管节律性地蠕动进入膀胱贮存。当膀胱内尿量贮存到一定程度，使膀胱内压升高时，便可引起排尿反射，将尿液经尿道排出体外。所以，膀胱的排尿是间歇进行的。

（二）尿的排放

1. 膀胱和尿道的神经支配

膀胱平滑肌又称逼尿肌，它和尿道内括约肌都受交感神经与副交感神经的双重支配。副交感神经来自盆神经，节前神经元的胞体位于脊髓骶段第 2～4 节侧角，节后纤维分布到逼尿肌和内括约肌。节后纤维的神经末梢释放乙酰胆碱，可使膀胱逼尿肌收缩，尿道内括约肌松弛，引起排尿。交感神经来自腹下神经，节前神经元的胞体位于脊髓胸段第 12 节和腰髓第 1～2 节侧角，当其兴奋时，则使膀胱逼尿肌松弛，尿道内括约肌收缩，阻止排尿。尿道外括约肌是骨骼肌，受阴部神经支配，来自脊髓骶段第 2～4 节前角，属躯体运动神经，受大脑的随意支配，兴奋时使尿道外括约肌收缩，阻止排尿。

支配膀胱和尿道的神经也含有传入纤维。膀胱充盈感觉的传入纤维在盆神经中；传导膀胱痛觉的纤维在腹下神经中；而传导尿道的传入纤维在阴部神经中（图 9-17）。

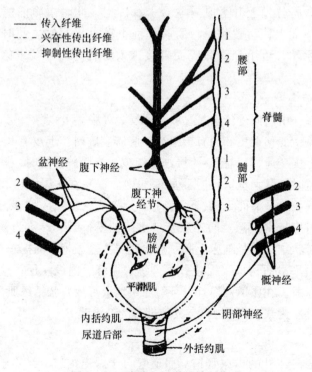

图 9-17 膀胱和尿道的神经支配

2. 排尿反射

排尿是一个反射过程，故称为排尿反射。排尿反射的基本中枢位于脊髓，但在正常情况下，排尿反射受大脑皮层高级中枢控制。在高级中枢的控制下，排尿反射过程

会抑制或加强。

一般成人膀胱内尿量在400ml以下时，膀胱内压很低，对牵张感受器刺激很弱，达不到有效刺激，不会使感受器兴奋；当膀胱内储存尿量增加到400~500ml，膀胱内压升高，刺激了膀胱壁上的牵张感受器而兴奋，冲动沿盆神经传到脊髓骶段排尿反射初级中枢，同时，兴奋冲动也上传至大脑皮层的高级排尿中枢，引起尿意。若情况允许，大脑皮层向下发放冲动至骶髓，兴奋沿盆神经传出，引起膀胱逼尿肌收缩，尿道内括约肌松弛，尿液进入后尿道。尿液刺激后尿道壁上感受器，冲动沿传入神经传至脊髓骶段的排尿中枢，加强排尿活动，并反射性地抑制阴部神经的活动，使尿道外括约肌松弛，于是尿液被排出体外。若情况不允许，中枢可发放冲动经腹下神经至膀胱，使逼尿肌舒张，内括约肌收缩；同时经阴部神经使尿道外括约肌收缩加强，抑制排尿活动。

小儿因其大脑皮层发育尚不完善，对排尿反射初级中枢控制能力较弱，故排尿次数多，且易发生夜间遗尿现象。若脊髓发生横断，排尿反射初级中枢与大脑皮层联系中断，排尿反射失去意识控制，排尿表现为简单的不随意反射，称为尿失禁。脊髓骶段的初级排尿反射中枢或排尿反射的反射弧任何环节受损伤，膀胱内充满尿液而不能排出，称为尿潴留。

知识拓展

当肾脏出现功能衰竭时，最佳的治疗方案是进行肾脏移植。目前肾移植是器官移植中最为成熟的、数量较多的、成功率较高的、术后存活率高达70%的一种移植手术。肾脏移植有以下要求：①供体肾的要求：肾的生长良好，有丰富的血液循环通道。供体肾取出后必须保存于含有高渗透压、高浓度的钾、钙、镁的低温营养保存液中。②受体位置的要求：髂窝部是肾移植放置的较理想部位。③吻合血管的选择：将肾动脉与髂内动脉及其分支吻接，肾静脉与髂内静脉吻合。④输尿管吻合位置的要求：输尿管与膀胱的吻合更须细心谨慎，应将输尿管吻接到膀胱上，使尿液流入膀胱内，以免导致漏渗而引起感染或败血症的发生。此外，肾移植后的病人要长期服用免疫抑制药物，因此术后要加强对病人的治疗和管理。

目标检测

一、名词解释

1. 膀胱三角　2. 肾门　3. 肾小球滤过率　4. 肾小球滤过分数　5. 肾糖阈
6. 水利尿

二、选择题

1. 膀胱肿瘤、结核和结石好发的部位是（　　）
   A. 膀胱颈　　　　　　B. 膀胱体　　　　　　C. 尿道内口
   D. 膀胱底　　　　　　E. 膀胱三角

2. 肾小管重吸收能力最强的部位是（　　）
   A. 近端小管　　　　B. 远端小管　　　　C. 髓袢升支
   D. 髓袢降支　　　　E. 远曲小管和集合管
3. 排尿反射的基本中枢位于（　　）
   A. 大脑皮层　　　　B. 下丘脑　　　　　C. 中脑
   D. 延髓　　　　　　E. 脊髓骶段
4. 脊髓腰骶段或盆神经损害可引起（　　）
   A. 多尿　　　　　　B. 少尿　　　　　　C. 尿失禁
   D. 尿潴留　　　　　E. 尿急．尿频
5. 正常人每昼夜排出的尿量约在（　　）
   A. 500～1000ml　　　B. 1,000～2,000ml
   C. 2,000～2,5000ml　D. 2,500ml以上
   E. 不多于1,000ml

三、问答题

1. 输尿管有几个生理性狭窄？各位于何处？
2. 简述尿生成的基本过程。
3. 下列情况下尿量有何变化？为什么？
（1）大量饮清水后
（2）静脉输入0.9% NaCl 200ml
（3）静脉注射50% 葡萄糖100ml
（4）急性大出血

实训一　泌尿系统的形态结构观察

【实训目的】

通过观察肾、输尿管、膀胱和尿道的标本及模型，进一步明确泌尿系统形态、位置、毗邻、结构、行程，进一步掌握输尿管上的三个狭窄及膀胱三角的位置和意义，对泌尿系统有一个感性认识，验证理论课所讲授的理论知识并对泌尿系统的各个组成的形态结构加深印象。

【实训要求】

在教师的指导下，观察泌尿系统的各个组成部分、结构特点。

熟悉泌尿系统的组成及机能；膀胱与腹膜的关系及其临床意义。

掌握肾的形态、位置、毗邻及肾的大体结构；输尿管的形态、行程和狭窄；膀胱的位置和形态，膀胱三角的位置及其临床意义；女性尿道的形态。

【实验内容】

1. 在已解剖开的泌尿系统概观标本上观察泌尿系统的组成。
2. 在离体肾及肾的标本和模型上观察肾的形态、结构、位置及毗邻；辨认出入肾

门的结构，注意肾盂与输尿管的关系。

在肾的剖面标本上，分辨肾皮质和肾髓质。观察肾窦及其内容物；注意肾盂与肾小盏和肾大盏的连属关系。

3. 在腹膜后位的标本上寻认输尿管，并观察输尿管的位置、形态、行程；注意辨认三个狭窄的部位。

4. 取膀胱离体标本，结合男、女骨盆盆腔正中矢状面标本，观察膀胱的形态、位置及其结构。寻认输尿管的开口和尿道内口，观察膀胱三角的形态特点及其黏膜特点。

5. 取女性骨盆盆腔正中矢状面切面标本，观察女性尿道的形态特点、毗邻和尿道外口的位置。

【实训评价】

1. 泌尿系统模型观察的评价

教师取肾、膀胱模型，要求学生在标本上辨认出肾和膀胱的形态，可根据学生辨认的准确性做出评价。

2. 泌尿系统标本观察的评价

在标本上寻认输尿管，并观察输尿管的位置、形态、行程；注意辨认三个狭窄的部位，根据学生辨认的准确性做出评价。

3. 活体上辨认

要求学生在活体上指出肾的位置、肾区的位置，根据学生指认的准确性作出评价。

实训二 泌尿系统的微细结构观察

【实训目的】

通过肾切片和显微镜观察，进一步明确肾单位各部分的微细结构，对泌尿系统有一个感性认识，验证理论课所讲授的理论知识并对泌尿系统的各个组成的形态结构加深印象。

【实训要求】

在教师的指导下，用显微镜（高倍和低倍）分别观察肾皮质、肾髓质、肾小体、近端肾小管、远端肾小管、集合管等，同时能在高倍显微镜下绘制肾皮质的主要结构图，注明肾小囊外层、血管球、肾小囊腔、近端小管曲部和远端小管曲部。

【实验内容】

1. 肾切片

（1）肉眼观察区别染色较深的肾皮质和染色较浅的肾髓质。

（2）低倍显微镜观察辨认近端小管、远曲小管、细段和集合管等结构。

（3）高倍显微镜观察

① 肾小体　肾小球染成红色，为一团迂回屈曲的毛细血管。肾小囊外层由单层扁平上皮构成，内、外层之间的透亮腔隙为肾小囊腔。

② 近端小管曲部　染成红色。管壁由单层立方上皮构成，相邻细胞间的界限不清晰，细胞的游离面有染成淡红色的刷状缘，管腔较小而不规则。

③ 远端小管曲部　染成红色。管壁为单层立方上皮，细胞界限比较清晰，细胞核排列比较密集，管腔较大且规则。

④ 细段　管壁薄，由单层扁平上皮构成，细胞核突向官腔，细胞质被染成淡红色。

⑤ 集合小管　管腔较大。上皮细胞因部位不同而呈立方形或低柱状，细胞界限清晰，细胞核着色较深。

2. 示教

（1）致密斑（HE 染色、肾切片）

（2）球旁细胞（HE 染色、肾切片）

【实验评价】

1. 肾微细结构观察的评价

教师取肾微细结构模型，要求学生在标本上辨认出肾髓质和肾皮质，可根据学生辨认的准确性做出评价。

2. 显微镜下观察肾微细结构的评价

在高倍显微镜下绘制出肾皮质的主要结构图，并注明肾小囊外层、血管球、肾小囊腔、近端小管曲部和远端小管曲部，根据学生标注的准确性做出评价。

实训 三　影响尿生成因素的观察与研究

【实训目的】

通过尿量观察，分析尿生成的过程及各个过程的影响因素。尿的生成过程包括肾小球滤过、肾小管和集合管的重吸收、肾小管和集合管的分泌与排泄。凡能影响尿生成过程的因素，都可影响尿的生成而改变尿量。

【实训要求】

在教师的指导下，学会动物的麻醉方法；学会尿液引流的方法；能进行实验数据的记录；并根据记录的数据进行各影响因素的分析。

【实训内容】

1. 原理

尿的生成过程，包括肾小球的滤过、肾小管和集合管的重吸收与分泌。凡能影响上述过程的因素，均可影响尿的生成而改变尿量。

2. 用品

兔手术台、哺乳类动物手术器械、实验多用仪、常用记录装置、记滴装置、电磁标、保护电极、塑料输尿管导管或膀胱插管、试管、试管架、酒精灯、试管夹、小烧杯、班氏试剂、20% 葡萄糖溶液、20% 氨基甲酸乙酯溶液、1∶1000 去甲肾上腺素、垂体后叶素、速尿、等渗生理盐水、丝线、纱布等。

3. 对象

家兔

4. 方法与步骤

（1）动物麻醉与固定　用 20% 氨基甲酸乙酯，按 5ml/kg 从耳缘静脉注射进行麻醉。然后仰卧固定于手术台上。

（2）引流尿液　可选用输尿管插管法或膀胱插管法进行引流。

① 输尿管插管法　自耻骨联合上缘沿腹正中线作一长约 5cm 切口，切开腹壁，暴露膀胱，将膀胱轻拉向下翻转，找到膀胱三角，仔细辨认输尿管，用线将输尿管近膀胱端结扎，在结扎上部剪一斜口，把充满等渗盐水的细塑料管向肾脏方向插入输尿管内，用线结扎固定，导管另端开口连至记滴装置上，以便记滴。

② 膀胱插管法　在耻骨联合上缘，沿腹正中线做一长约 3cm 的切口，切开腹壁，将膀胱轻移腹外。在膀胱顶部做一荷包缝合，在缝合中心剪一小口，插入膀胱插管，收紧缝线关闭切口。手术完毕后，用温盐水纱布覆盖切口，将膀胱插管通过塑料管与记滴装置相连，以便记滴。

（3）实验观察

① 开动记录装置，描记一段正常血压曲线和尿液滴数。

② 静脉注射 37℃生理盐水 20ml，观察与记录血压和尿量的变化。

③ 静脉注射 20% 葡萄糖溶液 20ml，观察和记录血压及尿量的变化（在注射前与注射效应后分别收集尿液，做尿糖定性实验）。

④ 刺激一侧迷走神经，使血压降低 50mmHg 左右，维持 30s，观察和记录血压和尿量的变化。

⑤ 静脉注射 1∶1000 去甲肾上腺素 0.5ml，观察和记录血压及尿量的变化。

⑥ 静脉注射垂体后叶素 2U，观察和记录血压和尿量的变化。

⑦ 静脉注射速尿（5ml/kg），观察和记录尿量的变化。

⑧ 由颈动脉插管处（或股动脉插管处）放血，使血压下降并维持在 50mmHg 左右，观察和记录尿量变化；然后迅速输入生理盐水，观察和记录血压及尿量的变化。

（4）注意事项

① 为保证动物有足够的尿量，实验前一天要给兔多食新鲜蔬菜。

② 手术过程中操作应轻巧、仔细，避免损伤血管过多，造成出血较多影响手术视野；避免由于刺激输尿管而引起痉挛或插入管壁夹层，造成无尿现象。

③ 采取输尿管插管法，以两侧同插为好，插好后接上 Y 型管，经此管流出的尿液滴在记滴器上，便于尿液滴数观察和记录。取膀胱插管法，要对准输尿管口，膀胱回纳腹腔时，注意不要扭曲。

④ 为方便注射，可将注射针头固定在耳缘上供多次使用。若多次进行静脉注射，应保护好耳缘静脉，即静脉注入部位应先从耳尖部开始，逐步移向耳根部。

⑤ 注射麻醉药物速度宜慢，以免造成动物死亡，注射生理盐水和高渗葡萄糖液的速度宜快，并注意勿将空气推入造成气栓。

⑥ 各项实验必须在血压和尿量恢复后才能继续进行。

【实训评价】

要求学生说出静脉注射 20% 葡萄糖溶液 20ml 和速尿后，尿量的变化情况及原因，根据学生叙述的准确性进行评价。

（孙秀玲）

第十章 生殖系统

> **学习目标**
>
> 通过本章的学习，使学生了解男、女生殖系统的结构，掌握男、女生殖器官的内分泌功能及妊娠的过程。
>
> **知识目标**
> 1. 掌握睾丸、卵巢的内分泌功能；月经周期及月经周期过程中体内激素水平变化。
> 2. 熟悉男、女生殖系统的解剖结构。
> 3. 了解妊娠的过程。
>
> **技能目标**
> 能够说出男、女生殖器官的大体结构及各部分的位置关系。

生殖系统包括男性生殖系统和女性生殖系统，二者均由内生殖器和外生殖器两部分构成。内生殖器由生殖腺、输送管道和附属腺组成。男性生殖腺是睾丸，输送管道有附睾、输精管、射精管、男性尿道，附属腺包括精囊腺、前列腺、尿道球腺。女性生殖腺是卵巢，输送管道有输卵管、子宫和阴道，附属腺是前庭大腺。男性外生殖器为阴茎和阴囊，女性外生殖器即女阴。

第一节 男性生殖系统

一、男性内生殖器

（一）睾丸

睾丸位于阴囊内，左、右各一，睾丸呈微扁的椭圆形，表面光滑，上端被附睾头遮盖，下端游离。睾丸表面有一层坚厚的纤维膜，称白膜，白膜突入睾丸内形成睾丸纵隔。从纵隔发出许多睾丸小隔，呈扇形深入睾丸实质并与白膜相连，将睾丸实质分成100~200个锥形的睾丸小叶。睾丸小叶内含有2~4条盘曲的曲细精管，为精子产生的场所。曲细精管之间的结缔组织中有间质细胞，间质细胞主要是分泌雄激素（图10-1）。

（二）附睾

附睾呈新月形，紧贴睾丸的上端和后缘，从上至下依次分为附睾头、附睾体、附睾尾（图10-1）。睾丸输出小管进入附睾后，弯曲盘绕形成膨大的附睾头，末端汇合成一条附睾管，附睾管迂曲盘回成附睾体和附睾尾。附睾为暂时贮存精子的器官，分泌的附睾液提供精子营养，促进精子进一步成熟。

（三）输精管和射精管

输精管是附睾管的直接延续，长约50cm，管径约3mm，管壁较厚，随精索经腹股沟管进入盆腔，在膀胱后面与精囊的排泄管汇合成射精管（图10-1）。射精管长约2cm，向前下穿前列腺实质，开口于尿道的前列腺部。

（四）精囊腺

精囊腺为长椭圆形的囊状器官，表面凹凸不平，位于膀胱底的后方，其排泄管与输精管的壶腹末端合成射精管（图10-1）。精囊腺的分泌物为精液的一部分组成。

（五）前列腺

前列腺是不成对的实质性器官，呈前后稍扁的栗子形，上端宽大，下端尖细（图10-1）。尿道从前列腺中间穿过，老年人因激素平衡失调，引起前列腺肥大，从而压迫尿道，造成排尿困难。

精液是由输精管道及附属腺的分泌物组成，内含精子。精液呈乳白色，弱碱性，正常成年男性一次射精约2~5ml，含精子3亿~5亿个。

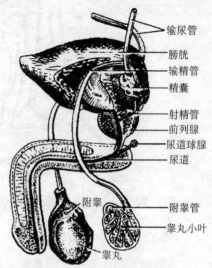

图10-1 男性生殖系统模式图

二、男性外生殖器

（一）阴囊

阴囊是位于阴茎后下方的囊袋状结构。阴囊皮肤薄而柔软，色素沉着明显。阴囊壁中的肉膜含有平滑肌，可随外界温度的变化而舒缩，以调节阴囊内的温度，有利于精子的发育。睾丸在出生后如未降入阴囊而滞留于腹腔或腹股沟等处，称为隐睾。

（二）阴茎

阴茎分为头、体和根三部分，阴茎前端膨大，称阴茎头，阴茎中部为圆柱形的阴茎体，阴茎后固定的部分为阴茎根部。阴茎主要由两条阴茎海绵体和一条尿道海绵体组成，外包筋膜和皮肤。阴茎的皮肤在阴茎颈前方形成双层游离的环形皱襞，包绕阴茎头，称为阴茎包皮。成年后，阴茎头仍被包皮包裹，或包皮口过小，包皮不能退缩暴露阴茎头则称为包皮过长或者包茎（图10-2）。

知识链接

包皮过长或者包茎患者，包皮腔内易存留污物而导致炎症，也可能成为阴茎癌的诱发因素。因此要尽早行包皮环切术。手术时需注意勿伤及包皮系带，以免影响阴茎正常的勃起。

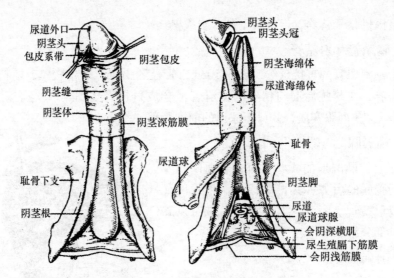

图 10-2 阴茎的外形与结构

三、睾丸的生理功能及其调节

（一）睾丸的生精作用

曲细精管是生成精子的部位，曲细精管上皮由生精细胞和支持细胞构成。原始的生精细胞为精原细胞，从青春期开始，精原细胞逐渐发育成精子，经历过程依次为精原细胞、初级精母细胞、次级精母细胞、精子细胞、精子、成熟的精子。从精原细胞发育成精子约需两个半月。

> **知识链接**
>
> 睾丸产生精子需要较低的温度环境，一般阴囊内温度较腹腔内温度低 2℃ 左右，如阴囊内温度长期过高将造成精子生成障碍，造成不孕。如男性长期着紧身裤，隐睾症等。

（二）睾丸的内分泌功能

睾丸的间质细胞分泌雄激素，主要是睾酮。正常男子血中睾酮以 20～50 岁含量最高，为 19～24nmol/L，50 岁后随年龄的增大逐渐减少。

1. 睾酮的主要生理作用

（1）维持生精作用。睾酮转变为双氢睾酮进入曲细精管，促进生精细胞的分化和发育成熟。

（2）刺激生殖器官发育（附睾、输精管、射精管、精囊、前列腺、阴茎等），促进男性副性征出现并维持其正常形态。如骨骼变粗、肌肉发达；皮肤变厚；腋毛、阴毛、生长胡须；喉结突出、声带变厚、声音低沉等。

（3）促进蛋白质合成，特别是肌肉蛋白质合成增加。

(4) 维持正常性欲。成年男性如切除睾丸，性欲显著降低。
(5) 促进骨骼生长与钙、磷的沉积，促进红细胞生成。

第二节 女性生殖系统

一、女性内生殖器

（一）卵巢

卵巢是女性生殖腺，左右各一，呈扁圆形，位于子宫的两侧（图10-3）。卵巢的大小和形状随着年龄增长呈现差异。卵巢分为外周的皮质和中央的髓质，皮质含有不同发育阶段的卵泡以及黄体和闭锁卵泡等结构；髓质为富含血管、淋巴管和神经的疏松结缔组织。

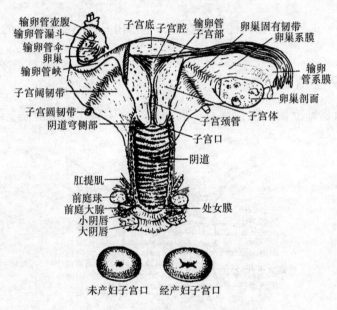

图10-3 女性内生殖器（前面观）

（二）输卵管

输卵管是一对输送卵子的肌性管道，长约10～14cm，内侧以输卵管子宫口与子宫腔相通，外侧以输卵管腹腔口开口于腹膜腔（图10-3）。输卵管由内向外分为4部：输卵管子宫部，短而狭窄。输卵管峡，短而直，为输卵管结扎术的常选部位。输卵管壶腹，管腔粗而弯曲，卵子在此部与精子结合成受精卵。输卵管漏斗，为输卵管外侧端膨大部分，呈漏斗状。其边缘游离呈指状突起称输卵管伞。

卵巢和输卵管在临床上合称为子宫附件。

（三）子宫

子宫是孕育胎儿的地方，为一肌性器官。

1. 子宫的形态

成人未孕子宫呈前后略扁、倒置的梨形（图10-3）。子宫分为3部，输卵管口以上部分为子宫底，下端较窄呈圆柱形的为子宫颈，两者之间的为子宫体。子宫体与子宫颈之间狭细的长约1cm的部分称为子宫峡。非妊娠时，子宫峡不明显；妊娠时，子宫峡伸展变长，形成"子宫下段"。妊娠末期可在此处行剖宫产，避免进入腹膜腔，减少感染机会。

2. 子宫壁的结构

子宫壁由外向内分为3层，浆膜层，肌层，子宫内膜。子宫内膜可分为功能层、基底层两层。功能层较厚，自青春期起，在卵巢激素的作用下此层每月发生一次周期性剥脱和出血，称为月经。基底层较薄，紧靠肌层，经期不脱落。

3. 子宫的固定装置

子宫借助子宫阔韧带、子宫圆韧带、子宫主韧带、子宫骶韧带维持子宫前倾前屈位。

（四）阴道

阴道为连接子宫和外生殖器的肌性管道，是排出月经、胎儿娩出的通道及女性的交接器官。

二、女性外生殖器

女性外生殖器即女阴，包括阴阜、大阴唇、小阴唇、阴道前庭、阴蒂和前庭球（图10-4）。

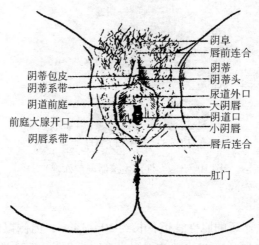

图10-4 女性外生殖器（前面观）

三、卵巢的生理功能及其调节

（一）卵巢的生卵作用

女性出生后两侧的卵巢中有30万～40万个原始卵泡，自青春期起，一般每月有15～20个卵泡发育，但通常只有一个发育成熟，其余的卵泡退化为闭锁卵泡。成熟的卵泡壁发生破裂，卵细胞、透明带和放射冠随同卵泡液冲出卵泡，称为排卵。排卵后，卵泡内的剩余细胞转变为黄体细胞，形成黄体。如卵子未受精，黄体维持两周即退缩，称为月经黄体；如卵子受精，黄体发育成妊娠黄体（图10-5）。

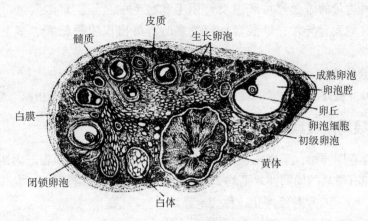

图10-5 卵巢结构示意图

（二）卵巢的内分泌作用

卵巢分泌的激素主要是雌激素和孕激素，其中雌激素包括雌二醇、雌酮和雌三醇，三者中以雌二醇的活性最强，孕激素主要由孕酮，20α-羟孕酮和17α-羟孕酮，其中以孕酮的生物活性最强。另外卵巢还分泌抑制素、少量雄激素及多肽类激素。

1. 雌激素的主要生理作用

（1）促进生殖器官发育成熟并维持其正常活动。如促进排卵；促进子宫发育；促使阴道黏膜上皮细胞增生，糖原含量增加并加速分解，使阴道分泌物呈酸性，有利于阴道乳酸菌的生长，从而抑制其他细菌的生长，增强阴道抵抗力。

（2）激发和维持女性副性征。如促进乳房发育，刺激乳腺导管和结缔组织的增生，产生乳晕；促进脂肪沉积于乳房、臀部等部位，毛发成女性分布；音调变宽、骨盆宽大等。

（3）广泛影响代谢过程。如促进蛋白质合成，促进生长发育；促进骨骼生长等。

2. 孕激素的作用

孕激素通常要在雌激素作用的基础上发挥作用，主要作用于子宫内膜和子宫肌，适应孕卵着床和维持妊娠。

（1）对子宫的作用：促使子宫内膜进一步增厚，并发生分泌期的变化，有利于着床。着床后，孕酮可促进子宫基质细胞转化为蜕膜细胞，为胚泡提供营养。另外孕酮可以使子宫肌细胞兴奋性降低，抑制子宫肌收缩，具有一定的安胎作用。

（2）对乳腺作用：促进乳腺腺泡发育，为妊娠后泌乳做好准备。

（3）产热作用：孕酮可作用于下丘脑体温调节中枢，引起基础体温上升，故女性在排卵后体温会有升高，临床上将其作为判定排卵的的标志之一。

（4）调节腺垂体激素的分泌：排卵前，孕酮可协同雌激素诱发黄体生成素分泌出现高峰，排卵后则对腺垂体促性腺激素的分泌起负反馈抑制作用。

3. 雄激素的作用

女性体内适量的雄激素可刺激女性阴毛和腋毛的生长。雄激素过早出现会造成女性生殖器官的发育异常；雄激素分泌过多时，可出现阴蒂肥大、多毛症等男性化特征。

4. 抑制素的作用

抑制素可抑制促卵泡激素的合成与释放，但在卵泡期的抑制作用没有雌二醇强。

四、月经周期及其产生原理

女性自青春期开始，子宫内膜会出现周期性的剥脱和出血，表现为阴道出血，称为月经。月经有明显的周期性，平均 28 天一个周期，称为月经周期。女性的第一次月经称为初潮，40~50 岁月经停止，称为绝经期。

（一）月经周期内子宫内膜的变化

1. 月经期

从月经开始，历时 5 天，表现为子宫内膜剥脱和出血。如果卵巢排出的卵细胞未受精，黄体即萎缩退化，体内雌激素、孕激素水平急剧下降，子宫内膜失去激素支持，崩溃出血。如果排出的卵细胞受精，黄体发育成妊娠黄体，继续分泌性激素维持妊娠。

2. 增殖期

从月经停止日算起，历时约 10 天，此期卵泡发育并分泌雌激素，子宫内膜在雌激素的作用下修复增生，内膜的腺体增多，但无分泌功能，此期末，卵细胞发育成熟并排卵。

3. 分泌期

自排卵日算起，历时 14 天，此期子宫内膜在雌激素和孕激素的共同作用下，进一步增生，腺体开始分泌黏液，为受精卵植入和发育准备好条件。若排出的卵未受精，则进入下一个月经周期。

（二）月经周期产生原理

月经周期中子宫内膜的变化是受卵巢激素控制的，而卵巢激素的分泌又受下丘脑 - 腺垂体控制，血液中卵巢激素的水平又可反馈影响下丘脑 - 腺垂体的分泌。卵泡期血液中雌激素的水平较低，反馈促进下丘脑分泌促性腺激素释放激素（gonadotropin - releasing hormone，GnRH），促进腺垂体产生促卵泡激素（follicle - stimulating hormone，FSH）和黄体生成素（Luteinizing hormone，LH），此时以促卵泡激素为主，子宫内膜出现增殖性改变。随着卵泡发育成熟，黄体的生成，孕激素大量分泌，子宫内膜出现分泌型变化，此时以黄体生成素为主。如未受孕，血液中高浓度的雌激素和孕激素反馈性抑制下丘脑分泌 GnRH，腺垂体分泌 FSH、LH 减少，孕激素，雌激素水平下降，子宫内膜开始剥脱，进入月经期。如果受孕，在胚泡分泌的绒毛膜促性腺激素作用下，黄体继续发育，并分泌雌激素和孕激素维持妊娠，出现停经（图 10-6）。

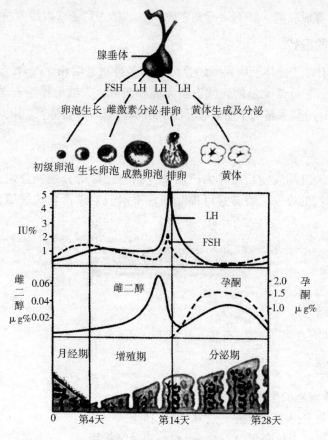

图 10-6 月经周期形成

> **知识链接**
>
> 日常用的雌激素和孕激素配伍而成的抑制排卵的复方避孕药物作用机制为外源性的雌激素对下丘脑-腺垂体系统产生负反馈作用，抑制丘脑下部 GnRH 的释放，使垂体分泌 FSH 降低，卵泡发育成熟过程受阻。同时孕激素又抑制 LH 的释放，二者协同干扰、抑制排卵。

第三节 妊娠与分娩

一、妊娠

妊娠是新个体的产生过程，包括受精与着床，妊娠的维持、胎儿的生长。

（一）受精

精细胞射出后经阴道、宫颈、宫腔到达输卵管，与卵细胞在输卵管壶腹部相遇并进入卵细胞与之融合，称为受精。

（二）着床

受精卵在输卵管的蠕动和纤毛运动的作用下，逐渐向宫腔运行，在运行的途中进行细胞分裂，发育成胚泡。胚泡运行到宫腔以后，植入到子宫内膜的过程，称为着床。

（三）妊娠的维持

妊娠的维持有赖于垂体、卵巢和胎盘分泌的各种激素的相互配合。胎盘是妊娠期重要的内分泌器官，它分泌大量的人绒毛膜促性腺激素、人绒毛膜生长素等蛋白质激素、肽类激素，同时还分泌大量的孕激素（孕酮）和雌激素（雌三醇），用以维持妊娠。

二、分娩

成熟的胎儿及其附属物从母体内产出体外的过程称为分娩。分娩的动力主要依靠子宫平滑肌节律性的收缩。雌激素可提高子宫平滑肌对催产素的敏感性，加强子宫平滑肌的收缩。

目标检测

一、名词解释

1. 月经周期　2. 排卵　3. 分娩　4. 受精

二、选择题

1. 睾丸间质细胞的生理功能是（　　）
   A. 营养和支持生殖细胞　　　B. 产生精子　　　　　　　C. 分泌雄激素
   D. 分泌雄激素结合蛋白　　　E. 起血睾屏障作用
2. 关于精子的生成与发育，错误的是（　　）
   A. 在睾丸的曲细精管产生　　　　　　B. 卵泡刺激素对生精起始动作用
   C. 睾酮有维持生精作用　　　　　　　D. 精原细胞发育成精子约需 10 天
   E. 腹腔内温度不适宜精子的生成
3. 关于雌激素的生理作用，下列哪项是错误的？（　　）
   A. 促进阴道上皮增生、角化　　　　　B. 增强输卵管平滑肌运动
   C. 促进子宫内膜增生　　　　　　　　D. 刺激乳腺导管和结缔组织增生
   E. 促进水和钠的体内排泄
4. 下列那一项不是孕激素的生理作用？（　　）
   A. 大量分泌可抑制卵泡刺激素和黄体生成素释放
   B. 促进子宫内膜腺体分泌　　　　　　C. 使子宫平滑肌兴奋性降低
   D. 促进乳腺腺泡及导管发育　　　　　E. 使子宫颈黏液增多、变稀
5. 关于月经周期的叙述，错误的是（　　）
   A. 排卵与血液中黄体生成素突然升高有关　　B. 子宫内膜的增殖依赖于雌激素
   C. 子宫内膜剥脱是由于雌激素和孕激素水平降低
   D. 妊娠期月经周期消失的原因是血中雌、孕激素水平很低
   E. 切除两侧卵巢后月经周期即消失

三、简答题

1. 简述生殖系统的组成和主要功能
2. 试述月经周期中卵巢和子宫内膜的变化。

实训　男、女生殖器官的观察

【实训目的】

通过男女生殖系统标本及挂图的观察,掌握男、女生殖器官的大体结构及各部分的位置关系。

【实训要求】

要求学生通过标本和挂图的观察,掌握男、女内、外生殖器的组成,以及各部分解剖位置、各部之间的位置关系。

【实训内容】

(一) 男性生殖系统观察

1. 男性内生殖器观察

取男性生殖系统正中矢状切面标本,观察男性内生殖器中生殖腺(睾丸)、输精管道(附睾、输精管、射精管、男性尿道)和附属腺(精囊腺、前列腺、尿道球腺)各部的位置。

2. 男性外生殖器观察

取男性生殖系统标本,观察阴囊,阴茎位置及结构。

(二) 女性生殖系统观察

1. 女性内生殖器观察

取女性生殖系统标本,观察女性内生殖器中生殖腺(卵巢)、输送管道(输卵管、子宫和阴道)以及附属腺(前庭大腺)各部的位置。其中重点观察输卵管的分部、子宫的结构。

2. 女性外生殖器观察

取女性女阴标本,观察女性外生殖器各部组成。

【实训评价】

教师取男、女生殖系统标本,要求学生讲出男、女生殖系统组成并在标本上逐一辨认,教师根据具体情况作出评价。

(王　慧)

第十一章 能量代谢和体温

学习目标

通过学习，了解影响能量代谢的因素，基础代谢率的概念和在诊断疾病中的意义；掌握机体的体温调节机制，为以后专业课程学习发热和解热镇痛药的作用及其机制奠定基础。

知识目标
1. 掌握人体的正常体温及其生理性变动，体温的调节。
2. 熟悉机体的产热方式与散热方式，基础代谢和基础代谢率的概念。
3. 了解机体能量的来源和去路，影响能量代谢的因素。

技能目标
掌握人体体温的测量技术。

第一节 能量代谢

新陈代谢是生命活动的基础，包括物质代谢与能量代谢两个方面。在物质的合成过程中，需要吸收能量；在物质的分解过程中，能量被释放出来，供给机体组织利用。机体在物质代谢过程中所伴随的能量的释放、转移、贮存和利用，称为能量代谢。

一、机体能量的来源和去路

（一）能量的来源

人体一切生命活动所需的能量，主要来源于食物中的糖、脂肪和蛋白质分子结构中蕴藏的化学能。这些营养物质氧化分解时，释放出能量，是人体活动的能源物质。

糖是人体的主要能源物质，通常情况下机体所需能量的 70% 以上由糖提供，其余由脂肪提供。蛋白质是人体细胞的重要组成成分，一般不作为供能物质。在某些特殊情况下，如长期不能进食或体内的糖原和脂肪大量消耗时，机体才开始分解蛋白质供能，以维持基本的生理功能。

（二）能量的去路

各种能源物质氧化分解释放的能量，50% 以上直接转化为热能用于维持体温，其余部分以化学能的形式贮存于三磷酸腺苷（adenosine triphosphate，ATP）的高能磷酸键中。组织细胞可直接利用 ATP 提供的能量完成各种功能活动，如肌肉收缩、腺体分泌、物质转运及神经传导等。因此，ATP 既是机体重要的贮能物质，又是直接的供能物质。

除 ATP 外，体内还有其他高能化合物，如磷酸肌酸（creatine phosphate，CP）等。当 ATP 生成过多时，可将其中的一个高能磷酸键转移给肌酸，生成磷酸肌酸，将能量贮存起来。当组织消耗增加，ATP 减少时，磷酸肌酸又将贮存的能量转移给二磷酸腺苷（adenosine diphosphate，ADP），生成新的 ATP。磷酸肌酸不能直接为机体生命活动提供能量，被看作是能量的贮存库。

二、影响能量代谢的因素

影响能量代谢的因素是多方面的，主要有肌肉活动、环境温度、食物的特殊动力效应以及精神活动。

（一）肌肉活动

肌肉活动对能量代谢的影响最为显著。机体进行任何轻微的活动都可提高能量代谢率。而且肌肉活动的强度越大，能量代谢率的增长也越大。剧烈运动时其产热量可增加 10~20 倍。

（二）环境温度

人体在安静状态下的能量代谢率，以 20~30℃ 的环境中最稳定。实验表明，环境温度过高或过低，能量代谢率都将增加。当环境温度为 30~45℃ 时，人体内的生物化学反应速度加快，呼吸功能、循环功能增强，能量代谢率增强。当环境温度低于 20℃ 时，肌肉紧张度增强甚至引起寒战，能量代谢率增加。环境温度在 10℃ 以下，代谢率增加更为显著。

（三）食物的特殊动力效应

在进食后的一段时间内，机体虽然同样处于安静状态，但所产生的热量却比进食前有所增加。一般从进食后 1h 左右开始，延续至 7~8h。这种由于进食使机体产生额外热量的现象，称为食物的特殊动力效应。不同食物的特殊动力效应不同。在三种主要营养物质中，蛋白质的特殊动力效应最强，可使产热量增加 30% 左右，糖类或脂肪类可使产热量增加 4%~6%，混合食物可使产热量增加 10% 左右。食物的特殊动力效应的确切机制尚不明确。

（四）精神活动

精神活动对能量代谢的影响，主要表现在人处于紧张状态，如烦恼、恐惧或情绪激动时，能量代谢可显著提高。其原因是精神紧张引起骨骼肌紧张性增加、交感神经兴奋及甲状腺激素分泌增多，使机体代谢加速。人在平静地思考问题时，无论思维是否活跃，能量代谢受到的影响并不明显。

三、基础代谢

人体在基础状态下的能量代谢称为基础代谢。所谓基础状态是指人体处于清晨、清醒、静卧，肌肉放松，空腹（禁食 12h 以上），室温在 20~25℃，无精神紧张的状态。它排除了肌肉活动、食物的特殊动力效应、环境温度和精神活动等对能量代谢的影响。在这种状态下的能量消耗，主要用于维持心跳、呼吸等最基本的生命活动，能量代谢比较稳定。因此把基础状态下单位时间内的能量代谢称为基础代谢率（basal metabolism rate，BMR）。基础代谢率比一般安静时的代谢率要低些，但并不是机体最低的代谢率。在熟睡无梦时，机体的代谢率更低。

基础代谢率随性别、年龄不同而有生理变动。在其他情况相同时，男子比女子高；儿童比成人高；年龄越大，基础代谢率越低。我国人正常 BMR 水平，男女各年龄组的平均值如表 11-1 所示。

表 11-1 我国人正常的 BMR 平均值（$kJ/m^2 \cdot h$）

年龄（岁）	11~15	16~17	18~19	20~30	31~40	41~50	51 以上
男性	195.5	193.4	166.2	157.8	158.6	154.0	149.0
女性	172.5	181.7	154.0	146.5	146.9	142.4	138.6

在临床上，基础代谢率一般用实际测得的数值与正常平均值相差的百分率来表示。如果相差在 ±15% 以内属于正常范围。当相差超过 ±20% 可能是病理变化。在各种疾病中，甲状腺功能的改变对基础代谢率的影响最为显著。甲状腺功能亢进的患者基础代谢率可比正常值高 25%~80%，甲状腺功能减退的患者基础代谢率可比正常值低 20%~40%。因此，测定基础代谢率是临床诊断甲状腺疾病的重要辅助手段。

第二节 体温及其调节

人体的温度分为体表温度和深部温度。体表温度是指皮肤和皮下组织的温度，不稳定，易随环境温度的变化而发生变化。生理学上的体温指机体深部的平均温度，较为恒定。

正常情况下，人体通过体温调节机制对产热和散热过程进行调节，从而使体温保持相对恒定。体温的相对恒定是机体内环境稳态的重要表现，是进行新陈代谢和正常生命活动的重要条件。

一、人体的正常体温及其生理性变动

（一）人体的正常体温

体内各器官的代谢水平不同，其温度也略有差异，如肝脏温度最高，直肠较低。但由于血液不断循环，使深部各器官的温度趋于一致。因此，可用血液的温度代表机体深部的平均温度。

由于血液的温度不易测量，临床上通常测量直肠、口腔和腋窝的温度来代表体温。直肠温度正常为 36.9~37.9℃，较接近机体深部的温度，但测量不太方便。口腔温度正常为 36.7~37.7℃，该测量方法使用方便，临床上较常用，但需注意口腔温度受经口呼吸及进食冷、热食物等因素的影响。腋窝温度正常为 36.0~37.4℃，测量时应保持腋窝干燥，上臂紧贴胸廓，减少腋窝处温度的散失，同时测量时间不少于 10min。

（二）体温的生理性变动

在生理情况下，体温可随昼夜、年龄、性别、肌肉活动等因素的不同而有所变化。

但变化幅度一般不超过1℃。

1. 昼夜变化

在一昼夜之中，人体体温呈周期性波动。清晨2～6时体温最低，午后1～6时最高。体温的这种昼夜周期性波动称为昼夜节律，是机体的一种内在节律，通常认为与下丘脑的生物钟有关。

2. 年龄

年龄对体温的影响与基础代谢率的变化一致。不同年龄人的基础代谢率不同，体温也不同。一般来说，儿童的体温比成年人高；老年人的体温偏低；新生儿尤其是早产儿的体温调节机制发育尚不完善，调节体温的能力差，体温易受环境温度的影响而变动。因此对新生儿和老年人应加强护理。

3. 性别

在相同状态下，男性和女性体温略有差别。成年女性的基础体温平均比男性高0.3℃左右。并且，女性的基础体温随月经周期呈现规律性波动：月经期至排卵之前体温较低，排卵日最低，排卵后体温升高0.2～0.5℃，直至下次月经开始（图11-1）。排卵后的体温升高可能与黄体分泌的孕激素的产热效应有关。临床上可根据女性基础体温的变化来判断有无排卵及排卵的日期。

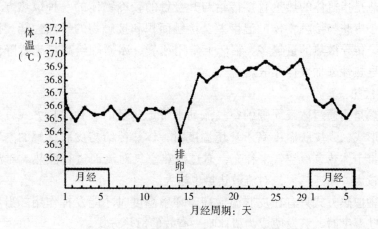

图11-1　女性月经周期中基础体温的变化

4. 肌肉活动

肌肉活动时代谢增强，产热量增加，可导致体温升高。肌肉剧烈活动时，体温可上升1～2℃。因此，临床上测量体温时，应让患者安静一段时间后再测。测量小儿体温时应防止哭闹。

5. 其他因素

精神紧张、情绪激动、进食、环境温度等因素对体温也有影响。麻醉药物可抑制体温调节中枢，扩张皮肤血管，增加散热，从而导致体温降低。所以，在麻醉时和手术后应加强病人的保暖和护理。

二、产热和散热方式

人体在代谢过程中不断地产生热量，同时又将热量不断地散发到体外。机体的产热量与散热量必须保持动态平衡，体温才能保持相对稳定。

（一）产热方式

机体有多种产热方式，如基础代谢产热、肌肉活动产热、食物的特殊动力效应产热、寒战和非寒战产热等。安静状态下，机体的热量主要来自全身各组织器官的基础代谢，其中肝脏的代谢最旺盛，产热量最大。运动或体力劳动时，骨骼肌代谢明显增加，成为主要的产热来源。

（二）散热方式

人体的主要散热部位是皮肤，机体90%的热量通过皮肤散发到外界。只有一小部分通过呼吸道、尿和粪便等散发。皮肤的散热方式有辐射、传导、对流和蒸发四种。

1. 辐射散热

辐射散热是指机体以热射线形式将体热传给外界较冷物体的一种散热方式。辐射散热的量取决于皮肤与环境间的温度差和机体的有效辐射面积。温度差越大，有效辐射面积越大，辐射散热量就越多。辐射散热是人体处于安静状态且环境温度低于皮肤温度时的主要散热方式，占人体总散热量的60%。

2. 传导散热

传导散热是指机体的热量直接传给与其接触的较冷物体的一种散热方式。传导散热的量取决于皮肤与接触物体的温度差、接触面积和接触物的导热性能。接触物的导热性能越好，传导散热的量越多。临床上常用冰袋、冰帽等给高热患者降温，就是利用水的良好导热性来加快传导散热。

3. 对流散热

对流散热是指通过体表周围的空气流动来带走热量的一种散热方式，是传导散热的一种特殊形式。当皮肤温度高于环境温度时，体热传给与皮肤接触的空气，空气受热后上升，带走体热，冷空气来补充，通过冷热空气对流而进行散热。对流散热的量受风速影响较大，风速越大，对流散热量也越大。

以上三种散热方式只有在皮肤温度高于环境温度时才能发挥作用。当环境温度等于或高于皮肤温度时，蒸发便成为机体唯一有效的散热方式。

4. 蒸发散热

蒸发散热是指机体通过体表水分蒸发而散发体热的一种方式。体表每蒸发1g水可带走2.43kJ的热量。临床上用酒精给高热病人擦浴降温，就是加强蒸发散热。

人体蒸发散热有不感蒸发和发汗两种形式。

（1）不感蒸发　不感蒸发是指水分直接从皮肤或黏膜（主要是呼吸道黏膜）渗出，在形成明显水滴之前就被蒸发，人体不易察觉的一种散热方式。它与汗腺活动无关，也不受生理性体温调节机制的控制，即使环境温度低于皮肤温度也持续进行。人体24h不感蒸发量约为1000ml。

（2）发汗　发汗是指通过汗腺分泌汗液，在皮肤表面形成明显汗滴后被蒸发的一种散热方式。汗液中99%是水，固体成分不到1%，主要是氯化钠。由于水分的丢失多于盐的丢失，故大量出汗可导致高渗性脱水。

发汗分为两种形式。人体受到温热环境刺激或在剧烈运动体温升高的情况下，反射性引起全身小汗腺分泌汗液的过程称为温热性发汗。其发汗中枢在下丘脑，主要参与体温调节。由精神紧张或情绪激动引起的发汗称为精神性发汗，主要见于掌心、足底和前额等局部汗腺分泌，在体温调节中的作用不大。

> **知识链接**
>
> 当人在高温环境中停留时间过长，发汗速度会因汗腺疲劳而明显减慢。若环境中湿度较高且通风不良，汗液不易被蒸发，体热不易散失，因而易导致体温升高，甚至中暑。中暑常发生在高温和湿度较大的环境，是以体温调节中枢功能障碍，汗腺功能衰竭和水电解质丢失过多为特征的疾病。

三、体温调节

人体的体温调节，包括自主性体温调节和行为性体温调节。自主性体温调节是指当环境温度改变时，通过体温调节中枢对产热和散热过程进行调控，以维持体温相对恒定的生理调节过程，是体温调节的基础。行为性体温调节是指人体通过一定的行为来维持体温相对恒定，是对自主性体温调节的补充。如生火取暖、增减衣着、踏步跺脚、使用空调等均属于行为性体温调节。下面仅介绍自主性体温调节。

（一）温度感受器

对温度敏感的感受器称为温度感受器。根据存在部位不同，分为外周温度感受器和中枢温度感受器。

1. 外周温度感受器

外周温度感受器是分布在皮肤、黏膜和内脏等处的一些游离神经末梢。根据对温度感受的不同，分为冷感受器和热感受器。它们感受局部温度降低或升高的刺激，并将信息传入体温调节中枢。

2. 中枢温度感受器

中枢温度感受器是分布在中枢神经系统内对温度敏感的神经元。其中，对冷刺激敏感的神经元称为冷敏神经元，对热刺激敏感的神经元称为热敏神经元。它们分别感受局部脑组织温度降低或升高的刺激，并将信息传入体温调节中枢。在视前区－下丘脑前部（preoptic anterior hypothalamus，PO/AH）热敏神经元数量较多，而在脑干网状结构和下丘脑弓状核冷敏神经元数量较多。

（二）体温调节中枢

在多种恒温动物中进行横断脑干的实验证明，只要保持下丘脑及其以下的神经结构完整，动物就具有维持体温相对恒定的能力，这说明下丘脑是体温调节的基本中枢。下丘脑的 PO/AH 温度敏感神经元除了具有温度感受器的作用外，还具有整合其他部位传入的温度信息的作用。因此，PO/AH 被认为是体温调节中枢整合机构的中心部位。

（三）体温调节机制

关于体温调节机制，目前普遍用调定点学说来解释。该学说认为，体温的调节类似于恒温器的调节，下丘脑的 PO/AH 温度敏感神经元起着调定点的作用。正常情况下，机体的调定点在37℃，体温调节中枢就按照这个设定温度进行体温调节。当体温等于正常调定点温度时，机体的产热和散热过程处于平衡状态；当体温超过调定点温度时，通过体温调节中枢使散热活动增强而产热活动减弱，使体温降到调定点水平；当体温低于调定点温度时，机体的产热活动增强而散热活动减弱，使体温升到调定点水平。

> **知识链接**
>
> 发热是许多疾病所伴随的症状。细菌毒素等致热原进入机体后，激活细胞产生和释放内源性致热原，作用于下丘脑的 PO/AH，使调定点上移。比如调定点上移至39℃时，而人体正常的37℃体温低于调定点，通过体温调节中枢使产热活动增强而散热活动减弱，使体温升高，直到39℃。因此，发热开始前先出现寒战等产热反应。只要致热因素不消除，产热和散热过程就继续在此新的体温水平上保持平衡。解热镇痛药可使异常升高的体温调定点恢复到正常水平37℃，此时39℃的体温高于调定点，通过体温调节中枢使散热活动增强而产热活动减弱，使发热者的体温降到正常。

目标检测

一、名词解释

1. 食物的特殊动力效应　2. 基础代谢　3. 体温　4. 不感蒸发

二、选择题

1. 正常情况下机体最主要的能源物质是（　　）
   A. ATP　　B. 脂肪　　C. 葡萄糖　　D. 蛋白质　　E. 磷酸肌酸
2. 关于能量代谢的叙述，错误的是（　　）
   A. 环境温度越低，能量代谢越稳定
   B. 能量代谢是伴随着物质代谢进行的
   C. 肌肉活动对能量代谢影响最大
   D. 进食可以影响能量代谢
   E. 一般情况下，人体所需要的能量大约有70%左右由糖提供
3. 腋窝温度的正常值为（　　）
   A. 35.0~36.4℃　　　　B. 36.0~37.4℃
   C. 36.7~37.7℃　　　　D. 36.9~37.9℃
   E. 37.0~38.2℃
4. 当环境温度高于人体皮肤温度时，人体的散热方式主要依靠（　　）
   A. 辐射散热　B. 传导散热　C. 对流散热　D. 蒸发散热　E. 呼吸散热
5. 控制体温的调定点位于（　　）
   A. 延髓　　B. 大脑皮层　　C. 下丘脑的 PO/AH

D. 中脑　　E. 脊髓

三、简答题

1. 正常体温有哪些生理性波动？
2. 人在剧烈运动时，如何维持体温平衡？

实训　人体体温的测量技术

【实训目的】
掌握水银体温计的测量技术，观察人体的正常体温及肌肉活动对体温的影响。

【实训要求】
每小组两人，相互测量安静时和运动后的口腔温度和腋窝温度各1次，读数后记录。比较同一人、同一部位运动前后体温有何变化。

【实训内容】

1. 原理

体温指机体深部的平均温度。由于机体深部的温度不易测量，临床上通常测量直肠温度、口腔温度和腋窝温度来代表体温。直肠温度较接近机体深部的温度，但测量不方便。常用的方法是测量口腔温度和腋窝温度。肌肉活动时代谢增强，产热量增加，可导致体温升高。

2. 用品

水银体温计（口表）、1%过氧乙酸溶液、75%酒精棉球、纱布。

3. 对象

人

4. 方法与步骤

（1）熟悉体温计的结构和原理　水银体温计由一根有刻度的真空玻璃毛细管组成，其末端的球部内盛水银。测试时，水银受热膨胀，沿着毛细管上升。其上升高度和受热程度呈正比。在球部和管部连接处，有一狭窄部分，防止上升的水银遇冷下降。体温计的刻度范围为35～42℃，每小格为0.1℃。水银体温计有口表和肛表两种。口表的球部细而长，肛表的球部粗而短。

（2）实验前准备　将清洁盒内的体温计取出，使用前用75%酒精棉球擦拭，并检查水银柱是否甩至35℃以下及体温计是否完好无损。观看体温计时，应持水平位置于眼前，注视有刻度的棱角缘，慢慢转动体温计，即可看清水银柱和刻度。

（3）测量口腔温度　受检者静坐数分钟，检查者将消毒后的体温计斜放于受检者舌下，让其紧闭口唇静坐，勿用牙咬体温计，5min后取出体温计，擦净，读数。注意测量口腔温度前，受检者勿喝热水或冷饮，以避免误差。

（4）测量腋窝温度　受检者静坐数分钟，用纱布擦干腋下，将体温计球部置于受检者腋窝深处紧贴皮肤，让其屈臂紧贴胸壁，夹紧体温计，10min后取出体温计读数。注意测量时腋窝要干燥，时间要足够。

（5）测量运动后的体温　受检者去室外运动5min，回室内立即测量口腔温度和腋窝温度各1次，读数。

（6）体温计的消毒　实验后，将体温计清洗干净，浸泡于1%过氧乙酸溶液中，5min后取出。揩干后放入另一盛1%过氧乙酸溶液的容器中浸泡30min，然后以冷开水冲洗干净，用消毒纱布擦干，并将水银柱甩至35℃以下，放于清洁盒内备用。

【实训评价】

1. 对学生的实训过程进行评价

教师检查学生的操作过程。检查学生能否正确使用体温计测量口腔温度和腋窝温度，能否正确读数，以及实验后对体温计的消毒是否正确。根据学生操作的准确程度和熟练程度进行评价。

2. 对实训结果进行评价

检查学生测得的体温值与目标值是否一致，进行评价。

（李艳丽）

第十二章 感觉器官

> **学习目标**
>
> 通过学习本章，学生应掌握感觉器官主要的解剖结构与生理功能，为后续专业课的学习奠定基础。
>
> **知识目标**
> 1. 掌握房水的形成及循环路径，眼物像形成及调节，耳听觉功能，皮肤的功能。
> 2. 熟悉眼球、耳和皮肤的组成及形态结构，耳平衡功能。
> 3. 了解眼附属器的位置、形态、结构和机能意义。
>
> **技能目标**
> 1. 掌握视力及色觉的测定技术、声波传导途径试验技术。
> 2. 通过对标本、模型的观察，结合电脑投影及挂图，熟悉眼球、耳的组成及各部的形态结构。

第一节 眼

一、眼的形态结构

眼由眼球和眼副器两部分组成。

（一）眼球

眼球位于眼眶内，形似球形，前部稍凸，后部略扁。后部鼻侧部位发出视神经与脑相连（图12-1）。眼球由球壁与内容物组成。

1. 眼球壁

眼球壁由三层构成，外层为纤维膜，中层为血管膜，内层为视网膜。

（1）**纤维膜** 由致密结缔组织构成，厚而坚韧，具有支持眼球形状和保护眼球内容物作用。纤维膜前1/6由透明无血管的结缔组织组成，称角膜。角膜除具有折光作用外，还有丰富的神经末梢，感觉灵敏。纤维膜后5/6为白色坚韧不透明的厚膜，称巩膜。巩膜表面附有三对眼外肌，后端与视神经表面的硬膜相连，巩膜与角膜交界处的内部有一环形的巩膜静脉窦（又称许氏管）。

（2）**血管膜** 由后向前分为脉络膜、睫状体和虹膜三部分。

脉络膜位于眼球壁的后部。呈棕黑色，内有丰富的血管和色素。具有营养眼球和

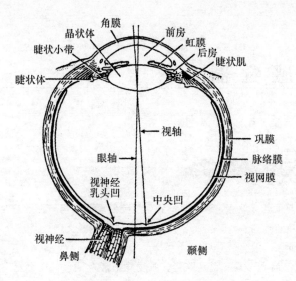

图 12-1 眼球的水平切图

吸收眼球内散射后的多余光线的功能。

睫状体前方连接虹膜根，后方与脉络膜相连。睫状体的前端较厚，表面有放射状突起称睫状突。由睫状突发出悬韧带和晶状体相连。睫状体内有平滑肌称为睫状肌。睫状肌受副交感神经支配，后者兴奋时睫状肌收缩。收缩时可调节晶状体厚度，睫状体还有产生房水作用。

虹膜位于睫状体前方，是圆盘状呈棕褐色的薄膜。中央有一圆孔，称为瞳孔，为光线进入眼球的通道。虹膜有二种不同方向排列的平滑肌，一种环绕瞳孔周围，称瞳孔括约肌（又称环状肌）；另一种呈放射状排列，称瞳孔散大肌（又称辐射肌）。括约肌受动眼神经中副交感神经支配，收缩时使瞳孔缩小；散大肌受交感神经支配，收缩时使瞳孔扩大。角膜与晶状体间的腔隙，由虹膜分隔为前房和后房两部分，其中充满房水。虹膜与角膜间的夹角称为前房角。

（3）视网膜　由三层细胞组成。最外层（接近脉络膜）为感光细胞层，中间层为双极细胞层，最内层为神经节细胞层（图12-2）。

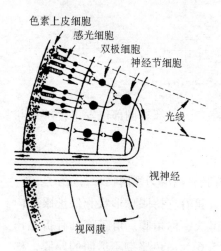

图 12-2　视网膜的主要细胞层次及其联系结构

感光细胞可分为视杆细胞和视锥细胞，具有感光功能。视杆细胞对光的敏感度较高，无色觉，在弱光下起的作用较大，人在较暗的环境中视物时，能看到物体，这是视杆细胞的作用。视杆细胞所含的感光物质是视紫红质。视紫红质是由视黄醛和视蛋白构成的结合蛋白。视紫红质在光照时迅速分解为视蛋白和全反型视黄醛，在酶的作用下视黄醛和视蛋白又可重新合成视紫红质。人在暗处视物时，实际上既有视紫红质的分解，又有它的合成。光线愈暗，合成过程愈超过分解过程，这是人在暗处能不断看到物体的基础。相反在强光作用下，视紫红质分解增强，合成减少，视网膜中视紫红质大为减少，因而对光的敏感度降低。视紫红质在分解和再合成过程中，有一部分视黄醛将被消耗，主要靠血液中的维生素A补充。如维生素A缺乏，则将影响在暗处的视力称为夜盲症。

视锥细胞对光的敏感度较低，有色觉，在强光环境中起的作用大。视锥细胞含有感光物质即视锥色素。视锥色素也由视黄醛和视蛋白所构成，但其差异在于视蛋白。人的视网膜含有三种不同的视锥细胞，其视锥色素分别为感红色素、感绿色素和感蓝色素，它们分别对波长约为560nm、530nm和420nm的光最为敏感。不同的色觉是这三种视锥细胞按不同比例受到刺激引起的。色盲多为遗传性缺陷。色弱主要是对某种颜色的辨别能力差，与视神经功能状态和机体健康状态有关。

当从亮处进入暗室时，最初任何东西都看不清楚，经过一定时间，逐渐恢复了暗处的视力，称为暗适应。相反，从暗处到强光下时，最初感到一片耀眼的光亮，不能视物，只有稍等片刻，才能恢复视觉，这称为明适应。暗适应的产生与视网膜中感光色素再合成增强、绝对量增多有关。从暗处到强光下，所引起的耀眼光感是由于在暗处所蓄积的视紫红质在亮光下迅速分解所致，以后视物的恢复说明视锥细胞恢复了感光功能。

神经节细胞的轴突即为视神经纤维，组成视神经，由眼球后方穿出。在视神经起始处呈白色圆形隆起，称视神经盘（视神经乳头），此处无感光细胞，称盲点。视网膜中心有一卵圆形黄色小点称为黄斑，在盲点的颞侧，黄斑中央下陷处称中央凹，仅有视锥细胞，是视力（辨色力、分辨力）最敏锐的地点。视网膜的血液供给来自视网膜中央动脉（图12-3）。

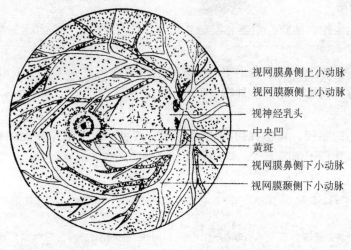

图12-3 右侧眼底

2. 眼球内容物

眼球内容物有房水、晶状体和玻璃体。三者都是透明的，具有折光作用。

（1）房水 一种无色透明的液体，其成分类似血浆。房水由睫状体上皮细胞分泌产生，其循环的途径是：睫状体上皮细胞→后房→瞳孔→前房→巩膜静脉窦→眼静脉。房水对晶状体、玻璃体及角膜有营养和运走代谢产物的作用。房水的生成与回流之间保持动态平衡，使眼内保持恒定的房水量和眼内压。眼内压的相对恒定，对保证眼球的正常形状和屈光能力具有重要意义。当眼球受外伤刺破时，房水流出，眼内压不能维持，引起眼球变形，角膜不能保持正常的曲率半径，而明显改变眼的屈光能力。又如房水循环发生障碍，房水量积留过多，眼内压增高，严重时可造成视力减退甚至失明（称为青光眼）。

> **知识链接**
>
> 青光眼是我国主要致盲原因之一，青光眼的特征就是眼内压间断或持续性升高，导致视神经萎缩、视野缩小、视力减退、失明。在急性发作期24～48小时即可完全失明。青光眼属双眼性病变，可双眼同时发病，或一眼起病，继发双眼失明。一般青光眼是不能预防的，如果早期发现合理治疗，绝大多数患者可终生保持视功能。所以青光眼的防盲必须强调早期发现、早期诊断和早期治疗。

（2）晶状体　位于虹膜与玻璃体之间。无色透明，呈双凸透镜状，无血管和神经。晶状体外包有弹性的透明囊，其边缘有很多悬韧带连于睫状体上。晶状体可随睫状肌的舒、缩而改变屈光度，从而调节入眼光线的聚焦点。看近物时，睫状肌收缩，睫状体前移，悬韧带松弛，晶状体变厚，屈光度增大；看远物时，睫状肌舒张，睫状体后移，悬韧带拉紧，晶状体变薄，屈光度减小。晶状体若发生混浊，则影响视力，临床上称为白内障。

（3）玻璃体　呈透明胶冻样，充满于晶状体和视网膜之间，具有折光和填充作用。

（二）眼副器

眼副器包括眼睑、结膜、泪器和眼球外肌等。具有保护、支持和运动眼球的功能。

1. 眼睑

眼睑即眼皮，分为上眼睑和下眼睑。眼睑的游离缘生有睫毛，上下眼睑在两侧端的交角，分别称为内眦（眦）和外眦（眦）。

2. 结膜

结膜为透明的黏膜，被覆在眼睑内面的称睑结膜，衬在眼球表面的称为球结膜。球结膜在角膜缘移行于角膜上皮。睑结膜为沙眼发病部位。

> **知识链接**
>
> 沙眼是由微生物沙眼衣原体引起的一种慢性传染性结膜角膜炎。引起睑结膜表面形成粗糙不平的外观，形似沙粒，故名沙眼。沙眼是我国当前致盲的主要眼病之一。由于沙眼衣原体常附着在患者眼睛的分泌物中，与分泌物接触的情况都有可能造成沙眼传播感染的机会，所以要培养良好卫生习惯，保持面部清洁，阻断沙眼传播的途径，防止沙眼的感染流行。

3. 泪器

由泪腺、泪小管、泪囊、鼻泪管组成。泪腺位于眼眶的上外侧，分泌泪液具有湿润角膜、清除灰尘和杀菌作用。

4. 眼外肌

眼外肌是指分布于眼球周围的骨骼肌，包括上斜肌（使眼球前极转向外下方）和下斜肌（使眼球前极转向外上方）、上睑提肌（上提上睑，开大眼裂）、4块直肌：分别为内直肌、外直肌、上直肌和下直肌，可使眼球前极转向内侧、外侧、内上方和内下方。眼球的正常转动即由这六条肌肉相互协作而完成。眼外肌麻痹可使眼球偏斜。

二、眼的视觉功能

（一）眼的折光系统

外界物体发出光到达视网膜之前，依次通过角膜、房水、晶状体和玻璃体四个结构。眼的折光系统就是由它们构成的复合透镜。由于折光系统在静息状态时的后焦点在视网膜上，无穷远的物体（实际上6m远就可看作无穷远了）发出的光为平行光，能清晰地成像于视网膜上，故人眼在看6m远的物体时不需调节。

（二）眼的调节

注视6m内的物体时，如果晶状体仍处于静息状态，清晰的物像就要落在视网膜的后方。人眼的调节主要是通过晶状体变凸以增加其折光能力来进行调节的。眼的调节：近物→视网膜上形成模糊像→视神经→视区皮层→下传→动眼神经副交感神经（传出）→睫状肌收缩→悬韧带松弛→晶状体凸起→折光率增大→成像在视网膜上→清晰像。同时伴有瞳孔缩小，眼球会聚现象。

瞳孔随视网膜光照强度的变化而变化的反应称为瞳孔对光反射（光线强时，瞳孔缩小；光线减弱时瞳孔扩大）。由于瞳孔对光反射的中枢在中脑水平，临床通过检查这一反射，可以判断中脑有无损害及麻醉的深浅程度。

（三）眼的折光异常

如果眼的折光系统与眼球的前后径不匹配，在眼处于静息状态时平行光线就不能聚焦于视网膜上，此称为屈光不正。屈光不正包括近视、远视和散光。

1. 近视眼

也称短视眼。这种眼在休息时，从无限远处来的平行光经过眼的屈光系折光之后，在视网膜之前集合成焦点，在视网膜上则结成不清楚的像，远视力明显降低，但近视力尚正常。多数由于眼球的前后径过长，或角膜和晶状体曲率半径过小，折光能力过强。可用凹透镜矫正。

2. 远视眼

在不使用调节状态时，平行光线通过眼的屈折后主焦点落于视网膜之后，而在视网膜上不能形成清晰的图像。多数由于眼球的前后径过短，或折光系统的折光能力过弱，远视眼的近点比正视眼的远，看远物、看近物都需要调节，故易发生调节疲劳。可用凸透镜矫正。

3. 散光眼

眼睛屈光不正的一种状态。造成散光的原因是角膜或晶状体表面弯曲度不一致，如橄榄球状，无法聚焦一点，形成不清楚或重叠的影像，看远看近都不清楚。可用圆柱形透镜矫正。

(四) 视觉信息的传导

1. 视觉传导通路

视觉的传导由三级神经元组成。第一极神经元为双极神经元，其周围突与视网膜内的视锥细胞和视杆细胞形成突触，中枢突与节细胞形成突触。第二级神经元是节细胞，发出的纤维构成视神经入颅腔，两侧视神经在蝶鞍的上方，形成视交叉，在视交叉中，仅有来自视网膜鼻侧的纤维左右交叉，而来自视网膜颞侧的纤维不交叉进入同侧与鼻侧交叉后的纤维共同构成视束向后绕过大脑脚，终于外侧膝状体。第三级神经元的胞体在外侧膝状体内，由外侧膝状体发出的纤维组成视辐射，经内囊投射到大脑皮质距状沟周围的皮质。

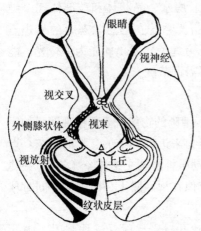

图 12-4　高等哺乳动物的视觉通路

2. 视觉区

视觉投射区位于枕叶距状沟的上、下皮质。左侧枕叶皮质接受左眼颞侧和右眼鼻侧视网膜传入纤维的投射；右侧枕叶接受右眼颞侧与左眼鼻侧视网膜传入纤维的投射（图 12-4）。视皮质有 6 层结构，在浅表的 4 层细胞产生移动的、位置的和立体的视觉，深部的 4 层细胞则产生颜色、形状、质地和细微结构的视觉，2、3 层内细胞也与色觉有关。

视觉信息的传导为：感光细胞（视锥细胞和视杆细胞）→双极细胞→神经节细胞→视神经→经视神经管入颅腔→视交叉→视束→外侧膝状体细胞→视辐射（经内囊后脚）→枕叶距状沟上、下的皮质（视觉中枢），产生视觉。顶盖前区发出纤维到中脑动眼神经副核，构成瞳孔对光反射通路的一部分。

(五) 视力与视野

1. 视力

视力是指眼对物体的精细辨别能力，通常用人所看清物体的最小视网膜像的大小来表示人眼的视力限度。一般人眼所能看清物体的最小视网膜像大小大致与视网膜中央凹处一个视锥细胞的平均直径相当。当视角为 1′时物体在视网膜上所成的像刚好可被辨认清楚。辨认清楚文字或图形所需要的最小视角是确定人的视力的依据。通常用来检查视力的视力表，就是根据此原理制成的。

2. 视野

单眼固定注视前方一点时，所能看到的范围，称为视野。在同一光照条件下，白色视野最大，按黄、蓝、红、绿依次缩小。由于面部结构的遮挡，眼的颞侧和下方的视野较大，鼻侧和上方视野较小。

(六) 双眼视觉和立体视觉

两眼同时看某一物体时产生的视觉称为双眼视觉。双眼视觉可扩大视野，弥补单眼视野中的盲点缺陷，增强判断物体大小、距离的准确性，并可形成立体视觉。单眼视觉有时因物体阴影、光线反射等原因，也可产生立体感，但不够确实。

第二节 耳

一、耳的形态结构

耳由外耳、中耳构成的传音器和内耳感音、平衡器所组成（图12-5）。

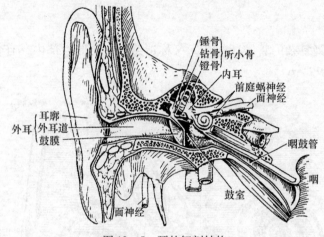

图12-5 耳的解剖结构

（一）外耳

外耳包括耳廓、外耳道、鼓膜三部分。耳廓和外耳道的作用是收集声波。

1. 耳廓

位于头部两侧，以弹性软骨为支架，外覆皮肤，富含血管和神经。耳廓下部的小部分无软骨，仅含结缔组织和脂肪，名为耳垂，是临床采血的常选部位。

2. 外耳道

是一条弯曲的管道，长约2.5cm。外侧1/3为软骨部，内侧2/3为骨性部。临床检查外耳道及鼓膜时，可将耳廓向后上方牵拉，使外耳道变直，以便观察鼓膜，但检查婴儿幼时，由于外耳道发育不完全，短而直，鼓膜较水平，则应将耳廓向后下方牵拉。外耳道的皮肤含有毛囊、皮脂腺和耵聍腺，耵聍腺分泌物称耵聍，有保护作用。

3. 鼓膜

是椭圆形的薄膜，形如斗笠、尖顶向内，呈倾斜位，周围固定于骨上，将外耳与中耳分隔。中央向内凹陷称鼓膜脐。活体鼓膜的上1/4为粉红色，薄而松弛为松驰部，下3/4为灰白色，坚实紧张为紧张部，紧张部的前下部有一锥形反光区称光锥。鼓膜的振动可随音波振动同始终，所以能如实地把声波刺激传导到中耳。

（二）中耳

中耳包括鼓室、咽鼓管等。

1. 咽鼓管

呈弓状弯曲，为中耳与鼻咽部的通道，中耳与外界空气压力可通过咽鼓管取得平衡。它的外1/3为骨部，内2/3为软骨部。软骨部平时闭合，在吞咽或呵欠时开放，以平衡中耳和外耳的气压，有利于鼓膜的正常振动。由于咽鼓管与鼻咽部相通，小儿咽鼓管较成人的短粗，并近水平位，所以咽部感染容易沿咽鼓管侵入鼓室，引起中耳炎。

2. 鼓室

内有听小骨、韧带等。听小骨有三块，彼此形成关节，位于鼓膜与前庭窗之间，与鼓膜接触的称为锤骨，与内耳前庭窗相连的称为镫骨，连于两骨之间的称为砧骨。当声波振动鼓膜时，三块听小骨的连串运动，使镫骨底在前庭窗上来回摆动，将声波的振动传入内耳。

（三）内耳

内耳由一系列复杂的管腔所组成，又称迷路，位于颞骨部内，有骨迷路和膜迷路两部分组成（图12-6）。

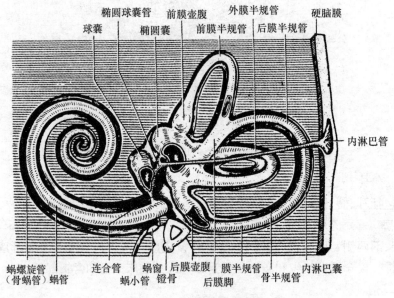

图12-6 内耳结构示意图

1. 骨迷路

骨迷路是颞骨岩部内由骨密质围成的骨性隧道。分为骨半规管、前庭和耳蜗三部分。

（1）骨半规管 由3个互相垂直排列的半环形小管组成，包括前骨半规管、后骨半规管和外侧骨半规管。每个骨半规管都有两个骨脚，前后骨半规管的各一脚合成一个总脚，各半规管的一骨脚在近前庭处膨大，称骨壶腹。

（2）前庭 为骨半规管与耳蜗之间的不规则形膨大部，其外侧壁即鼓室内侧壁，有前庭窗和蜗窗，前庭窗借环状韧带封闭，蜗窗由组织膜封闭。后壁有5个孔通半规管，向前有一大孔通耳蜗。

（3）耳蜗 为一条蜗螺旋管环绕蜗轴盘旋而成的结构，形似蜗牛，分蜗顶和蜗底。蜗顶朝向前外侧，蜗底朝向后内侧，蜗轴向蜗螺旋管内伸出骨螺旋板（图12-7）。

2. 膜迷路

膜迷路是包含于骨迷路内的膜性管和囊，与骨迷路形态基本一致。膜迷路是封闭的，管内含有内淋巴。膜迷路与骨迷路之间的间隙内含有外淋巴。内外淋巴互不交通。

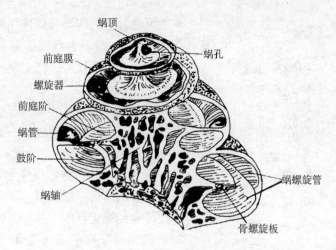

图 12-7 耳蜗纵切

膜迷路分三部分即膜半规管、椭圆囊、球囊和蜗管。

(1) 膜半规管　膜半规管是位于骨半规管内的三个膜性管道,形状和位置与骨半规管相似。在骨壶腹内有相应的膜壶腹。膜壶腹壁的一侧组织增厚突向腔内,形成一横行的圆嵴状隆起,称壶腹嵴,是位置觉感受器,能感受头部旋转变速运动的刺激。

(2) 椭圆囊和球囊　椭圆囊和球囊是前庭内两个互相通连的膜性小囊。椭圆囊后壁有5个孔通膜半规管,前方有小管通球囊。球囊下端有小管连于蜗管。椭圆囊底部和球囊的前壁内面各有一斑状隆起,分别称为椭圆囊斑和球囊斑,是位置觉感受器,能感受头部静止的位置和直线变速运动的感受器。

(3) 蜗管　是耳蜗内的膜性管道,连于骨螺旋板的周缘与骨螺旋管外侧壁之间,随同蜗螺旋管也盘旋2.75圈,盲端终于耳蜗顶部。在沿蜗轴纵切的断面上可见,蜗管呈三角形,上壁称前庭膜,外侧壁称螺旋韧带,贴于骨螺旋管外侧壁的内面,下壁为基底膜,膜上有螺旋器(柯蒂氏器)。螺旋器是听觉感受器。螺旋器上皮由毛细胞、支持细胞和盖膜构成,是听觉感觉器。

二、耳的生理功能

(一) 听觉功能

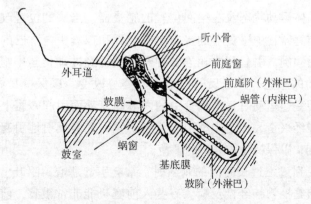

图 12-8　声波传导示意图

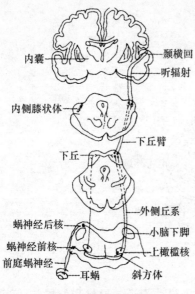

图12-9 听觉的传导通路

声波可通过空气传导和骨传导两条路径传入内耳（图12-8）。前者为声波传导的主要路径，后者的作用较弱。听觉投射区位于颞叶的颞横回和颞上回。

（1）空气传导路径　声波→耳廓→外耳道→鼓膜→锤骨→砧骨→镫骨→前庭窗→前庭阶外淋巴→蜗管内淋巴→螺旋器。

（2）骨传导路径　声波→颅骨→耳蜗→前庭阶外淋巴→蜗管内淋巴→螺旋器。

声波传导到螺旋器后，其与盖膜相连的毛细胞产生与声波相应频率的电位变化（称为微音器效应），进而引起听神经产生冲动，经听觉传导道传到中枢引起听觉。听觉的投射具有双侧性，即一侧听觉区接受双侧耳蜗听觉感受器传来的冲动（图12-9）。人类的低音调组分分布于听皮质的前外侧，高音调组分分布于后内侧。听皮质的各个神经元能对听觉刺激的激发、持续时间、重复频率等，尤其是声源的方向做出反应。

知识链接

听力障碍是指听觉系统中的传音、感音以及对声音的综合分析的各级神经中枢发生器质性或功能性异常，而导致听力不同程度的减退。常用音叉检查患者气导和骨导的情况，确定听力障碍的病变部位和性质。例如外耳和中耳的发育畸形、外耳道阻塞性疾病、中耳炎性或非炎性疾病、耳硬化等，都可引起传导性听力损失，为传导性耳聋。此时，气导作用减弱而骨导作用相对增强。直接影响到末梢感受器、听神经传导途径和听中枢的各种病变，都可以造成感音性耳聋，此时，气导和骨导作用都减弱。

（二）平衡功能

前庭器官是人体运动状态及在空间位置的感受器。当头的位置改变或作直线变速运动时，会引起前庭器官中感受器的兴奋。椭圆囊和球囊中内淋巴的流动而使囊斑上毛细胞顶部的纤毛倾倒，引起与之相连的神经发放神经冲动传至中枢，引起机体在空间位置及变速运动的感觉，并可反射性地引起姿势改变，以保持身体的平衡。另外，当人的头部作旋转变速运动时，半规管中的内淋巴流动而引起壶腹上的毛细胞倾倒而引起与之相连的神经兴奋，传至中枢引起旋转感觉，并能反射地引起眼球震颤及躯体骨骼肌的张力改变，以保持身体姿势的平衡。

当前庭器官受到过强过长时间的刺激时，常会引起恶心、呕吐、眩晕、皮肤苍白等症状，称之为前庭植物神经性反应。有些人前庭机能非常敏感，前庭器官受到轻微刺激就可引起不适应反应，严重时称为晕动病，如晕车、晕船、航空病等。

第三节 皮　肤

一、皮肤及其附属器

（一）皮肤的结构

1. 表皮

表皮是皮肤的浅层结构，由复层扁平上皮构成。人体各部位的上皮厚薄不一，薄皮厚约 75~150μm，厚皮约 400~600μm。从基底层到表面可分为五层，即基底层、棘层、颗粒层、透明层和角质层（图 12-10）。

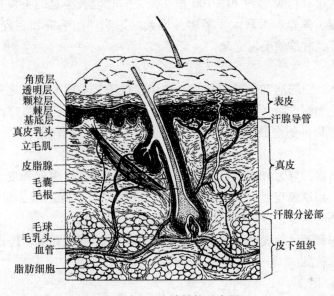

图 12-10　皮肤结构示意图

基底层是表皮的最底层，借基膜与深层的真皮相连。基底层细胞皆附在基底膜上，细胞分裂比较活跃，不断产生新细胞并向浅层推移，以补充衰老、脱落的角质细胞，也称生发层。基底层能产生黑色素颗粒。黑色素颗粒能够吸收紫外线，使深层组织免受紫外线辐射的损害，其数目与皮肤颜色的深浅有关。棘层由 4~10 层表面有许多棘状突起的细胞构成。颗粒层细胞内充满着含角质素的颗粒。随着角质素的增加，细胞会逐渐地角质化而死亡。透明层的扁平细胞胞质中含有嗜酸性透明角质，它由颗粒层细胞的透明角质颗粒变性而成。角质层位于表皮的最浅层，细胞质内充满嗜酸性的角蛋白，对酸、碱、摩擦等因素有较强的抵抗力。角质层的表面细胞常呈小片脱落，形成皮屑。在那些经常摩擦的部位（手掌、脚掌），角质层会加厚而形成茧。

2. 真皮

真皮位于表皮深层。真皮由致密结缔组织组成，内有各种结缔组织细胞和大量的胶原纤维弹性纤维，使皮肤既有弹性，又有韧性。真皮主要由胶原纤维、弹力纤维、网状纤维和无定型基质等结缔组织构成，其中还有神经和神经末梢，血管，淋巴管，肌肉以及皮肤的附属器。

真皮的深面为皮下组织，不属于皮肤结构，由疏松结缔组织和脂肪组织组成。皮下组织有保持体温和缓冲机械压力的作用。皮下脂肪组织的厚、薄随年龄、性别、营养状况等影响而变化。皮下注射就是将药物注入此层，而皮内注射则是将药物注入真皮内。

（二）皮肤的附属结构

皮肤附属器包括：毛发、汗腺、皮脂腺和指（趾）甲。

1. 毛发

毛发由角化的上皮细胞构成，除手掌和足底外的体表均有分布。暴露于体表的部分称毛干，位于皮肤以内的部分称毛根，毛根末端膨大部分称毛球，是毛发及毛囊的生长点。正常人每日可脱落约 70~100 根头发，同时也有等量的头发再生。毛发的生长受遗传、健康、营养和激素水平等多种因素的影响。在毛根和表皮之间有竖毛肌，受交感神经支配，收缩使毛发立起。

2. 皮脂腺

属泡状腺体，由腺泡和短导管构成。皮脂腺位于竖毛肌和毛发之间，导管开口于毛囊上部，分泌物称皮脂，竖毛肌收缩可促进其分泌。皮脂腺分布广泛，存在于掌跖和指（趾）屈侧以外的全身皮肤，有润滑皮肤和保护毛发的作用。

3. 汗腺

属单曲管状腺，分为分泌部和导管部。分泌部位于真皮深部和皮下组织，盘绕如球，导管经真皮到达表皮，开口于皮肤表面。汗腺分布于除唇红、包皮内侧、龟头、小阴唇及阴蒂外的全身，以足跖、腋、额部较多，背部较少。

腋窝、会阴部等处的皮肤分布有一种大汗腺，分泌物较黏稠，排出后被细菌分解可产生臭味，称腋臭。

4. 指（趾）甲

由多层紧密的角化细胞构成。外露部分称甲板；覆盖甲板周围的皮肤称甲廓；伸入近端皮肤中的部分称甲根；甲板下的皮肤称甲床；甲根下的甲床称甲母质，是甲的生长区；近甲根处新月状淡色区称甲半月。正常甲有光泽呈淡红色。

二、皮肤的功能

（一）防护功能

皮肤是人体最大的器官，也是人体天然屏障。它完整的覆盖于身体表面，可以防止体内水分、电解质和营养物质的丧失，还可阻抑外界有害的或不需要的物质侵入，可使机体免受机械性、物理性、化学性和生物性等因素的侵袭，达到有效的防护，保持机体内环境的稳定。

（二）感觉功能

皮肤的感觉分为两类：一类是单一感觉，如触觉、压觉、痛觉、冷觉和温觉，皮肤内的多种感觉神经末梢将不同的刺激转换成具有一定时空的神经动作电位，沿相应的神经纤维传入中枢，产生不同性质的感觉；另一类是复合觉，如干、湿、光、糙、硬、软等，即皮肤中不同类型感觉神经末梢共同感受的刺激传入中枢后，由大脑综合分析形成的感觉。如瘙痒是皮肤或黏膜的一种引起搔抓欲望的不愉快的感觉。目前已发现与瘙痒有关的因素有：机械性刺激，电刺激，酸、碱、植物的细刺，动物的纤毛及毒刺，皮肤的微细裂隙，代谢异常（如糖尿病、黄疸等）等，为解除瘙痒感觉，必须避免上述各种刺激。

（三）体温的调节功能（详见第十一章）

（四）吸收功能

皮肤虽然有防护功能，但是还可以通透一些物质。皮肤具有吸收外界物质的能力，如长期外用糖皮质激素除局部产生萎缩和毛细血管扩张外还可产生全身性影响。这一吸收功能在皮肤病外用药物治疗作用上有着重要的意义。如皮肤的损伤、糜烂或溃疡等可降低屏障作用，经皮吸收增加，尤其当损伤面积较大时，可因大量吸收而造成严重后果。如硼酸溶液长期大面积湿敷，可因大量吸收而导致患者死亡。完整的皮肤只吸收很少的水分和微量的气体。水溶性物质，如维生素 C、维生素 B 族、葡萄糖、蔗糖等不易被皮肤吸收，电解质吸收也很少。脂溶性物质如维生素 A、维生素 D、维生素 K、性激素及大部分糖皮质激素可经毛囊、皮脂腺吸收。表面活性剂能湿润、乳化和增溶，使物质与皮肤紧密接触，增加吸收率。药物的剂型也影响皮肤的吸收，软膏及硬膏可促进药物吸收，霜剂次之，粉剂和水粉剂很少吸收。

（五）再生功能

正常情况下，表皮角质层细胞不断脱落，由基底细胞增殖补充，这是生理性再生。当皮肤受到损伤后修复愈合，称补偿性再生，再生过程和修复时间，因受伤的面积和深度而不同。如皮肤损伤面积较大较深时，表皮修复比较困难，需采取植皮的方法，帮助创伤修复。

目标检测

一、名词解释

1. 视力 2. 视野 3. 瞳孔对光反射 4. 暗适应 5. 明适应 6. 屈光不正
7. 骨传导

二、选择题

1. 关于中央凹的描述正确的是（　　）
   A. 位于视神经盘的鼻侧　　　　　　　B. 为视锥细胞最密集处
   C. 视神经由此穿过　　　　　　　　　D. 视网膜中央动脉由此穿入
   E. 仅能感受弱光，无辨色能力
2. 关于眼球中膜的描述错误的是（　　）
   A. 富含血管和色素　　　　　　　　　B. 晶状体借睫状小带连于睫状体
   C. 虹膜的颜色因人种而异　　　　　　D. 睫状体有分泌房水的功能
   E. 睫状肌可调节瞳孔的大小

3. 关于内耳的描述正确的是（　　）
   A. 位于内耳门与内耳道底之间　　　　B. 包括骨迷路和膜迷路两部分
   C. 内、外淋巴可通过蜗孔相互流通　　D. 球囊为听觉感受器所在之处
   E. 蜗管是位置觉感受器所在之处
4. 听觉感受器是（　　）
   A. 椭圆囊斑　　B. 鼓膜　　C. 螺旋器　　D. 壶腹嵴　　E. 球囊斑
5. 眼的屈光系统不包括（　　）
   A. 玻璃体　　B. 泪器　　C. 角膜　　D. 房水　　E. 晶状体

三、简答题

1. 试述房水的循环及其意义？
2. 试述外界声波由空气如何传到内耳听觉感受器？

实训一　眼与耳形态结构的观察

【实训目的】

掌握眼球壁的层次、结构，眼球内容物和房水循环，眼球的辅助装置；鼓室、听小骨、骨迷路与膜迷路的构成、分部。

【实训要求】

通过标本观察，使学生掌握眼与耳的结构。

【实训内容】

观察眼球的外形，指出角膜、巩膜、虹膜、睫状体、脉络膜和视网膜各部的结构并表述出各部分功能。指出眼房、房水、晶状体和玻璃体的形态与位置并表述房水循环。

观察外耳道、中耳的形态结构，指出鼓室、听小骨、骨迷路与膜迷路的构成。

【实训评价】

教师取眼球和耳的标本，要求学生辨认出它们的组成、结构和阐述其功能，教师可根据学生辨认结构名称数量和准确性做出评价。

实训二　视力及色觉的测定技术

【实训目的】

掌握视力及色觉的测定方法并理解测定原理。

【实训要求】

学习掌握眼的折光成像及视觉信息传入通路。

【实训内容】

（一）环境准备

将视力表挂在光线均匀、充足的场所，视力表的高度适当。受试者站立或坐在距

表 5m 远的地方。

（二）视力测定

受试者用遮眼板遮住一眼，用另一眼看视力表。按测试者的指点说出表的图形缺口的方向。由表上端的大图形开始向下测试，直到测试到受试者能辩认清的最小的图形为止。表旁所注数字即为受试者的视力。若受试者对最上一行图形也不能辩认清楚，则令受试者向前移动，直到能辨别清最上一行图形为止。测量受试者与视力表的距离（m），再按一定公式计算其视力。因为最上一行图形所示视力是 0.1。也就是说，在 5m 远处该图形缺口所成视角是 10′；或者说，它在 50m 远处于眼前所成视角是 1′。根据这个原理，可计算出视力表上任一图形在任何距离能辩清图象时的视力。

（三）用同样的方法检查另一眼的视力

（四）戴上凸透镜后检测

受试者一眼戴上一个凸透镜，再用同样的方法检查此眼的视力，观察其视力变化。令受试者向前走，观察走到何处才能看清戴镜前所能看清的最小的图形。

（五）自然光下检测

在白昼明亮的自然光照明下，受试者与色觉检测图之间的距离为 75~100cm。受试者读色觉检测图上的数字或图形。每辨认一张图不得超过 10s，对色觉检测图的说明，记录检查结果。

【实训评价】

教师可根据学生掌握视力及色觉的测定方法的准确和规范及理解测定原理的正确性进行评价。

实训 三　声波传导途径试验技术

【实训目的】

掌握气导和骨导的检测方法，并比较两种途径的特征。

【实训要求】

了解音叉如何使用，学习掌握耳的结构与功能。

【实训内容】

（一）任内试验

室内保持安静，受试者取坐位。检查者敲响音叉后（在手掌上敲击音叉即可，注意不要用力过猛，切忌在坚硬的物体上敲击），立即将振动的音叉柄（在操作过程中只能用手指持住音叉柄，避免叉臂与皮肤、毛发或其他任何物体接触）置于受试者一侧颞骨乳突部，此时受试者可以听到音叉振动的嗡嗡声，且音响随着时间的延续而逐渐减弱，直至听不到。一旦听不到声音时，检查者立即将音叉移至受试者外耳道口处（叉臂与之相距 1~2cm，其振动方向应对准外耳道口），此时受试者又可重新听到声音。相反，如将振动的音叉先置于外耳道口处，待听不到声响时再将置于颞骨乳突部，受试者则听不到声响。这说明正常人空气传导时间比骨传导时间长，临床上称为任内试验阳性。用棉球塞住同侧外耳道口（相当于阻碍空气传导途径），重复上述试验，会出现空气传导时间等于或短于骨传导时间的现象，称为任内试验阴性。

（二）魏伯试验

将敲响的音叉柄置于受试者前额正中发际处，比较两耳所听到声音的响度。正常人两耳感受到的声音响度应相等，临床上称为魏伯试验阳性。用棉球塞住一侧外耳道口，重复上述试验，两耳感觉到的声音响度有何不同。

【实训评价】

教师可根据学生熟练掌握气导和骨导的检测方法的准确和规范，并比较两种途径的特征的正确性进行评价。

（刘艳萍）

第十三章 内分泌系统

> **学习目标**
>
> 内分泌系统是体内重要调节系统，激素是内分泌系统实现调节功能的信息传递者。通过学习，明确体液与神经调节的关系，理解激素的概念、作用特征、及生理作用，以了解激素过多或不足导致疾病的机理，并能提出激素用于临床治疗的理论依据。
>
> **知识目标**
>
> 1. 掌握内分泌系统的功能，垂体和甲状腺分泌的激素及其作用，糖皮质激素、肾上腺素和去甲肾上腺素的生理作用，垂体和肾上腺皮质分泌活动的调节。
> 2. 熟悉内分泌系统的组成，激素作用的一般特征和作用机制，下丘脑调节肽和胰岛素的生理作用。
> 3. 了解激素的信息传递方式，胰高血糖素、甲状旁腺素、降钙素、1，25－二羟维生素 D_3 的主要生理作用。
>
> **技能目标**
>
> 能在大体标本或模型上辨认主要内分泌腺。

第一节 概　　述

一、内分泌系统的组成和主要功能

内分泌是指内分泌细胞将所产生的激素直接分泌到体液中进而发挥作用的一种分泌形式。内分泌系统则是由内分泌腺、散在于各器官组织的内分泌细胞、神经内分泌细胞组成的一个重要信息传递系统。内分泌系统与神经系统都是体内的重要调节系统，二者紧密联系、相互配合，共同调节和维持机体的内环境稳态，使机体能更好地适应内外环境的变化。

人体的内分泌腺主要有垂体、甲状腺、甲状旁腺、肾上腺、胰岛、性腺、松果体和胸腺；散在于组织器官中的内分泌细胞分布较广泛，主要有消化道黏膜、心、肾、肺、皮肤、胎盘等处的不同功能的内分泌细胞；在中枢神经系统内，特别是下丘脑存在兼有内分泌功能的神经细胞，称神经内分泌细胞（图13-1）。

由内分泌腺或上述内分泌细胞所分泌，以体液为媒介，在细胞之间递送调节信息的高效能生物活性物质称为激素。

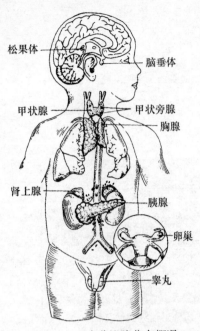

图 13-1 内分泌腺分布概况

二、激素的分类及作用特征

(一) 激素的分类

激素因其来源复杂有多种分类形式,根据其化学结构主要分为三大类。

1. 胺类激素

多为氨基酸的衍生物,如肾上腺素、去甲肾上腺素和甲状腺素。

2. 多肽和蛋白质类激素

下丘脑、腺垂体和胰岛等分泌的激素大多属于此类。

3. 脂类激素

主要是类固醇激素,还有一些脂肪酸衍生物。前者包括肾上腺皮质激素、性激素,后者有前列腺素等。

(二) 激素作用的一般特征

激素在细胞之间递送调节信息的过程中,具有某些共同特点,称为激素作用的一般特征。

1. 特异作用

不同激素能选择性地作用于特定器官或细胞。被激素作用的器官、组织和细胞分别称为靶器官、靶组织和靶细胞。各种激素特异性不一,作用的范围存在很大的差异。有些激素只局限作用于某一靶腺或一种靶细胞,如腺垂体的促激素;而有些激素的作用范围较广甚至遍及全身,如胰岛素、生长素、甲状腺激素等。

2. 信使作用

内分泌系统以激素这种化学形式在细胞与细胞之间进行信息传递,既不能为细胞增添新的功能,也不为细胞提供原料和能量,它仅仅起着"信使"作用,将调节信息递送给靶细胞,增强或减弱细胞原有的生化过程或生理功能。

3. 高效作用

激素在血液中的含量甚微,多为 nmol/L,甚至 pmol/L 水平,但激素与受体结合后,通过引发细胞内一系列信号转导程序,经逐级放大,可形成效能极高的生物放大效应。故某种激素的分泌稍有不足或偏多,便可引起该激素调节功能的明显异常,临床上分别称为某内分泌腺的功能减退或功能亢进。

4. 相互作用

每种激素都有各自的作用,但在调节某一特定的生理活动时,各种激素总是彼此关联、互相影响的。主要表现为:①协同作用,即多种激素联合作用时的总效应大于各激素单独作用所产生效应的总和;②拮抗作用,如胰岛素能降低血糖,肾上腺素有升高血糖作用,二者同时作用时会使效应减弱或抵消;③允许作用,指某种激素本身对某器官或细胞没有直接作用,但它的存在却是另一种激素发挥生物效应的必要基础。例如,皮质醇本身并不能收缩血管，但有它的存在，去甲肾上腺素才能充分发挥缩血管的作用。

三、激素作用的机制

（一）激素的信息传递方式

激素在细胞之间递送信息的方式有多种：①远距分泌，指激素借助血液的运输到达远距离的靶细胞而发挥作用。大多数激素通过这种方式传递信息，如生长素、甲状腺激素等；②旁分泌，指激素通过细胞间液的扩散而作用于邻近的靶细胞；③神经分泌，指激素由神经细胞合成后通过轴浆运输到达神经末梢释放，弥散作用于邻近细胞，或直接进入血液循环发挥作用；④自分泌及内在分泌，指激素通过局部弥散返回作用于产生该激素的内分泌细胞，或者直接在合成激素的细胞内发挥作用（图13-2）。

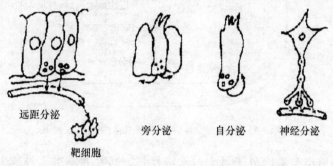

图13-2　激素在细胞间传输信息的主要方式

（二）激素的作用机制

激素与靶细胞上的受体结合后，将信息传递到细胞内，经一系列复杂的生理生化过程，最终引起细胞特定的生理效应。目前认为激素的作用机制有二种。

一是细胞膜受体介导的激素作用机制，该机制是建立在"第二信使学说"基础上的，其主要内容是：①携带调节信息的激素作为第一信使，先与靶细胞膜上的特异性受体结合，形成激素-受体复合物；②激素-受体复合物激活细胞膜内腺苷酸环化酶；③在Mg^{2+}存在下，腺苷酸环化酶催化ATP转变为cAMP；④cAMP作为第二信使，逐级活化胞质中蛋白激酶等功能蛋白质，最终引起靶细胞内特有的生理效应（图13-3）。

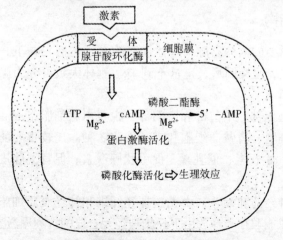

图13-3　细胞膜受体介导的激素作用机制

二是细胞内受体介导的激素作用机制,该机制是建立在"基因表达学说"基础上的,其主要内容是:①某些分子小、呈脂溶性的激素直接进入细胞内,与胞质受体结合形成激素-胞浆受体复合物;②受体蛋白发生构型变化,获得进入核内能力;③进入细胞核内与核内受体形成激素-核受体复合物;④调控 DNA 的转录和表达,促进或抑制 mRNA 的形成,进而引起相应的生理效应(图 13-4)。

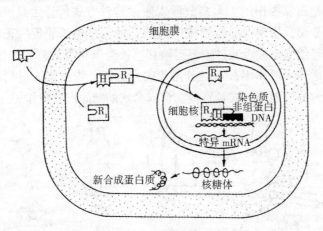

图 13-4　细胞内受体介导的激素作用机制示意图

多肽和蛋白质类激素因分子量大,水溶性强,通常并不进入细胞,主要与膜受体结合引起细胞生物效应;类固醇激素因属亲脂激素,能穿越细胞膜与核内的受体结合而发挥作用;胺类激素中儿茶酚胺一类的肾上腺素、去甲肾上腺素水溶性强,通过细胞膜受体发挥作用;同属于胺类的甲状腺激素则很特殊,其脂溶性强,通过扩散或转运直接与核内受体结合。

第二节　下丘脑与垂体

下丘脑与垂体不论在形态还是功能上联系都非常密切,可将它们视为一个功能单位,这个功能单位包括下丘脑-神经垂体系统和下丘脑-腺垂体系统。

一、垂体的结构

垂体是机体最重要的内分泌腺,垂体借漏斗(垂体柄)与下丘脑相连,悬于脑的底部,位于垂体窝内,呈椭圆形,重量不到 1g。垂体大致可分为腺垂体和神经垂体两部分(图 13-5)。

腺垂体可分为远侧部、结节部和中间部,主要由腺细胞组成。根据染色不同,腺细胞可分为嗜酸性细胞、嗜碱性细胞和嫌色细胞 3 种。比较重要的腺垂体激素有:促黑(素细胞)激素、生长素、催乳素、促甲状腺激素、促肾上腺皮质激素、促性腺激素、黄体生成素。

神经垂体包括神经部和漏斗,由无髓神经纤维和神经胶质细胞构成。神经垂体本身不能合成激素,只能贮存和释放由下丘脑神经元合成的抗利尿激素素和催产素。

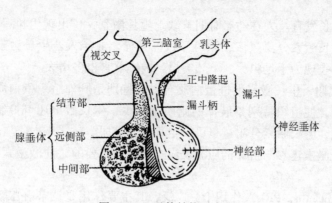

图 13-5 垂体结构示意图

二、下丘脑-腺垂体系统

(一) 下丘脑调节肽

下丘脑与腺垂体之间,没有直接的神经联系,下丘脑的内侧基底部,存在一个"促垂体区",主要包括正中隆起、弓状核、腹内侧核、视上核、室旁核等,这些部位的小细胞神经元能合成分泌至少9种肽类激素,这些激素称为下丘脑调节肽(表13-1)。

表 13-1 下丘脑调节肽的种类、化学性质及作用

种 类	化学性质	主要作用
促黑激素释放因子 (MRF)	肽	促进促黑激素的分泌
促黑激素释放抑制因子 (MIF)	肽	抑制促黑激素的分泌
生长激素释放激素 (GHRH)	44 肽	促进生长激素的分泌
生长抑素 (GHRIH)	14 肽	抑制生长素的分泌
催乳素释放肽 (PRP)	31 肽	促进催乳素的分泌
催乳素释放抑制因子 (PIF)	多巴胺	抑制催乳素的分泌
促甲状腺激素释放激素 (TRH)	3 肽	促进促甲状腺激素的分泌
促性腺激素释放激素 (GnRH)	10 肽	促进黄体生成素、促卵泡激素的分泌
促肾上腺皮质激素释放激素 (CRH)	41 肽	促进促肾上腺皮质激素的分泌

注:上表中调节性多肽确定了化学结构的称为激素(H),暂未弄清楚结构的称为因子(F)。

(二) 腺垂体激素

下丘脑"促垂体区"分泌的下丘脑调节肽主要经垂体门脉系统抵达腺垂体,调节腺垂体内分泌功能,构成了下丘脑-腺垂体轴。在下丘脑"促垂体区"的调节下,腺垂体合成和分泌多种激素。

1. 促黑激素

促黑激素(melanophore stimulating hormone,MSH)的主要作用是促进黑素细胞中的酪氨酸转变为黑色素,使皮肤与毛发等的颜色加深。

2. 生长激素

生长激素(growth hormone,GH)主要生理作用是调节物质代谢与生长过程,广泛影响机体各种组织器官,尤其是对骨骼、肌肉及内脏器官的作用最为显著。

(1) 促进生长 生长激素是调节机体生长的关键激素。主要促进骨、软骨、肌肉

和其他组织的生长发育。人在幼年时期若缺乏生长激素,可出现生长迟缓,身材矮小,称侏儒症;若生长激素分泌过多,则可导致巨人症。成年人若生长激素分泌过多可引起肢端肥大症,表现为手足粗大,下颌突出,内脏器官也多增大。

(2) 调节代谢　生长激素促进蛋白质合成,特别是肝外组织蛋白质的合成;加速脂肪的分解利用,使组织特别是肢体的脂肪量减少;生长激素还可抑制糖的利用,使血糖升高。因此,生长激素分泌过量可产生垂体性糖尿。

此外,生长激素还参与机体的应激反应,是机体重要的"应激激素"之一。

3. 催乳素

催乳素(prolactin,PRL)作用十分广泛,其主要作用是调节乳腺活动,发动并维持泌乳。催乳素还具有调节性腺功能和免疫功能的作用,并参与应激反应。

4. 促激素

促甲状腺激素(thyroid stimulating hormone,TSH)、促肾上腺皮质激素(adrenocorticotrophic hormone,ACTH)、卵泡刺激素(follicle – stimulating hormone,FSH)和黄体生成素(luteinizing hormone,LH)统称为促激素,它们可特异性作用于各自的靶腺,分别与上、下级内分泌腺形成下丘脑 – 腺垂体 – 甲状腺轴、下丘脑 – 腺垂体 – 肾上腺皮质轴和下丘脑 – 腺垂体 – 性腺(卵巢和睾丸)轴,构成激素分泌的调节轴心,促进相应靶腺的组织增生和激素分泌。

一般而言,在此系统内高位激素对下位内分泌细胞活动具有促进性调节作用;而下位激素对高位内分泌细胞活动多表现负反馈性调节作用(图13 – 6)。

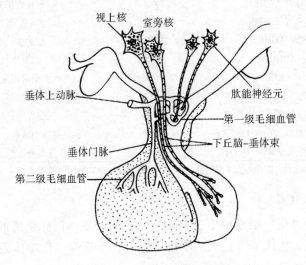

图13 – 6　下丘脑与垂体的联系

三、下丘脑 – 神经垂体系统

下丘脑与神经垂体有着直接的神经联系。下丘脑的视上核、室旁核有神经纤维下行到神经垂体,构成下丘脑 – 垂体束。视上核、室旁核合成的血管升压素、催产素通过下丘脑 – 垂体束神经纤维的轴浆运输,到达神经垂体贮存,并在适宜刺激作用下释放。

(一)血管升压素

生理情况下,血浆中血管升压素(vasopressin,VP)又称抗利尿激素(antidiuretic hormone,ADH)浓度很低,主要是增加远曲小管和集合管对水的重吸收,具有抗利尿作用。在机体脱水和失血的情况下,ADH 的释放明显增加,可收缩小血管,特别是内脏血管,使血压升高。临床上主要用其收缩血管作用进行肺和食管出血时的止血。

(二)催产素

催产素(oxytocin,OT)的基本作用是刺激子宫平滑肌和乳腺肌上皮细胞收缩。OT 对非孕子宫作用较弱,对妊娠子宫作用较强。在分娩过程中促进子宫收缩;分娩后参与排乳,促进乳汁排出。临床上常将 OT 用于引产和产后宫缩无力的治疗。

第三节 甲 状 腺

一、甲状腺的结构

甲状腺呈"H"形,分左、右两个侧叶,中间以峡部相连。甲状腺两侧叶分别贴于喉和气管上部的两侧,峡部多位于第 2~4 气管软骨的前方(图 13-7)。吞咽时甲状腺可随喉上下移动。由于甲状腺与喉、气管、咽、食管及喉返神经相邻,故肿大时可压迫上述结构,导致呼吸困难、吞咽困难及声音嘶哑等症状。

甲状腺的实质被结缔组织分为若干大小不等的小叶,每个小叶内有 20~40 个圆形或椭圆形的甲状腺腺泡。腺泡上皮细胞能合成和分泌甲状腺激素。在腺泡上皮细胞之间及腺泡之间的结缔组织内,有单个或成群分布的腺泡旁细胞(C 细胞),可分泌降钙素(图 13-8)。

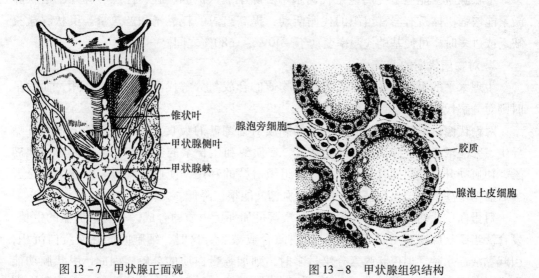

图 13-7 甲状腺正面观   图 13-8 甲状腺组织结构

二、甲状腺激素

(一)甲状腺激素的代谢

甲状腺激素主要有两种形式,即甲状腺素(又称四碘甲腺原氨酸,T_4)和三碘甲腺原氨酸（T_3）。甲状腺激素是酪氨酸的碘化物，合成的原料为碘和酪氨酸，碘主要来源于食物。不论碘缺乏还是过剩均可导致甲状腺疾病。

甲状腺激素的合成包括三个步骤：①腺泡聚碘，腺泡上皮细胞能通过主动转运机制摄取和聚集碘，使甲状腺内 I^- 浓度为血清30倍左右。②碘的活化和酪氨酸碘化，在过氧化酶催化下腺泡细胞内 I^- 成为活化碘（I^0）；I^0 在酶的进一步催化下，与甲状腺球蛋白（TG）中的酪氨酸残基结合，生成一碘酪氨酸（MIT）和二碘酪氨酸（DIT），完成酪氨酸的碘化过程。③碘化酪氨酸缩合，在甲状腺球蛋白分子上生成的 MIT 和 DIT 经缩合后形成 T_3 和 T_4。在一个 TG 分子上，T_4 与 T_3 之比为 20∶1，此比例受机体含碘量的影响。

甲状腺激素在 TG 分子上形成后，即以胶状质的形式贮存于腺泡腔内。其贮量很大，可供人体利用50~120天。因此，临床上应用抗甲状腺药物时，需较长时间才能奏效。

机体受到适宜刺激时，T_4、T_3 从 TG 中分离出来，并迅速进入血液。进入血液的甲状腺激素99%以上与血浆蛋白结合，呈游离状态的不到1%。两种形式之间可互相转化，保持动态平衡。只有游离的甲状腺激素才能进入组织细胞发挥作用。T_3 主要以游离型存在，而且其生物学活性较 T_4 高，因此 T_3 数量虽少，但却是甲状腺激素发挥作用的主要形式。

（二）甲状腺激素的生理作用

甲状腺激素的作用广泛，几乎对全身各组织细胞均有影响，其主要作用是促进人体新陈代谢和生长发育的过程。

1. 对能量代谢的调节

甲状腺激素能显著提高能量代谢水平。除了成人的脑、肺、性腺、脾外，甲状腺激素能增强机体所有器官组织的代谢活动，提高组织的耗氧量和产热量。甲状腺激素缺乏或过多时，可使基础代谢率变动于 -40%~+80% 之间。

2. 对物质代谢的调节

生理水平的甲状腺激素对三大营养物质的合成与分解代谢均有促进作用，而大量时则对分解代谢的促进作用更为明显。

对糖代谢：甲状腺激素能加速小肠黏膜对葡萄糖的吸收，增强糖原的分解和肝糖异生，并能增强肾上腺素、胰高血糖素、皮质醇和生长素的生糖作用，还能对抗胰岛素，使血糖升高；但同时又能加强外周组织对糖的利用，使血糖降低。因此甲亢患者餐后血糖增高，甚至出现糖尿，但随后血糖又能很快降低。

对蛋白质代谢：生理浓度的甲状腺激素可加强蛋白质的合成，有利于机体的生长、发育。当甲状腺激素分泌不足时，蛋白质合成减少，这时，细胞间的黏液蛋白沉积，引起黏液性水肿。但甲状腺素分泌过多时，则加强蛋白质的分解。因此，甲状腺功能亢进时，蛋白质分解明显大于合成，特别是骨骼肌、骨蛋白质大量分解，出现肌肉消瘦、骨质疏松。

对脂类代谢：甲状腺激素能促进脂肪的合成与分解，加速脂肪的代谢速率。总的效应是分解大于合成。甲状腺激素能增加胆固醇从血清中的清除从而降低血清胆固醇水平。因此，甲亢患者血胆固醇常低于正常，总体脂减少。

3. 对机体生长发育的调节

甲状腺激素是促进机体正常生长发育必不可少的因素。在胚胎期,甲状腺激素可促进神经元增殖、分化、突起和突触形成等,是胎儿和新生儿脑发育的关键激素。出生后,甲状腺激素可促使软骨骨化,刺激长骨和牙的生长。它与生长激素具有协同作用,调控婴幼儿期生长发育。

> **知识链接**
>
> 胎儿在生长发育的前11周不具备合成甲状腺激素的能力,因此,孕妇需适时补碘,以保证合成足够的甲状腺激素供胎儿所用。先天性甲状腺发育不全的患儿,由于脑与长骨生长发育的障碍而出现智力低下、身材矮小等现象,临床上称为呆小症(克汀病)。患儿出生时身长可基本正常,但脑的发育受到不同程度的影响,在出生后数周至3~4个月后才能显现出智力低下和长骨生长停滞。

4. 对各器官系统的影响

对神经系统:甲状腺激素不仅能促进胚胎期脑的发育,还能通过允许作用,加强儿茶酚胺对神经系统的效应,提高中枢神经系统的兴奋性。此外,甲状腺激素也影响学习和记忆的过程。

对心血管系统:甲状腺激素可直接作用于心肌细胞,使心跳加快加强,心输出量增加,以收缩压增高为主;但同时能使组织耗氧量增多,小血管扩张,外周阻力降低,故舒张压正常或稍低,脉压增大。

对生殖功能:甲状腺激素对维持正常性欲、性功能有重要作用。甲减患者性欲下降,生殖力减退,女性月经失调,甚至闭经。呆小症患者的生殖系统发育不全,可出现隐睾症。

(三)甲状腺激素分泌的调节

甲状腺分泌活动主要受下丘脑-腺垂体-甲状腺功能轴的调节(图13-9)。在这一轴系,下丘脑分泌的促甲状腺激素(thyroid-stimulating hormone,TRH)有促进腺垂体合成和释放TSH的作用。TSH刺激甲状腺腺泡增生和甲状腺激素的合成与分泌。而当血中游离的甲状腺激素达到一定水平时,又负反馈抑制TSH和TRH的分泌,从而维持血液中甲状腺激素的相对稳定。

当食物缺碘造成T_4、T_3合成分泌减少时,对腺垂体的负反馈作用减弱,使腺垂体TSH的分泌增多,TSH刺激甲状腺腺泡增

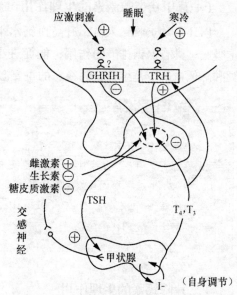

图13-9 甲状腺激素分泌调节示意图

生，导致甲状腺肿大，临床上称为地方性甲状腺肿或单纯性甲状腺肿。

此外，甲状腺激素的分泌还存在自身调节、神经与免疫系统的调节。

第四节　甲状旁腺与降钙素

一、甲状旁腺的结构

甲状旁腺是扁椭圆形小体，形状及大小略似黄豆。位于甲状腺侧叶的后方，上、下各一对；也可埋入甲状腺实质内。甲状旁腺的主要细胞为主细胞，可分泌甲状旁腺素（parathyroid hormone，PTH）（图 13 – 10）。

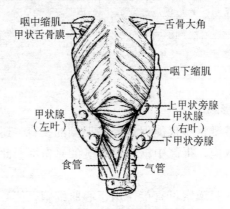

图 13 – 10　甲状腺反面观

二、甲状旁腺素与降钙素的生理作用

（一）甲状旁腺激素的生理作用

PTH 可动员骨钙入血，升高血钙水平；能促进肾小管对钙的重吸收而抑制对磷的重吸收，具有保钙排磷的作用；能促进小肠上皮细胞对钙的吸收。其总效应是升高血钙和降低血磷，是维持血钙稳态的重要激素。

> **知识链接**
>
> 临床上，如在甲状腺手术时不慎将甲状旁腺切除，可引起血钙降低、手足抽搐，肢体出现对称性疼痛和痉挛；若甲状旁腺功能亢进，则可发生骨质疏松并易发生骨折。
>
> 血钙水平是调节 PTH 分泌的最主要因素。血钙降低可使 PTH 分泌增多；血钙升高则使 PTH 分泌减少。此外，1，25 – $(OH)_2D_3$、Mg^{2+}、生长激素可抑制甲状旁腺激素的分泌；血磷升高时可刺激 PTH 的分泌。

（二）降钙素的生理作用

降钙素（calcitonin，CT）是甲状腺 C 细胞分泌的激素。降钙素的主要靶组织是骨和肾，通过直接抑制破骨细胞的活性和肾脏对钙、磷的排泄，具有排钙排磷的作用。

其主要作用是降低血钙和血磷。

降钙素的分泌主要受血钙水平的调节,其分泌随血钙水平的升高而增加,效应是使血钙水平降低。

第五节 肾 上 腺

一、肾上腺的结构

肾上腺为成对的实质性器官,左右各一。左肾上腺呈半月形,右肾上腺呈三角形,分别位于肾的上内方,与肾共同包在肾筋膜内。肾上腺实质分为皮质和髓质两部分(图13-11)。二者在形态发生、激素的生物效应等方面是全然不同的两个内分泌腺体,但在功能上有一定的联系。

(一) 肾上腺皮质

约占肾上腺的80%~90%,根据细胞的形态和排列,可将皮质从外向内分为三部分。

1. 球状带

细胞较小,排列成环状或半环状的细胞团,其间有血窦和结缔组织。球状带细胞分泌盐皮质激素,如醛固酮等,主要参与体内水盐代谢的调节。

2. 束状带

较厚,细胞较大,排列呈索状,并由髓质向皮质成放射状排列。束状带细胞分泌糖皮质激素,如皮质醇等。

3. 网状带

细胞排列成索状并相互连接成网,能分泌雄激素和少量雌激素。是女性体内雄激素的主要来源。

(二) 肾上腺髓质

位于肾上腺的中央部,与皮质网状带邻接,但界限不清;由髓质细胞和少量结缔组织构成。髓质细胞又称嗜铬细胞,体积较大,能分泌肾上腺素和去甲肾上腺素。两种激素量的比例为4:1。由于肾上腺髓质接受交感神经节前纤维的支配,故在功能上相当于交感神经节后神经元。

二、肾上腺皮质激素

关于盐皮质激素的内容见泌尿系统,性激素的内容见生殖系统,此处着重讨论糖皮质激素。

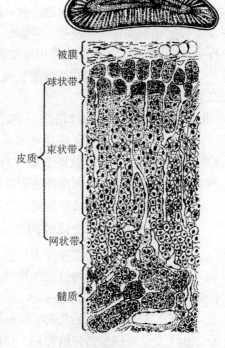

图13-11 肾上腺的结构

(一) 糖皮质激素的生理作用

糖皮质激素因能显著升高血糖而得名，但实际上糖皮质激素的作用非常广泛，在物质代谢、应激反应和免疫反应中都有非常重要的作用。

1. 对物质代谢的作用

（1）糖代谢　糖皮质激素能对抗胰岛素的作用，促进糖异生，增加肝糖原的贮存，抑制外周组织对糖的摄取利用（心脏和脑除外），因而使血糖浓度升高。糖皮质激素过多时可出现糖尿。

（2）蛋白质代谢　糖皮质激素能促进肝外组织，特别是肌肉组织的蛋白质分解，抑制蛋白质的合成。因此，糖皮质激素分泌过多时可引起生长停滞、肌肉消瘦、皮肤变薄、骨质疏松、淋巴组织萎缩及创口愈合延迟等现象。

（3）脂肪代谢　糖皮质激素可促进脂肪分解和脂肪酸氧化；另一方面糖皮质激素引起的高血糖可刺激胰岛素分泌增加，增加脂肪沉积。由于不同部位的脂肪细胞代谢存在差异，因此糖皮质激素分泌过多时，可造成脂肪异常分布，表现为四肢脂肪分解增强，面部和躯干的脂肪合成增加，出现所谓"向心性肥胖"。

（4）水盐代谢　糖皮质激素可通过增加肾小球滤过率，抑制 ADH 对远球小管和集合管重吸收的作用，增加肾对水的排泄。

2. 对各组织器官的作用

（1）血细胞　糖皮质激素能增强骨髓造血功能，增加红细胞、血小板和中性粒细胞的数量；减少淋巴细胞和嗜酸性粒细胞的数量。

（2）循环系统　糖皮质激素能增强儿茶酚胺缩血管作用（允许作用），有利于维持血压；能降低毛细血管壁的通透性，维持血容量；能增强心脏的收缩力。

（3）消化系统　糖皮质激素能促进胃酸和胃蛋白酶原的分泌，并减弱胃黏膜的自身保护和修复功能。长期大量使用糖皮质激素或长时间的应激性刺激可诱发和加剧胃溃疡。

（4）神经系统　糖皮质激素能维持中枢神经系统正常功能。还能改变人的行为和认知能力。

3. 在应激反应中的作用

当人体遭受来自内、外环境和社会、心理等因素一定程度的伤害性刺激时，下丘脑-垂体-肾上腺皮质轴被激活，ACTH 和糖皮质激素的分泌增加，并产生一系列反应，以提高机体对有害刺激的耐受力和生存能力，这种现象称为应激反应。

大剂量糖皮质激素还有抗炎、抗过敏、抗免疫排斥反应和抗休克等药理作用。

(二) 糖皮质激素分泌的调节

糖皮质激素的分泌主要受下丘脑-腺垂体-肾上腺皮质轴调节（图 13-12）。在此轴系内高位激素对下位内分泌细胞活动具有促进性调节作用，下丘脑的促肾上腺皮质激素释放激素（corticotropin - releasing hormone，CRH）促进腺垂体 ACTH 的合成和释放。ACTH 促进肾上腺皮质束状带和网状带的生长发育，促进糖皮质激素的合成和释放。由于受下丘脑生物钟的控制，CRH 的释放呈日周期节律波动，因此 ACTH 和糖皮质激素的分泌也呈现出相应的节律性。一般早晨分泌量最高。故在应用此类药物时，应注意掌握用药时间，以提高治疗效果。

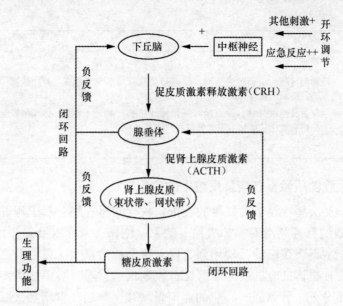

图 13-12 糖皮质激素分泌调节示意图

在轴系中下位激素对高位内分泌细胞则多表现负反馈性调节作用。ACTH 抑制 CRH 分泌；糖皮质激素抑制 ACTH 和 CRH 分泌。

知识链接

临床上，如果长期大量使用外源性皮质激素，可反馈性地抑制腺垂体 ACTH 的分泌，因此导致的肾上腺皮质萎缩，其分泌功能降低或停止。如果突然停药，可发生急性肾上腺皮质功能减退的情况。因此在停药过程中应逐渐减少糖皮质激素的剂量，使肾上腺皮质功能逐渐恢复，或用药期间间断给予 ACTH，防止肾上腺皮质发生萎缩。

值得注意的是，在应激状态下，下丘脑和腺垂体对反馈刺激的敏感性降低，这些负反馈作用暂时失效，以致 ACTH 和糖皮质激素的分泌大大增加。

三、肾上腺髓质激素

（一）肾上腺髓质激素对心血管、内脏平滑肌及代谢的生理作用

肾上腺髓质分泌的肾上腺素和去甲肾上腺素生理作用广泛，已在各有关章节分别介绍，现简要归纳于表 11-2。

表 11-2 肾上腺素和去甲肾上腺素的主要生理作用

	肾上腺素	去甲肾上腺素
心脏	心率加快，收缩力加强，心输出量增加	离体心率增加；在体心率减慢（减压反射的作用）
血管	皮肤、腹腔内脏、唾液腺、外生殖器等血管收缩；冠状血管、骨骼肌血管舒张；总外周阻力稍减	全身血管广泛收缩；总外周阻力显著增加
血压	升高（主要因心输出量增加）	显著升高（主要因外周阻力增加）

续表

	肾上腺素	去甲肾上腺素
支气管平滑肌	舒张	舒张,作用较弱
消化器官	抑制胃肠运动和胆囊活动,促进括约肌收缩,抑制消化腺分泌	同肾上腺素,作用较弱
代谢	促进肝糖原分解,使血糖升高;加速脂肪分解和氧化;增加组织耗氧量和产热量	同肾上腺素,但作用较弱
瞳孔	开大	开大

(二) 肾上腺髓质激素在应急反应中的作用

肾上腺髓质受交感神经节前纤维的支配,构成交感神经-肾上腺髓质系统,当机体突然受到强烈的有害刺激时,如失血、缺氧、创伤、寒冷以及强烈的情绪反应等,交感神经-肾上腺髓质系统的活动增强,肾上腺髓质激素水平急剧升高,甚至是基础状态的上千倍。使机体反应机敏,中枢处于警觉状态,同时心率加快,心肌收缩力加强,血液发生重分配,骨骼肌、心肌的血流量增加,肺通气量增加,肝糖原和脂肪分解加强以提供能量等,这些反应都有利于机体应对紧急情况。机体产生的这一系列的适应性变化,称为应急反应。

第六节 胰 岛

胰岛是分散在胰腺之间、大小不等、形状不定的内分泌细胞群。胰岛内至少有五种功能不同的细胞,其中 A 细胞分泌胰岛素,B 细胞分泌胰高血糖素。

一、胰岛素

(一) 胰岛素的生理作用

胰岛素的主要生理作用一是调节代谢,是全面促进合成代谢的关键激素;二是调节细胞的生长、繁殖,抑制细胞的凋亡。

1. 糖代谢

胰岛素最显著的作用是降低血糖,是生理状态下唯一能降低血糖的激素。胰岛素通过三方面的作用影响糖代谢:①促进组织细胞对葡萄糖的摄取和氧化;②促进肝糖原合成,并促进葡萄糖转化为脂肪酸;③抑制糖原分解和糖异生。当胰岛素分泌发生障碍或作用减弱时,糖代谢紊乱,出现血糖升高,导致糖尿病。

2. 脂肪代谢

胰岛素能促进脂肪的合成与贮存,抑制脂肪酶对脂肪的分解,使血中游离脂肪酸减少。胰岛素缺乏时,脂肪分解加强,血脂升高,酮体增多,可致酮血症和酸中毒。

3. 蛋白质代谢

胰岛素通过多个环节促进蛋白质合成,抑制蛋白质的分解。

此外,胰岛素在细胞水平和整体水平都能对代谢有调节作用。胰岛素还是重要的促生长因子，可通过胰岛素受体直接促进生长，也可通过与生长激素和胰岛素样生长因子的协同作用，发挥明显的促生长效应。

（二）胰岛素分泌的调节

1. 代谢物的调节

血糖水平升高是刺激胰岛素分泌最重要、最基本的因素。血中氨基酸与血糖有协同作用，二者同时升高时，可使胰岛素分泌量成倍增长。血中脂肪酸和酮体大量增加时，可促进胰岛素分泌。

2. 激素的调节

抑胃肽对胰岛素的分泌有直接促进作用；胰高血糖素可直接刺激或间接促进胰岛素的分泌。此外，甲状腺激素、生长素、皮质醇等可通过升高血糖间接刺激胰岛素分泌。

3. 神经调节

迷走神经兴奋时，既可直接促进胰岛素分泌，又可通过胃肠激素间接促进胰岛素分泌；交感神经兴奋则抑制胰岛素分泌。

二、胰高血糖素

（一）胰高血糖素的生理作用

胰高血糖素的作用与胰岛素相反，是全面促进分解代谢的激素。胰高血糖素具有很强的促进糖原分解及糖异生的作用，因而使血糖升高的效应非常明显。胰高血糖素能活化脂肪酶，促进脂肪的分解和脂肪酸的氧化，使血中酮体和游离脂肪酸增加。胰高血糖素对蛋白质也有促进分解和抑制合成的作用。

（二）胰高血糖素分泌的调节

血糖水平是调节胰高血糖素分泌的主要因素。血糖降低可促进胰高血糖素的分泌。胰岛素可通过旁分泌直接抑制胰高血糖素的分泌；又可通过降低血糖间接地刺激胰高血糖素分泌。迷走神经兴奋可抑制其分泌，交感神经兴奋促进其分泌。

第七节 其他内分泌激素

一、松果体激素

脑内的小内分泌腺体松果腺所产生的激素。主要指褪黑素。国内外对褪黑激素的生物学功能，尤其是作为膳食补充剂的保健功能进行了广泛的研究，表明其具有促进睡眠、调节时差、抗衰老、调节免疫、抗肿瘤等多项生理功能。

二、胸腺激素

胸腺激素是由胸腺分泌的多肽激素。可诱导造血干细胞发育为T淋巴细胞，具有增强细胞免疫功能和调节免疫平衡等作用。临床上常用于治疗细胞免疫缺损性疾病，亦可用于病毒性肝炎、恶性肿瘤等治疗。

目标检测

一、名词解释

1. 激素 2. 允许作用 3. 激素作用的特异性 4. 应激反应

二、选择题

1. 以下哪项是第二信使（　　）
   A. 含氮激素　　　　　　B. 类固醇激素　　　　　　C. RNA
   D. cAMP　　　　　　　E. ATP
2. 影响神经系统发育最重要的激素是（　　）
   A. 糖皮质激素　　　　　B. 生长素　　　　　　　　C. 肾上腺素
   D. 甲状腺激素　　　　　E. 盐皮质激素
3. 甲状腺功能亢进时可出现（　　）
   A. 血胆固醇增高　　　　B. 血糖降低　　　　　　　C. 代谢降低
   D. 黏液性水肿　　　　　E. 蛋白质分解加强
4. 糖皮质激素的生理作用是（　　）
   A. 增加蛋白质合成　　　B. 降低血糖　　　　　　　C. 抑制肝糖原异生
   D. 抑制脂肪分解　　　　E. 使血液 RBC 增加
5. 胰岛素不能（　　）
   A. 促进葡萄糖进入细胞　B. 促进糖原合成　　　　　C. 促进脂肪分解
   D. 降低血糖　　　　　　E. 促进蛋白质合成

三、简答题

试述激素作用的一般特征？

实训　内分泌器官观察

【实训目的】

学会观察内分泌器官的形态、位置。为理解相应内分泌疾病的形态结构改变打下基础。

【实训要求】

在教师的指导下，观察各个内分泌器官。

【实训内容】

（一）甲状腺观察

在颈部显示甲状腺的标本上观察。甲状腺形如"H"状，中间部较小，叫峡部；有些人从峡部向上伸出一个锥状叶，长短不一。峡部的两侧是较大的左右侧叶。峡部位于第 2～4 气管前方，两侧叶位于喉和气管上段的两侧。

(二) 甲状旁腺观察

在显示甲状旁腺的标本上观察。甲状腺侧叶的后面，附有似黄豆大，略扁的椭圆形小体即为甲状旁腺。（瓶装标本有红色标志指示）一般每侧两个，其位置、大小都不太恒定。左新鲜标本上，甲状旁腺呈灰黄色，不透明，而甲状腺呈紫红色、半透明，两者易区分。经药固定后，两者颜色、质地看上去很相近，不易区分。

(三) 肾上腺观察

在显示肾上腺的标本上观察，每侧肾的上端都罩有一个肾上腺，左侧的呈半月形，右侧的呈三角形，它们和肾不包在同一脂肪囊内。其实质可分为外层的皮质和内层的髓质。

(四) 胸腺观察

在打开胸前壁的小儿尸体标本上观察。胸腺位于胸骨的后方，上纵隔前份。它分为不对称的左右两叶，呈长扁条状、质柔软。胸腺在青春期以前较发达，青春期后逐渐萎缩、在成人只残留为小量结缔组织。

胸腺不仅是一个内分泌腺体，而且还是一个淋巴器官。

(五) 垂体观察

在神经系统标本上观察。垂体是身体内最复杂的内分泌腺；位于颅中窝中部的垂体窝内，借漏斗连于下丘脑。

(六) 松果体观察

在神经系统标本上观察。松果体位于丘脑的后上方，以柄附于第三脑室顶的后部。松果体儿童时发达，一般七岁后逐渐萎缩，成人后不断有钙盐沉着。

【实训评价】

教师用大体标本或用图片展示上述内分泌器官，要求学生说出该内分泌器官名称及位置，并对其准确性做出评价。

（周一刃）

参 考 文 献

[1] 姚泰. 生理学. 第6版. 北京：人民卫生出版社，2006.
[2] 柏树令. 系统解剖学. 北京：人民卫生出版社，2007.
[3] 邢贵庆. 解剖学及组织胚胎学. 北京：人民卫生出版社，2003.
[4] 盖一峰. 人体结构学. 北京：中国医药科技出版社，2011.
[5] 曲英杰. 人体功能学. 北京：中国医药科技出版社，2011.
[6] 季常新. 人体解剖生理学. 北京：中国医药科技出版社，2012.
[7] 张德兴. 人体结构生理学. 北京：中国医药科技出版社，2006.
[8] 张尚俭. 人体解剖生理学. 北京：中国医药科技出版社，2002.
[9] 张湘秋、张承彦. 生理学. 北京：中国医药科技出版社，2012.
[10] 竺芝芬. 医药基础（上册）. 北京：中国医药科技出版社，2003.
[11] 郭青龙，李卫东. 人体解剖生理学. 北京：中国医药科技出版社，2009.
[12] 孙庆伟. 人体生理学. 第3版. 北京：中国医药科技出版社，2012.